T0290295

Las voces del cuerpo

Las voces del cuerpo

Reflexiones en torno a la fragilidad y el dolor humano

Alberto Palacios Boix

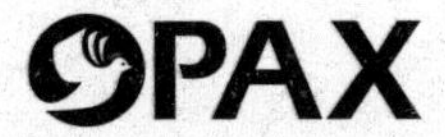

Las voces del cuerpo

Primera edición: febrero de 2010
Segunda edición corregida y aumentada: mayo de 2013
Tercera edición: noviembre de 2020

Portada: Raymundo Ríos Vázquez

ISBN: 978-607-713-069-7

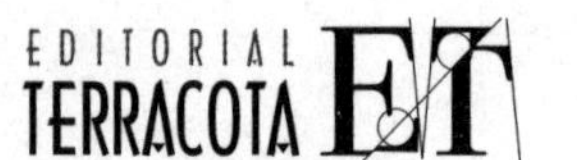

Av. Cuauhtémoc 1430
Col. Santa Cruz Atoyac
03310 Ciudad de México

Tel. 55 5335 0090
www.editorialpax.com

Impreso en México / *Printed in Mexico*

2024 2023 2022 2021 2020
7 6 5 4 3

Índice

Prefacio a la segunda edición ... 9
Prólogo a la primera edición ... 11

Ese vulnerable continente del alma ... 14
Mejor prevenir que lamentar ... 33
Paseo por el amor y la muerte ... 50
Afectos y desafectos ... 65
Lo psicosomático ... 80
Los avatares del desarrollo ... 89
Nueva luz a través de una ventana añeja ... 108
Me quieren operar ... 117
Viñetas clásicas y momentos musicales ... 120
Aquello que arrebata el sueño ... 128
Una lectura paranoica de nuestro tiempo ... 133
Distorsiones ... 142
El estrépito de las torres caídas ... 153
Edipo tirano ... 163
Este no es mi cuerpo ... 168
Mil novecientos cincuenta y tres ... 179
Un poco de historia y ficción ... 185
Vive la différence! ... 187
El apego a la legitimidad ... 193
Hablando de excesos ... 196
El daguerrotipo de agua: objeto y encanto
en la obra de Serge Leclaire ... 204
Freud y más allá ... 212

Pap smear o el libelo de Papanikolau 216
Los otros musulmanes. Nuevas reflexiones
en torno al Holocausto 219
La estructuración del individuo 232
Surmenage 240
El delicado quehacer del médico 248

Bibliografía complementaria 257
Índice onomástico 260

Prefacio a la segunda edición

En el periodo transcurrido entre la aparición de *Las voces del cuerpo* y este libro han ocurrido eventos en los campos de la medicina y el psicoanálisis que ameritan discusión. Para mencionar sólo dos ejemplos: la epidemia de influenza H1N1 que debutó como una plaga y obligó a gobiernos y a la propia Organización Mundial de la Salud (OMS) a incurrir en excesos, terminó en un reacomodo epidemiológico que nos hizo evidente cuán frágiles somos como especie y como sociedad. No nos exterminó —como amenazaba— e incluso demostró ser menos letal que la influenza estacionaria, pero puso de manifiesto la fuerza de la histeria colectiva azuzada por los medios informativos, tan sagaces y tan poco permeados gracias a su carácter democrático.

En el mundo psicoanalítico, el filósofo Michel Onfray se enfrascó en un debate público con la doctora Elizabeth Roudinesco, que siguió a la publicación de su diatriba anti-psicoanalítica, como se discute extensamente en el capítulo 26, respecto de los "verdaderos" motivos de Freud al elaborar una teoría sexual y una técnica para vincular la resolución de los conflictos psíquicos.

Los avances recientes en la biotecnología aplicada al cuidado de la salud han encontrado un horizonte fértil en la genómica y la proteómica[1]. Avistamos ya los márgenes para diseñar estrategias de prevención y terapia individualizadas, tomando como referente el perfil ontogénico de cada sujeto, con ello pasando del dictum inquisitorial de las estadísticas a la conformación y confirmación biológica del paciente. Una medicina a la medida de cada quien, tal es la panacea del futuro, a poco de alcanzarse.

Pero, como el porvenir de toda ilusión, no podremos escapar a nuestra

[1] Ver por ejemplo: David B. Agus. *The end of illness.* Free Press, New York, 2012.

naturaleza, que odia y discrimina como fundamento de toda diferenciación. Así, habrá que regular con celo las vertientes de eugenesia y exclusión que deriven de un afán tan democrático como fantasioso.

No estamos exentos de la influencia que tiene la industria farmacéutica ni de la miopía de los gobiernos, abundan situaciones en las que ambos encargados de nuestra salud desdibujan (y arrebatan, podríamos afirmar) la relevancia que como individuos debemos dar al cuidado de nuestros enfermos y nuestros cuerpos. Sin duda, hemos perdido autoridad para construir un estilo de vida sano, prevenir enfermedades —en particular las infecciosas, que tienen agentes y terapias resolutivas— y, más que nada, contribuir al tratamiento, recuperación o desenlace último de los padecimientos que nos aquejan. Hemos cedido el derecho aparentemente inalienable de ser dueños de nuestros destinos, por lo menos en lo que se refiere al alma y al cuerpo.

Lo que queda no es sólo criticar a los protagonistas y usurpadores, como hace Ben Goldacre con tanto éxito mediático,[2] sino pasar de la esterilidad a la movilización, para recuperar espacios y exigir, tanto a los profesionales de la salud como a los políticos, un renovado ejercicio en la adquisición y uso de la información que nos concierne como seres humanos, sufrientes o deseantes.

Este libro no es del todo una secuela de *Las voces del cuerpo*, aunque se apoya en esa primera aproximación a los problemas e incertidumbres que he detectado en quienes me consultan, sino un manifiesto —como paciente, como padeciente— para tomar conciencia primero y acción consensuada después, de todo aquello que está en nuestras manos para modificar la forma en que se practica la medicina en Hispanoamérica y recibir de los avances científicos no sólo lo novedoso y deslumbrante (como las baratijas de la Conquista), sino lo que genuinamente cura o, por lo menos, mejora nuestra expectativa y calidad de vida.

México, D.F., noviembre de 2012

---

[2] Ben Goldacre, *Quacks, Hacks and Big Pharma Flacks,* Nueva York, Faber and Faber, 2010.

Prólogo a la primera edición

Esta obra es resultado de una búsqueda por responder a las preguntas que plantean los seres humanos aquejados por enfermedades del alma o del cuerpo. Durante años de trabajo clínico, escuchando historias de amor y de sufrimiento, me he cuestionado acerca de cómo incidir en los destinos de mis pacientes, sin la pretensión arrogante de afectar sus vidas.

La aventura empezó hace tres décadas, en los senderos del sur del estado de Morelos, confrontado a la novedad de las enfermedades crónicas y sin recursos. La pasión por entender se conjugaba entonces con la ingenuidad y lo enigmático que escondían los mecanismos fisiopatogénicos apenas desentrañados. Tratábamos muchos padecimientos con esquemas rígidos y anacrónicos que habíamos aprendido casi de oídas, como máximas inmutables. La verdad es que no sabíamos lo que hacíamos y apelábamos a nuestros escasos conocimientos con más entusiasmo que buen juicio. Lo extraordinario, sin embargo, era la respuesta amable de la gente. Su sonrisa, su empatía, su reconocimiento decidido, pese a lo precario de nuestras atenciones.

Conocí después la genuina dedicación a la práctica médica. Ingresé como residente al Instituto Nacional de Nutrición, coincidiendo con la decisión del maestro Salvador Zubirán de ceder la dirección a sus sucesores. Quienes comparten esta fortuna conmigo saben de sobra que es un enclave académico de privilegio en un país pobre como el nuestro. De los arroyos y la basura de los cinturones de miseria, pasando por la pobreza de los campos arroceros y la marginalidad, llegar a Nutrición equivale a tomar el cielo por asalto.

De esos casi seis años de intensa formación, de esas horas incontables de estudio para desenmascarar el dolor y la agonía, del desvelo prodigioso cuando discerníamos diagnósticos y nos retábamos con artículos recién publicados, está inundada mi memoria. Aprendí a tratar con deferencia a los que sufren, sin distinción de género o condición social. Conocí la muerte como nunca antes, impotente, resignado a culparme y a conocer mis límites. Admiré la inteligencia y la sagacidad de muchos maestros y compañeros, que recuerdo con devoción y gratitud cada vez que me topo con un caso complejo en la soledad de mi oficina.

Del alma máter que fue Nutrición, salí a la conquista del mundo de la medicina en Inglaterra, cuando despuntaba la inmunología molecular, que había elegido como instrumento para acceder a los confines de la enfermedad. Rechacé en su momento la opción de hacerme psiquiatra, convencido de que los secretos más sutiles del dolor humano estaban por descubrirse en otros territorios. Las interleuquinas, los idiotipos y los receptores celulares despuntaban en el horizonte que se abría a mi paso. Todo era novedad y promesa.

Con cierto desenfado y después preocupación, opté por el Viejo Mundo, a sabiendas de que estaba a la zaga de la investigación biomédica en Norteamérica, pero ilusionado por explorar la contraparte humana del desarrollo intelectual en biología molecular.

En la Universidad de Londres, en el Instituto Mill Hill, pero ante todo en el cuarto piso del Hospital Guys, conocí la magia y la frustración de experimentar. Aprendí a moverme con sigilo en ese mundo oscuro de las dudas científicas, donde lo humano se fragmenta y deja de tener nombre o domicilio. Las células, los fitoestimulantes y los antígenos absorben la cotidianidad, que se torna numérica, estadística, verificable. Una sustancia o un ensayo molecular ocupan el espacio psíquico durante horas interminables de discernimiento y confabulación. Todo asentado por escrito, codificado, bajo escrutinio, contra tiempos de entrega para ser presentado en congresos o armado para su publicación.

Hubo algo trágico en ese distanciamiento, que me devolvió a los pasillos de los hospitales con más humildad y menos candor, fruto de una suerte de castración intelectual, pero mejor preparado frente al sufrimiento de mis congéneres.

Mi regreso a México, plagado de ambivalencias, fue una decisión prodigiosa. La docencia, la investigación clínica y el trabajo diario con enfermos han dado cuerpo a mis inquietudes y a mi quehacer profesional. Este libro recoge las reflexiones derivadas de este restaurador aprendizaje que, por fortuna, aún está en proceso.

No quiero dejar fuera un párrafo de agradecimientos. En orden cronológico: Felipe, mi desbordante tutor de pregrado; mis estimados pacientes de Jojutla y Tlaquiltenango; Leonardo Viniegra, Ruy Pérez Tamayo, David Kershenobich, Donato Alarcón, Gabriel Panayi, Joe Colston y tantos otros compañeros de la travesía formativa.

Este libro está dedicado a mi compañera, la mujer que ha dado sentido a mi vida, corrigiendo el rumbo y permaneciendo a mi lado. Es para ti, Fernanda, como todo mi amor.

México, D.F., septiembre de 2009

Ese vulnerable continente del alma

La consulta médica está entreverada con la historia y el drama de cada ser humano que acude a relatar sus síntomas. No todo padecimiento es enfermedad, solemos decir, y es bastante cierto, pero sin duda se erige en sufrimiento, para el que no tenemos una escucha atenta.

Las narraciones que abren este libro son producto de sufrientes reales, pero atrapados en lo imaginario, que le da cuerpo a su padecimiento y les inunda el alma, hasta anegarla. Los he mezclado arbitrariamente con preocupaciones estéticas, morales y patológicas. No siempre son discursos personales con un final feliz, acaso prometedor, porque la herencia y la fragilidad afectiva pueden modificarse un tramo, pero no todo el trayecto. Somos sujetos desde el dolor y la pérdida; eso mismo nos hace hombres y mujeres deseantes, atenidos a la muerte para gozar la vida, en lo posible y en lo asequible, acaso nada más.

Me duele todo

Con esta frase introductoria y a la vez confusa, si nos atenemos al correlato anatómico, recibo varios pacientes por semana. Escucho con atención y voy hilvanando las características semiológicas del discurso para adecuarlo a la nosología y darle forma. Pero reconozco que me conmueve esta versión del sufrimiento. Es una queja, en el verdadero sentido afectivo; una queja que está vertida en el cuerpo, que habla por él.

Me pregunto, mientras articulo los datos clínicos y los exámenes de laboratorio (habitualmente excesivos), si se trata más bien de una sintomatología sexual, resultante de la inadecuación del placer, que invade todo el horizonte somático. Para estos pacientes, la lesión dejó de ser visible, no se localiza más en el espacio corporal: se traduce en una órbita de sufrimiento que opera y define la cotidianidad.

Son individuos que en la actualidad comprenden un número creciente de los enfermos con dolor miofascial, fibromialgia y fatiga crónica. Despliegan, con diverso gradiente, un montante de dolor físico y sufrimiento emocional. Su malestar cinestésico y su pesadumbre hacen complejo el diagnóstico y el tratamiento. No es remoto que terminen martirizados por diversos médicos, víctimas de la actuación contratransferencial, crucificados en su dolor.

Se trata mayoritariamente de mujeres jóvenes atravesadas por una melancolía innombrable, asediadas por síntomas neurovegetativos que demandan expresión y explicación, todos ellos acordonados en una marcada tensión muscular. Enfermas cuya ansiedad, por intensamente somatizada que esté, da la impresión inmediata de un pesar subjetivo. El sufrimiento con frecuencia se anuda con otras quejas circunstanciales (conyugales, económicas, familiares, situacionales, etcétera).

A la luz de su relato, parecen más inhibidas en lo psíquico que en lo físico, como empobrecidas en su deseo, que se vierte disfrazado del dolor que les concierne. Acuden a la mirada del clínico extenuadas en una depauperización afectiva, que las hace sentir empobrecidas e incompletas. Desde cierta negación, su dolor físico las legitima y les permite estar en el mundo. El sufrimiento permea las barreras del territorio psicosomático, brota cual hemorragia displacentera y arrastra consigo a los otros procesos psicológicos. Percibo una herida que mana quebranto psíquico hasta quedar exangüe. En efecto, habría quien lo compare con los síntomas funcionales que convergen en el periodo menstrual (que solemos denominar peculiarmente como PMS, por sus siglas en inglés).

Aunque le atribuyamos mapas y denominaciones, este dolor que marchita las fibras y los tendones no puede significarse. Aparece como atrapado bajo la piel, indiscernible al clínico, pululando sin un patrón definido entre músculos y meridianos de acupuntura; como un trastorno de la economía del goce en el sentido metapsicológico. Muchos pacientes acusan de incomprensión a quienes los han atendido (y des-atendido, por supuesto): "Todos terminan diciendo que yo sola me provoco los dolores", suelen decir. Es como una fuerza instintiva que se mantiene sin cesar, a punto de resolverse pero que fluye reiterativamente hacia lo somatosensorial, negándose a ser satisfecha. Se ha trastocado en un lenguaje, un idioma que se reedita en el cuerpo tumefacto y que interpela a todo aquel que lo rodea.

Un ejemplo clínico puede ayudar a iluminar estos señalamientos. Gracia es una mujer de apariencia vulnerable a sus 27 años. Viene sumida en un manto de quejas somáticas: ardor difuso, dolor neurálgico en secuencia, sensación de opresión muscular en ambas piernas, cambios térmicos, disuria y cefalea intermitente. Su discurso, de tenue resonancia afectiva, está enmarcado por una mirada suplicante, pero sin llanto ("agotada de lágrimas", pensé yo cuando la conocí). Una mirada que parece reclamar en todo tiempo el retorno de algo perdido. Al igual que tantos otros pacientes como ella, trae una carpeta de estudios radiográficos y neurofisiológicos, exámenes químicos e inmunológicos, y recetas de diversa procedencia. Parece denunciar que su lenguaje corporal sigue sin descifrarse, drenando continuamente su calidad de vida.

Viste con recato. Pese a su edad, parece una adolescente atemorizada de su sexualidad, del intercambio de afectos que suscita. Todo su ser está en involución, sujeto de un drenaje interno que la sustrae del mundo. Al poco de conocerla, damos con el origen de su duelo: recuerda que siendo una niña de siete años, la dejaron al cuidado de su hermanito de tres. En su precoz comprensión ambivalente, decide llevarlo a jugar a la azotea. Un descuido momentáneo provoca que el hermanito "se desprenda de sus brazos" y caiga de poca altura para fracturarse costillas y un brazo, víctima también de una contusión cerebral. Gracia pasa las siguientes semanas atribulada por un clamor inconsciente que le reprocha la maldición edípica.

Se entiende así que todo analgésico resulte insuficiente; antes Gracia sufrirá los efectos indeseables de cualquier sedante o narcótico, que acceder a esta herida que la determina. Su dolor es el correlato subjetivo de perder todo amor, toda vindicación, que antecede a la angustia de la afirmación sexual y despunta como una fuerza criminal, a la que sucumben las terminaciones nerviosas en un vaivén imaginario de neurotransmisores. Dolor persistente e inefable, que traduce el drama de la separación absoluta de lo venerado e idealizado, justo donde se juega la certidumbre existencial del sujeto.

Apoyada en un trabajo psicoanalítico, Gracia aprendió a representar lo que había exiliado de su conciencia. Pudo descubrir gradualmente la envidia que le despertó el nacimiento de su hermano en primer plano, seguida de una urgencia seductora que configuró su lenguaje corporal de niña, debatiéndose entre el deseo excluyente hacia sus padres. Reconoció con mucho dolor (ahora sí, ligado a una emoción y no disperso en el cuerpo) que su herida narcisista se suplió con la fantasía de ser admirada por su belleza física, pero nunca destinataria de afecto. Con este valioso esfuerzo, ha dejado gradualmente los fármacos y parece poner en su lenguaje otra dimensión que no sea solamente su llanto soterrado.

Queda un largo trecho por andar, pero mi paciente habla y va soltando las amarras de su cuerpo. Entre otros eslabones perdidos, falta significar la caída en des-Gracia en el *aprés-coup*, que no es poca cosa. Sus fantasmas asesinos aún la acosan de noche y de tanto en cuanto sueña con una madre persecutoria que intenta someterla en la cocina. Pero en su horizonte onírico han aparecido delfines sumergiéndose en el mar, como esperando a que su feminidad se deje humedecer con otros nombres.

La alteridad de la piel

La dermatitis atópica es un problema de fácil diagnóstico pero de tratamiento desesperante. Su nombre lo dice todo: inflamación de la piel (δερμά-itis) que está fuera de lugar (a-τοπώς). Es un padecimiento que se considera alérgico porque con frecuencia acompaña al asma o a la rinitis alérgica. Tal vez algo nos dice del rechazo. Puede empezar a cualquier edad, y abrasa la piel desde el cuero cabelludo hasta las manos y pies, tomando distintivamente los pliegues cutáneos con pápulas y cuarteaduras enrojecidas.

Los estudios clínicos muestran dos datos sorprendentes: su incidencia se ha triplicado en los últimos treinta años y ahora puede detectarse en uno de cada cinco niños y entre 2 y 10 por ciento de adultos. Casi 45 por ciento de los casos ocurre en los primeros seis meses de vida y 85 por ciento de los pacientes que sufren dermatitis atópica son menores de cinco años.

Por ello, muchos científicos se han inclinado a sospechar una hipótesis genética. Si bien es cierto que entre gemelos hay una concordancia de 77 por ciento de padecer dermatitis atópica y que se han encontrado varios locus de ADN, especialmente en los cromosomas 1, 3, 5 y 17 —que albergan genes evolutivos, de activación y de señalización molecular entre las células del sistema inmune—, la historia no acaba ahí.

La piel es un vehículo de contacto y diferenciación primarios entre madre e hijo. Sirve de barrera sensible, de contención y liberación de temperatura, pero ante todo es un extenso depósito de placer y de ternura. La conservación del agua corporal, del calor y del precario equilibrio con el ambiente dependen íntimamente de la integridad de la piel. Un bebé que tiene la piel rota o macerada está expuesto a un sinnúmero de infecciones y agresiones ambientales.

Pensarlo así, sin limitarse sólo a considerar la estructura biológica, genética o inmunológica de nuestra cubierta cutánea, es concebir al bebé en una interacción íntima, vital, frente al deseo o el rechazo maternos. ¡Cuántos mecanismos de subsistencia elemental se ponen en juego en los primeros seis meses de vida! Si el infante es acariciado con ternura y denuedo, pueden anticiparse respuestas de seguridad y complacencia. Pero si la madre falta, o si está dispersa y rota emocionalmente, la piel, como un sensor finísimo, reconocerá su ausencia y su falta de deseo. Apenas podemos imaginar la agresión brutal que experimenta un pequeño frente a una madre inerte, a la que no puede responder o invocar con mensajes inteligibles desde su vulnerabilidad desgarrada.

La piel es la primera barrera de defensa del sistema inmune innato. Cargada de receptores y acarreadores celulares, pone en marcha desde el nacimiento sus frágiles recursos inmunológicos para diferenciarse del agresor. Cuando esto pasa, se sensibiliza y se inflama, se desprende en costras que exudan suero, como diques microscópicos que se rompen y que intentan repararse en vano.

El síntoma más persistente de la dermatitis atópica es la comezón, que indica que las terminaciones nerviosas están irritadas, mientras la piel abrasada supura y se expone a la intemperie. Parece una metáfora de vida: esa cubierta tan endeble exige con su llanto microvascular un atenuante, quizá una caricia, una y otra vez, que por fin la calme.

El tratamiento médico suele ser muy frustrante. Las cremas protectoras alivian la descamación y el prurito, pero tienen que modificarse con frecuencia porque pierden efectividad. Las pomadas con cortisona o con inmunomoduladores pueden mitigar la inflamación y el desequilibrio inmunológico, pero traen consecuencias indeseables a corto o mediano plazo. Quizá vale especular que la psicoterapia profunda, contenedora, practicada por una terapeuta sensible que sepa esperar del juego infantil muchas señales, ofrezca al niño ultrajado por la dermatitis atópica un bálsamo de esperanza y un llanto menos melancólico, que encuentre tal vez una respuesta.

POSDATA: un poco más acerca de la dermatitis atópica con detalles relevantes se puede leer en: http://www.medicinenet.com/atopic_dermatitis/article.htm.

Para quienes se interesen en leer sobre las teorías psicoanalíticas, acerca del ambiente contenedor y la maternidad suficientemente buena, recomiendo empezar con estos dos sitios: http://changingminds.org/disciplines/psychoanalysis/theorists/winnicott.htm y http://www.thefreelibrary.com/The+psychoanalytic+theories+of+D.W.+Winnicott+as+applied+to...-a011361019.

Recomiendo además un artículo vanguardista en este campo, publicado hace dos décadas: Ana Elena Hernández C. y Esperanza Pérez de Plá, "La enfermedad psicosomática en la infancia", *Cuadernos de Psicoanálisis,* vol. 22, enero-junio de 1989, pp. 47-60.

Apolo, demasiado cerca

El llamado "bronceado saludable" se puso de moda hace 90 años con la promesa de belleza que preconizó Coco Chanel. Ese verano de 1923, al bajarse del yate del duque de Wellington en Cannes, cual artífice de la moda femenina, Gabrielle Bonheur (su verdadero nombre) espetó a la prensa, ansiosa por recibirla en el muelle: "Les he dado a las mujeres un sentido de libertad, les he devuelto sus cuerpos..." Con ello, Chanel inauguró la vanidad impregnada en ese tinte acaramelado de las mujeres caucásicas y, al mismo tiempo, sin saberlo, la era del cáncer de piel.

Por capricho o por accidente, los seres humanos estamos expuestos a dos tipos de radiaciones nocivas: la radiación ionizante y la radiación solar. La primera deriva de partículas atómicas o de rayos (gamma y X) que tienen aplicaciones tecnológicas o terapéuticas dentro de cierto margen de contención. La radiación procedente del sol se compone esencialmente de emanaciones ultravioleta (con longitudes de onda de 100 a 400 nanómetros). La inmensa mayoría de los rayos que llegan a la superficie de la Tierra son ultravioleta A (UVA) y sólo 5 por ciento son rayos B (UVB). Las ondas UVC son bloqueadas por la capa de ozono, tan lacerada últimamente. La exposición sostenida a la radiación solar causa una mutación puntual (transición de nucleótidos, citidina a timidina) al degradar ciertos dímeros de pirimidina en las hélices de ADN, contenidos en todas las células de nuestra epidermis, quizá involucrando al gen Tp53, que se asocia a malignidad.

La exposición al sol se ha visto reiteradamente en todos los principales cánceres de piel: el epitelioma basocelular, el carcinoma de células escamosas y el melanoma, citados en grado creciente de agresividad. Este último, de gran potencial metastástico, se vincula al bronceado en camas artificiales, como las que hay en gimnasios, spas y salones de belleza. Además, diversos estudios han mostrado que en aquellas personas que sufren de alguna forma de inmunosupresión (heredada, adquirida o por medicamentos anticancerosos), los riesgos de sensibilizarse a la radiación ultravioleta (UVA/UVB) aumentan de manera considerable.

Muchos medicamentos causan fotosensibilidad a la radiación solar y es conveniente anotar los más comunes para que los tengan presentes. Sugiero que, de acuerdo con los médicos, se suspendan antes de viajar a la playa.

1) Antibióticos como fluoroquinolonas (Ciproxina, Elequine, Avelox, etcétera), ácido nalidíxico (Wintomylon), doxiciclina (Vibramicina) o minociclina (Minocin).

2) Antiinflamatorios no esteroideos (diclofenaco, naproxeno, meloxicam y muchos más de su tipo).

3) Hidroxicloroquina (Plaquenil, usada para artritis y lupus) o quinidina (protector contra paludismo).

4) Diuréticos tiazídicos (como la hidroclorotiazida que se agrega a muchos medicamentos para controlar la presión arterial).

5) Los viejos antidepresivos tricíclicos (Anapsique, Tofranil, Tryptanol y otros que ya se usan poco).

6) Amiodarona (Braxan, Cordarone) y sus derivados, para corregir arritmias cardiacas.

Para quienes aun así quieren arriesgarse, hace poco la Organización Mundial de la Salud (OMS) elevó la calificación de las camas de bronceado de "potencialmente cancerígenas" a "cancerígenas". Esta decisión responde al llamado de la Agencia Internacional de Investigación contra el Cáncer (IARC), que ha insistido desde hace años en que estos dispositivos de belleza aumentan el riesgo de melanoma hasta en 75 por ciento (!) cuando se usan en menores de treinta años. La evidencia surge de un concienzudo metanálisis publicado —pero evidentemente desoído— en 2006 (http://www3.interscience.wiley.com/cgi-bin/fulltext/113489364/PDFSTART).

Se trata de una omisión muy preocupante, porque sabemos que los baños de sol sin protección adecuada acumulan el riesgo mutagénico en la superficie cutánea. Es decir, que mientras más joven y blanca es la piel, mayor el potencial acumulativo de desarrollar cáncer a lo largo de la vida adulta. Una experiencia que los australianos aprendieron dolorosamente; por eso sus campañas preventivas son tan estrictas y han lanzado programas pioneros de salud escolar, los Sunsmart Schools (que podríamos traducir como Escuelas Listas frente al Sol: http://www.cancer.org.au/cancersmartlifestyle/SunSmart/SunSmartschools.htm).

La ambición por la belleza y la tonificación del cuerpo es milenaria. Chanel sólo dio en el blanco, literalmente, cuando propugnaba por ese tono dorado que realza la sensualidad. Quizá la moraleja de tal hechizo es que la exposición fatua al sol termina por quemarnos las alas; para precipitarnos, mortales al fin, en el abismo de nuestra fragilidad.

Espejito, espejito... una visión de la cirugía cosmética

I

En las últimas dos décadas, el recurso de la cirugía cosmética ha alcanzado proporciones epidémicas. Sólo en Estados Unidos, más de 350 mil mujeres se aumentaron los senos durante el año pasado. La búsqueda del estereotipo estético es tan antigua como la necesidad de ser vista o amada entre los demás.

El cultivo de la belleza y el diseño de procedimientos cosméticos datan del antiguo Egipto y la India milenaria, donde se perfeccionaron las técnicas de atavío y ornamento entre la nobleza. Tales ideales, modelos de prestigio ante sus pueblos, fueron erigidos como arquetipos sociales y plagiados por aquellos súbditos que no tenían las herramientas o el poder para acceder a ese culto. De la misma manera que hoy, infundidos por la magnificación televisiva o el chismorreo de las revistas, anhelamos un parecido con artistas de moda o personajes que promocionan perfumes o joyas.

¿Los labios de Angelina Jolie? ¿Los glúteos de Jennifer Lopez? Basta ver estos sitios de internet, que preconizan la belleza sin restricciones:[1] La industria cosmética es una de las vertientes más lucrativas de la producción químico-farmacéutica y, a medida que los procedimientos estéticos se han hecho más accesibles y más asépticos, la cirugía correctiva (implantes, liposucciones, abdominoplastías y ritidectomías) se ha reproducido vertiginosamente. Su origen moderno data de la observación del doctor H.A. Kelly, ginecólogo en la Universidad Johns Hopkins, de que un número importante de mujeres desarrollaban depósitos de grasa en exceso al envejecer (¡hace 120 años!). Fue el primero en proponer el término de "lipectomía" a una cirugía consistente en la extirpación de grasa de la pared abdominal.[2] Urgidos por nuestra imagen desde el espejo, analicemos el panorama.

La liposucción es el procedimiento estético más solicitado en el mundo. En muchos países con mediana o gran industria, padecemos la obesidad de una sociedad glotona (cerca de 50% de la población adulta), que se resiste a renunciar a la oralidad como sustitución del desconsuelo. Re-

[1] http://www.cosmeticsurgery.com/ y http://www.yourplasticsurgeryguide.com

[2] H.A. Kelly, "Excision of Fat of the Abdominal Wall Lipectomy", *Surg Gynecol Obstet* (1910) 10: 229.

sulta más fácil "deglutir para olvidar" que aceptar la condición frustrante de emprender la vida y el trabajo. Llegados a ese extremo, la liposucción promete el paraíso quirúrgico del abdomen plano, aunque el alma siga vorazmente inflada. La liposucción ha evolucionado mucho y ahora comprende técnicas de tumescencia, humedad y apoyo con láser, que retiran mayor volumen de grasa (hasta cuatro litros) con menor sangrado. Su demanda ha hecho, sin embargo, que ciertos médicos poco preparados se sientan capaces de practicarla, con lo que el riesgo de infecciones y iatrogenia ha aumentado desproporcionadamente. Para empezar, no todos los pacientes obesos son buenos candidatos para una liposucción. Lo principal son las limitaciones psicológicas, que pocas veces se evalúan con profundidad. Además, no es raro en México conocer de pobres evaluaciones anestésicas, partiendo del supuesto de que se trata de una cirugía "menor", con resultados catastróficos. Por el contrario, es una cirugía compleja, que requiere aporte continuo de líquidos, vigilancia estrecha de la respuesta cardiovascular, anestesia general y monitoreo constante de oxigenación, temperatura y sangrado. La paciente debe protegerse con geles sobre una cama de calor para evitar lastimaduras y pérdida de temperatura corporal. Las complicaciones graves (tromboembolias, insuficiencia renal aguda, arritmias cardiacas, etc.) dependen del cuidado anestésico; por fortuna, son raras en buenas manos. Las complicaciones menores son bastante más comunes: irregularidades poco estéticas del contorno, cicatrización errática, colecciones de suero (seromas), cambios sensitivos y de coloración. Debo enfatizar que un buen equipo quirúrgico y una cuidadosa evaluación preoperatoria son esenciales.

Los senos son el rostro primigenio de nuestra avidez y nuestro amparo. No sorprende que una gran carga de sexualidad esté vinculada a su apariencia. Reducirlos, moldearlos, aumentarlos de tamaño o colocarles prótesis que los "renueven" son preocupación frecuente de la sociedad. Los implantes mamarios de silicón en su origen (1963) eran de cápsula dura, tendían a fracturarse y soltar gel, además de que se doblaban siete de cada diez veces. Los nuevos implantes de tercera generación fueron aprobados por la Administración de Alimentos y Medicamentos (Food and Drug Administration, FDA) en noviembre de 2006 y consisten en una concha multicapa que está rellena de un gel más cohesivo y espeso que no se escapa (MemoryGel de Santa Bárbara, California). Están indicados para cirugía estética y reconstructiva en mujeres mayores de 22 años (a diferencia de las prótesis rellenas de solución salina, que pueden aplicarse desde los 18 años de edad). Se insertan de dos maneras: *a)* subglandular, es decir, directamente abajo del tejido mamario (preferible en mujeres que hacen ejercicio) y *b)* subpectoral, debajo del músculo, que tiene menos riesgo de ruptura o doblez. Con esta técnica, el pectoral recubre tres cuartas partes del implante, suaviza la transición y brinda un aspecto más anatómico al busto. Lo más importante es que no impide la lactancia y permite el monitoreo periódico de cáncer o mastopatía fibroquística. Pese al componente de frivolidad y moda asociado a la cirugía mamaria, es un procedimiento muy aceptado socialmente (según las estadísticas, se ponen más implantes en California, Nevada, Nueva Jersey, Nueva York y Florida que en el resto de Estados Unidos, sumados los restantes 45 estados). En las encuestas, más de 90 por ciento de las pacientes que se han colocado prótesis se dicen satisfechas y, al pasar el escalofrío de hace dos décadas, que atribuía enfermedades autoinmunes al goteo de silicón, pocas mujeres actualmente se los retiran o solicitan cambiarlos por implantes de solución salina.

La neurotoxina del botulismo se conoce desde el siglo XIX y recibe su nombre de la intoxicación mortal por salchichas que se produjo en Stuttgart en 1795 *(botulus* quiere decir salchicha en latín). El botulismo es una enfermedad neuroparalítica simétrica y descendente causada por la ingestión de esa toxina en comidas enlatadas o productos animales contaminados. De ahí la inferencia de que, al inyectarla en pequeñas dosis, puede relajar los músculos y, al hacerlo, atenuar las arrugas dando una apariencia lisa y "rejuvenecida". Su empleo cosmético data de 1970, cuando el doctor Scott la aplicó en monos con estrabismo.[3] La dosis letal de toxina botulínica es de 3000 unidades; por ello, para uso médico se emplea una décima parte (para tratar estrabismo, distonías focales, tics o espasticidad) y menos de cien unidades para desaparecer arrugas o imperfecciones acuñadas por la edad. La técnica consiste en aplicar múltiples inyecciones (de una a seis unidades por inyección, de una nueva preparación designada Botox BCB 2024) en el contorno que se desea relajar. Los efectos duran de tres a seis meses, por lo que las inyecciones fallidas o frecuentes —con menos de un mes de diferencia— sólo dan lugar a reacciones adversas o a que se formen anticuerpos neutralizantes de la neurotoxina. Se conocen muchos efectos secundarios pasajeros: náusea, fatiga, malestar como de gripe o *rash* y edema en el sitio de aplicación. Si el paciente

[3] Un poco de historia en *Advances in Dermatology* (1997) 12: 325-347.

no tiene problemas de coagulación, embarazo o trastornos neurológicos, los riesgos son mínimos cuando lo aplica un cirujano plástico entrenado.

El espacio social que ocupa el cuerpo como ideal y como objeto de consumo tiene efectos trascendentales en el individuo y su economía psíquica. Podemos reconocer hoy una tendencia hacia una mengua de la subjetividad en favor de un goce personal y su compensación transitoria en la adulación y el dinero. Las implicaciones emocionales son aparatosas: esa es la perdición de Narciso, contemplándose como antaño en un espejo que no lo sostiene.

II

Continuemos con esta reflexión acerca de un mundo imaginario que exige y compra belleza a cambio de espejismos. La realidad es bastante más cruenta. Desde hace 25 años vemos en la consulta de nuestro país mujeres que, en su anhelo de moldear una figura no ejercitada, se dejan inyectar sustancias oleosas que acaban haciendo abscesos o se depositan entre la grasa hasta causar necrosis. La primera impresión es la más desgarradora: se advierte un tejido duro, cicatrizado o muerto que aparece varias semanas después de la inyección de "un aceite" presuntamente estéril, que se administró en dosis repetidas en un salón de belleza o en una clínica de cuestionable reputación. Lo que sigue a este diagnóstico de "reacción adversa a modelantes" es un calvario difícil de describir. Reparaciones incompletas, dolor y fiebre que se repiten cíclicamente, deformidad seguida de desesperación que cambia la vida para siempre.

Ningún médico que haya atestiguado un caso así puede olvidarlo. Son las imágenes dismórficas que no describe la literatura, parias de la estética, el lado oscuro del espejo.

La cirugía plástica que parece accesible resulta siempre la más cara. Las "hechuras" parciales de practicantes o clínicas mal acreditados son la fuente recurrente de infecciones, precarias cicatrizaciones y defectos irreparables. Lo grave es que en México no hay una regulación sanitaria que proteja a quien busca en el espejo amorfo una gratificación a sus sueños. No hay demandas (ni juzgados ni instituciones) que reparen el daño físico y psíquico que deja un procedimiento cosmético mal practicado.

Debo aclarar que la llamada Enfermedad Humana por Adyuvantes, que estuvo tan de moda hace tres décadas y que motivó insidiosas demandas contra las compañías productoras de implantes mamarios, hoy se considera una manipulación de supuesta iatrogenia que despertó intereses ajenos al bienestar de los pacientes. Es una de esas historias vergonzosas de la medicina moderna que hizo que muchas pacientes se retiraran sus prótesis innecesariamente y que causó más indignación que alarma (pueden adentrarse en este suceso leyendo el artículo científico que zanjó la controversia: http://content.nejm.org/cgi/reprint/342/11/781.pdf).

Antes de volver a estas ideas, describo a continuación dos prácticas que son el común denominador de la cirugía estética: la rinoplastía y la ritidectomía.

Nacer con una nariz aguileña desproporcionada o envejecer con papada y bolsas palpebrales son maldiciones de nuestra época, que traza en la perfección facial la felicidad amorosa de los individuos. El primer reporte de una reconstrucción nasal data del Papiro Ebers (3500 a.C.) en Egipto, mientras que la técnica moderna de rinoplastía abierta la debemos a Rethi en 1921. Es una técnica muy socorrida en la actualidad para modificar funcionalidad y aspecto. Entraña la dislocación del tabique, su machacamiento y reconstitución arquitectónica con injerto de cartílago de la oreja, respetando en lo posible la frágil mucosa nasal. A pesar de ser tan anhelada, es una cirugía que debe programarse con cuidado y cuestionar a aquellos pacientes que no tienen condicionantes médicos obvios (labio hendido, tumores, perforaciones y fracturas), adictos a la cocaína o quienes cumplen con las siglas SIMON (Solteros, Inmaduros, Manipuladores, Obsesionados con su físico o Narcisistas). Desde luego, una evaluación psicológica es indispensable antes de programar cualquier rinoplastía. ¿Se cumple en México este requisito?

La ritidectomía o estiramiento facial, por su parte, es una operación más compleja y con resultados menos halagüeños. Está diseñada de origen para "rejuvenecer" o al menos para restar edad aparente, condición que se cumple en ocasiones a expensas de proporcionar un aspecto plástico y una expresión desusada. La porción labial y los colgajos de mejillas no siempre pueden repararse y las líneas finas o pequeñas arrugas no desaparecen del todo. Resulta esencial que el paciente deje de fumar al menos dos semanas antes y dos semanas después de la ritidectomía, porque su éxito depende de la integridad vascular de la cara. Las complicaciones más frecuentes suelen ser infecciones localizadas, hematomas, cicatrización cruenta o pérdida de cabello (alopecia) en áreas de implantación donde se hacen las incisiones y retracciones. Exige del médico responsable confiar al paciente una expectativa realista y hasta conservadora de lo que puede lograrse en tejidos laxos y con poco sustento adiposo. No siempre los pacientes quieren escuchar la verdad, pero ante una cirugía estética, es el único valor que no debe solaparse.

¿Por qué tanto sacrificio, tanto arrojo? La búsqueda de la satisfacción es una característica innata. Está cifrada en la imagen especular que nos hace identificarnos, de niños, con un yo distinto del personaje amorfo que mamaba y dormía, tanto como nos contrasta con el otro. Ese otro que es mamá en principio y luego da lugar a los semejantes, los antepasados y al orden social como integraciones psíquicas. Por lo tanto, una persona que suele autoevocarse y requiere ser admirada o contenida en sus deseos por los demás, con un concepto ambiguo de sí misma, es una trágica candidata a una cirugía cosmética. Se ha quedado atrapada en una fase del desarrollo donde la propia figura y la realidad externa se confunden afectivamente. Los impulsos sustituyen a la negociación emocional con el mundo, y el arrebato es perentorio, aunque tenga que pagarse con deudas y recriminaciones.

La madurez arrastra con su corriente implacable la caída de los tejidos, la flacidez y la rugosidad del cuerpo. Sólo el ejercicio la mitiga, al acentuar la textura de los músculos y sus revestimientos. Pero el tiempo vence al fin y al cabo. Podremos esconder tras unos rasgos recogidos y moldeados nuestro deterioro, quizá unos meses o unos años, pero el espejo acabará callándose y devolviendo con su circunspección lo que no queremos ver todavía.

Posdata: uno de los síndromes de personalidad que más intrigan respecto del abuso de la cirugía cosmética es el trastorno dismórfico de la personalidad, que reduce al sujeto a una constatación renegadora de su propio cuerpo. Puede cotejarse en este sitio de internet: http://www.mayoclinic.com/health/body-dysmorphic-disorder/DS00559 o en este ilustrativo video de YouTube: http://www.youtube.com/watch?v=iAuc2xAM7-8.

Nada más ominoso

Un nódulo aislado, cerca de la axila, con ganglios, que tiene ciertas calcificaciones y bordes poco definidos... El universo vital parece reducirse a ese enemigo pertinaz que asalta toda esperanza y se mofa del futuro.

Por tratarse de una neoplasia tan común en mujeres, el cáncer de mama es una preocupación ingente de salud pública. En países desarrollados, de 10 a 20 por ciento de las mujeres con carcinoma de mama o de ovario tienen un familiar de primer o segundo grado con esta enfermedad. Eso implica que, para una incidencia anual de alrededor de 30 neoplasias malignas por cada cien mil mujeres, debemos esperar seis más en sus familiares cercanos. En 2009, sólo en Estados Unidos, se estima que más de

192 mil casos de cáncer de mama fueron diagnosticados en mujeres (otro 1% en hombres) y que más de 40 mil murieron por ello (como apunta la estupenda página del Instituto Nacional de Cáncer [NCI], en Bethesda, Maryland: http://www.cancer.gov/cancertopics/types/breast).

Diversas mutaciones genéticas se han asociado con la susceptibilidad para desarrollar cáncer de seno. Las más relevantes son BRCA1 y BRCA2, localizadas en los cromosomas 17 y 13 respectivamente, y que confieren entre 60 y 85 por ciento de probabilidad de padecerlo (más factible con carga familiar múltiple). Además, ciertos oncogenes pueden amplificar su expresión y su gravedad (c-erb-B2 y c-myc, entre otros). Algunos genes menores se han invocado como colaterales, y una observación reciente añade al receptor 1 de angiotensina (AGTR1, reconocido como blanco terapéutico en la hipertensión). Eso sin descontar que los factores de riesgo reconocidos siguen siendo: *1)* Exposición prolongada a estrógenos. Es decir, menopausia tardía, pocos o ningún embarazo, no amamantar, uso de hormonas de reemplazo. *2)* Tabaquismo y alcoholismo habituales (por el efecto de oxidación y la absorción de sustancias cancerígenas). *3)* Densidades o hiperplasia mamaria atípicas. Evidenciados por mamografía repetida o biopsia con aguja fina. *4)* Dieta rica en grasas y obesidad como factores endocrinos independientes.

Quienes especulan que el cáncer de mama tiene que ver con factores dietéticos, fruto de una conspiración, se decepcionarán al saber que ciertos alimentos satanizados por su presunto contenido hormonal no se asocian con esta enfermedad maligna, como muestra bien este estudio: http://cme.medscape.com/viewarticle/704523_print, que verificó la dieta de más de 300 mil mujeres en Europa, sin observar mayor incidencia de cáncer por consumo de cárnicos, huevos o lácteos.

¿Es verdad que ciertos alimentos protegen contra el cáncer de mama? Otro estudio,[4] de 73 mil mujeres en Shangai, analizó 592 incidentes de cáncer, y sugiere que el consumo de soya (por lo tanto, de bioflavonoides) protege contra el cáncer mamario antes de la menopausia. Aquí habría que señalar que el seguimiento fue limitado a poco más de siete años, y queda por confirmar qué otros componentes nutricionales o genéticos contribuyen a tal efecto protector.

El Colegio Americano de Ginecología y Obstetricia (ACOG) ha emitido diversas recomendaciones acerca del cáncer de mama que aquí compendio:

[4] http://www.ajcn.org/cgi/content/abstract/89/6/1920

1) La mastografía y el examen ginecológico de senos deben practicarse al menos cada dos años en mujeres de 40 a 49 años, y anualmente después de los 50. Si se tienen factores de riesgo o calificación radiológica sospechosa (BI-RADS 3), debe adelantarse cada seis meses.

2) La probabilidad estimada de desarrollar cáncer de acuerdo con la edad va de uno en 2 044 mujeres a los 20 años, sube dramáticamente a uno en 67 a los 40 años, y para los 60 años es de uno en 29 mujeres, sin agregarle más riesgos.

3) Un carcinoma invasivo duplica su carga celular cada 128 días, y si ha hecho metástasis, lo hace cada 85 días. Dicho de otra manera, en tres o cuatro meses, una "bolita" pequeña ya es un tumor de considerable agresividad.

4) El reemplazo hormonal para mitigar síntomas climatéricos (bochornos, cambios de ánimo, libido abatida) está justificado solamente de tres a cuatro años después de la menopausia, cuando no hay historia familiar de cáncer.

5) Es obligación del ginecólogo orientar a sus pacientes respecto del uso de Tamoxifen o cirugía ablativa (quitar ovarios o tejido mamario) en personas con carga genética importante para desarrollar cáncer.

6) Los llamados "reguladores selectivos de receptor de estrógenos" (SERMS) se recomiendan en mujeres con osteoporosis posmenopáusica, si no tienen factores que condicionen trombosis venosa.

7) Con base en un metanálisis del Instituto Nacional de Cáncer (NCI por sus siglas en inglés), se ha concluido que los abortos espontáneos no aumentan la probabilidad de cáncer mamario.

8) La incidencia de cáncer en adolescentes es muy baja (menos de un caso en cien mil mujeres hasta los 24 años) y no hay ninguna evidencia que suponga que el *piercing* en los pezones, los implantes mamarios, la mastopatía fibroquística o el uso limitado de anticonceptivos aumente el riesgo de padecerlo.

Como se puede apreciar, este enemigo reptante está al acecho, pero no es imbatible. Es trabajo del médico y su paciente alertar sobre los condicionantes, sean genéticos, hormonales o tóxicos, que lo hacen más proclive. Lo ominoso no es el mal, sino la insensatez para ejercerlo.

Trastornos funcionales digestivos

Con este nombre, tan fastuoso como eufemístico, los doctores conocemos los diversos problemas que irritan el tubo digestivo, sin causa aparente. Me refiero a las esófago-duodenitis, las dispepsias y el colon irritable, que suelen ocupar más de 15 por ciento de la consulta de primer contacto. ¿En qué consisten? ¿Por qué son tan frecuentes?

La denominación de "trastorno funcional" ha motivado repetidas discusiones sobre su origen y sus consecuencias. En ausencia de hallazgos histopatológicos o de laboratorio que justifiquen su existencia, se han elaborado los criterios médicos de Roma, que caracterizan cada padecimiento según su modalidad o presentación; pero ante todo, se usan porque carecemos de elementos estrictamente tangibles para encuadrarlos. Estos criterios salvan a los clínicos de ahogarse en el vacío nosológico, pero ayudan poco a los pacientes, porque no aclaran de dónde viene tanto desarreglo.[5]

Menos sensible aún es la psiquiatría, que se ha dedicado a buscar asociaciones con rubros clasificados en su DSM-IV (se trata de la cuarta edición del Manual Diagnóstico y Estadístico para enfermedades mentales; por cierto, a punto de renovarse, ¡no hay quinto malo!). Por ejemplo, la gastritis tiene que ver con ansiedad, 32 por ciento de los enfermos con dispepsia tienen alteraciones psiquiátricas, y el colon irritable coexiste con una prevalencia de 60 por ciento de trastornos afectivos, particularmente ataques de pánico o temores hipocondríacos. Como los psicofármacos no acallan del todo estos síntomas, el panorama que nos pintan es bastante pesimista.

En efecto, estos problemas (TFD para abreviar) recaen fuera de la órbita de lo consciente. No los hacemos sino que los padecemos, dicen los enfermos. Son agruras, inflamación de vientre, espasmos de dolor, diarreas sin explicación, estreñimiento crónico y meteorismo recurrente, que alteran la vida y producen aprensión. Muchos pacientes consultan al médico porque las molestias hacen miserable su cotidianidad y nos traen el síntoma digestivo como una encrucijada puesta en el deseo.

En principio, nadie se sorprende cuando vinculamos tales molestias con los sollozos del lactante por hambre o incomodidad al defecar. Resulta obvio que nuestro sistema nervioso autónomo nos avisa de la cercanía de mamá (su pecho que apacigua), del tránsito de las heces (renuente o dócil) y del vaciamiento del estómago o de la saciedad (sensación de oquedad o de plenitud), como un lenguaje que aprendemos antes de eslabonar palabras. Añado esas metáforas entre paréntesis para que se repare en la importancia de la percepción visceral para la construcción de representaciones psíquicas de lo somático.

[5] http://www.romecriteria.org/assets/pdf/19_RomeIII_apA_885-898.pdf

La afección funcional que no se refleja en exámenes de laboratorio y que no tiene un sustrato distinguible en los tejidos puede considerarse como una "actuación" de sentimientos que toman la forma de dolor o acumulación de tensión en el territorio orgánico. Es un "hacer algo" desde el cuerpo a cambio de reprimir las emociones, cuyo propósito sería dispersar la sobrecarga afectiva. A diferencia de lo psicosomático, donde el cuerpo imprime al espacio inefable sus propias dimensiones, transformándolo en imaginario, los TFD nos guían al deseo reprimido. Si la angustia es una señal del sujeto ante la inminencia de una falta —llámese objeto de amor, goce sexual, castración—, la situación ideal sería que nada falte, que no tengamos que enfrentarnos nunca a pérdida alguna. La neurosis es una estrategia inconsciente para preservar la dimensión del deseo, sea que se exprese como ansiedad o como malestar intestinal. Se trata de escenificar la falta, pues ella remite al deseo, perdurable y omnisciente, como cuando éramos bebés y confiábamos en la satisfacción plena. Los espasmos de dolor o la sensación ardorosa que va y viene ilustran esa dinámica inconsciente de ofrecerse para luego sustraerse, manteniendo el deseo bajo el modo de insatisfacción permanente.

Por eso no sirven los antiespasmódicos o los ansiolíticos, porque el sujeto deseante que padece TFD existe por y para la preservación de esa carencia arcaica. Sus síntomas digestivos son la formulación no hablada de tal conflicto. En términos emocionales, el paciente con TFD está buscando la encarnación de un amo mítico que le resuelva el problema, que conteste a su delirio autonómico. Como lo que desea es un ideal, cualquier gastroenterólogo está destinado a fracasar ante sus síntomas vociferantes. Todo médico especialista devendrá como un constructo imaginario del sujeto (lo que equivale a decir, estéril en su oficio) y claudicará en su intención de reparar el deseo incesante, sumergido entre las criptas intestinales. La supuesta objetividad del científico falla porque, ante la mirada aguda del enfermo, no puede encubrir su ineludible subjetividad. El paciente "sabe" —con esa hipersensibilidad inconsciente— desde la primera entrevista, si el doctor que está consultando se articula a partir de la omnipotencia, la perversión o la seducción. Y elige o desecha según el caso.

Según esta lógica suplicante, se produce un vínculo social que enfatiza la imposibilidad del propósito. La pérdida originaria debe expresarse como una demanda, dirigida al semejante: el cuerpo imaginario no tiene culpa alguna, simplemente reclama, exige y busca consuelo. Los pacientes se conocen de ida y vuelta todos los fármacos: los inhibidores de la motilidad, los procinéticos, aquellos que mitigan náusea o dolor, los que "protegen la mucosa gástrica" y los que facilitan el vaciamiento. Con el correr del tiempo, se hacen más expertos que sus médicos. Lactulosa o Lubiprostone para el estreñimiento, Trimebutina o Lidamidina para la diarrea, Tegaserod para los cólicos, Rifaximina para los gases, antidepresivos para lo que sea... Quizá sólo les faltan las estadísticas, pero lo novedoso decae antes de probar su efectividad.

Es llamativo lo que se logra con psicoterapias breves en algunos enfermos para mitigar sus síntomas, cuando puede aflorar el lenguaje verbal y los fantasmas adquieren corporeidad. Tal vez, ante la escucha analítica, el reclamo se enhebra de significación para diluirse en lo simbólico. Acaso libera al sujeto deseante de su esclavitud; quizá sólo la subvierte.

POSDATA: un buen sitio de internet para conocer más acerca del colon irritable y su fenomenología es este: http://digestive.niddk.nih.gov/diseases/pubs/ibs/.

EL ESCOZOR DE UN REVOLUCIONARIO

Una de las imágenes que me intrigaron de niño es el cuadro que exuda dramatismo y que muestra a Jean-Paul Marat inerte, manuscrito en mano, recién asesinado por Charlotte Corday.

El 13 de julio de 1793, el otrora médico de Carlos X, autor de tratados acerca del alma durante su estancia en la corte de Londres, moría apuñalado por la joven girondina mientras lavaba sus úlceras cutáneas y escribía una de sus proclamas a los *montagnards,* la fracción radical que emergió de la Revolución Francesa.

Después de publicar su *Ensayo filosófico sobre el hombre* (1773) y disponerse a continuar una carrera científica en Francia, dedicada a la investigación de la electricidad, el fuego y algunos fenómenos neurofisiológicos, Marat escribió su primera disquisición política, *Las cadenas de la esclavitud* (1774), un ataque contra el despotismo dirigido a los votantes británicos.

Como médico personal del conde de Artois (hermano menor de Luis XVI) adquirió cierto prestigio con pacientes de la aristocracia hasta 1783, en que renunció a la clínica para volcarse en las rumiaciones políticas, tras su fracaso en acceder a la Academia de las Ciencias con una propuesta teórica que refutaba las ideas de Newton. Se ha dicho que Marat padecía de un "complejo de mártir" que matizó su efímera vida académica y después su fervor revolucionario.

En las primeras semanas de 1789, que precedieron al verano de la toma de la Bastilla, Marat publicó su libro *Ofrenda a la Patria*, donde acusaba al rey de interesarse sólo por sus problemas financieros y desdeñar al pueblo. Ahí se opuso a quienes abogaban por un modelo de gobierno análogo al de la corona británica.

Como editor del diario *El Amigo del Pueblo,* a partir de septiembre de 1789, se convirtió en una voz influyente entre los radicales. Proponía detectar a los aristócratas y emigrados de la realeza que planeaban una contrarrevolución. Elegido a la Convención Nacional, arremetió también contra los revolucionarios moderados como Lafayette, Mirabeau y Bailly, lo que le valió el encarcelamiento y la desconfianza de quienes veían una escalada de violencia desde las calles. Marat parece no haber tenido responsabilidad directa en la persecución y ejecución de los opositores a la Asamblea, pero sin duda sus arengas dieron pie a la exaltación popular.

En julio de 1790 escribió a sus lectores: "Quinientas o seiscientas cabezas decapitadas podrían haberos asegurado el reposo, la libertad y la felicidad. Una falsa humanidad os ha sujetado los brazos y detenido vuestros embates; debido a eso millones de vuestros hermanos perderán la vida".

Marat sufría desde su juventud de una dermatitis que le ocasionaba intenso prurito, ulceraciones y ardor, que lo obligaban a sumergirse en baños de sales medicinales para mitigar sus molestias. Se han escrito diversos artículos insinuando que padecía pénfigo buloso, histiocitosis, dermatitis herpetiforme e incluso porfiria cutánea, pero no dejan de ser especulaciones inmersas en la humedad del tiempo.

La evidencia lo muestra exangüe, en esa imagen que sirvió de ejemplo a los revolucionarios, quienes bautizaron numerosas calles en los pueblos de Francia con su nombre, reflejo de esa figura tan controvertida, *La pietà du Révolution* que el pintor Jacques-Louis David plasmara como homenaje, poco después de su inmolación.

Mejor prevenir que lamentar

Si algo hemos aprendido de nuestros fracasos en medicina es que resulta más eficiente y más barato establecer medidas profilácticas que extirpar todo lo enfermo como cirujanos medievales. La revolución microbiológica de finales del siglo XIX y la revolución biotecnológica que estamos viviendo desde la mitad del siglo XX nos han enseñado que toda afrenta a la naturaleza tiene un precio. Que somos sujetos endebles, aislados y vulnerables, pese a las proezas que hemos logrado en el campo de la salud. En 2009 conocimos con todo detalle la magnitud inesperada de una pandemia. El terremoto de Lisboa en 1755 cambió la respuesta social a la tragedia humana, el tsunami de 2004 nos ahogó en la indefensión; acaso esta influenza H1N1 nos ha restituido la dimensión de la esperanza.

Los antioxidantes y la prueba del tiempo

Comer frutas y verduras, dejar la grasa y los carbohidratos en exceso, es seguramente nutritivo y bueno para la salud. Lo que no es tan claro es que suplementa la alimentación diaria con productos mercantilizados como antioxidantes prolongue la vida y evite enfermedades crónicas.

Revisemos un poco la evidencia científica. La historia de los antioxidantes nace como derivación de las industrias alimenticia, petroquímica y cosmética, donde estas sustancias se han utilizado ampliamente como conservadores o estabilizadores. Dado que el estrés oxidativo es una condición importante de muchas enfermedades crónico-degenerativas, la aplicación de agentes mitigantes de sus efectos despertó el interés farmacológico hacia la mitad del siglo XX. El impulso en este prometedor campo de la medicina preventiva se debe al doctor Henry A. Mattil, que en 1947 descubrió las propiedades antioxidantes de la vitamina E.[1]

[1] http://jn.nutrition.org/cgi/reprint/135/3/363

La investigación temprana se basó en moderar los efectos de los radicales libres de oxígeno y de la peroxidación de lípidos ante el deterioro celular. Una paradoja científica es que mientras la gran mayoría de los organismos vivos requerimos oxígeno como nutrimento esencial, sus productos metabólicos suelen ser tóxicos para los tejidos. Tal es el caso del peróxido de hidrógeno, los radicales hidroxilo y los aniones superóxido que producen alteraciones moleculares en las proteínas y el ADN capaces de inducir muerte celular o mutaciones neoplásicas. De ahí la relevancia de sintetizar productos con cualidades antioxidantes que prevengan el daño oxidativo y que potencialmente puedan alargar la vida tisular o atenuar su degeneración. Desde la perspectiva popular, esta iniciativa tiene francas resonancias con la búsqueda de nutrientes en los alimentos y la descripción de las propiedades de las vitaminas que caracterizó a la industria alimenticia estadounidense tras la Segunda Guerra Mundial. Claro está, con el componente de mercadotecnia añadido.

En medicina, pese a la presión popular, los avances han sido más cautos. Los datos sólidos provienen de estudios epidemiológicos de largo alcance y varios miles de sujetos, pero con frecuencia se ven empañados por observaciones incidentales que reciben mucha atención del público.

Todos sabemos que la aspirina a dosis bajas (81-100 mg al día) previene efectivamente la enfermedad coronaria, y que la dosis de adultos (así como algunos antiinflamatorios análogos) parece impedir que los pólipos intestinales progresen a cáncer. Los datos son muy contundentes respecto de la aspirina, cuyo efecto se ha estudiado en diversas cohortes que agrupan a más de 120 mil personas desde 1976 (notablemente, el Estudio de Salud de Enfermeras de Harvard). La aspirina parece tener un efecto antiproliferativo en los pólipos adenomatosos, quizá bloqueando las mutaciones epiteliales que dan lugar a malignidad o inhibiendo ciertos mecanismos celulares de replicación (en particular, una enzima que se llama ciclo-oxigenasa 2).

La vitamina D modula los receptores del epitelio intestinal y previene la angiogénesis y la proliferación celular. Un estudio reciente demostró que los pacientes con factores de riesgo que se suplieron con vitamina D (y alcanzaron niveles en sangre de 25 ng/mL) tuvieron una reducción de 47 por ciento para desarrollar cáncer de colon. Esta es una observación muy prometedora que requiere confirmación en ensayos clínicos controlados.

El ácido fólico, que se sospecha que estabiliza el ADN y previene su degradación metílica, podría ser un protector contra el cáncer, pero dado que es un suplemento habitual del pan de trigo y sus derivados, no parece necesario tomarlo como rutina.

Los estrógenos ya no están de moda en la menopausia, pues se pensaba que, análogamente a su papel en la osteoporosis, prevenían el envejecimiento y algunas enfermedades crónicas. No obstante, se sabe que inhiben el factor de crecimiento similar a insulina (IGF). Este mediador celular es un agente que estimula la proliferación de las mucosas. Se ha visto que los pacientes obesos con diabetes mellitus producen exceso de IGF en el intestino, y por ello tienen un riesgo alto de padecer carcinoma colónico. Así que algún derivado sintético de estrógenos, que no incremente el riesgo de sufrir cáncer de mama, podría recomendarse en el futuro para otros tipos de cáncer.

En cambio, otros antioxidantes no han estado a la altura de lo que prometían hace una o dos décadas. Los beta-carotenos, el ácido ascórbico y la vitamina E no promueven ningún beneficio médico cuantificable.[2]

Más aún, un cuidadoso ensayo experimental publicado recientemente (*PLoS Genetics*, mayo de 2009) demuestra que para protegerse de su destrucción por radicales libres y otros agentes oxidativos, las células eucarióticas requieren una infusión de oxidantes. Este mecanismo de adaptación puede tener grandes implicaciones en la terapia celular del futuro.[3]

En resumen, lo sensato es consultar los lineamientos preventivos emitidos por agencias gubernamentales en Estados Unidos, Canadá o Europa. No todos los antioxidantes sirven, ni todos los que se comercializan "curan" enfermedades. Un médico bien informado debe saber qué fármacos y qué vitaminas, en qué dosis y en qué grupos de edad o condiciones de riesgo deben prescribirse. Lo demás es promoción exagerada, de la que se aprovechan muchos buitres.

Cuando las defensas se agotan

Rolando es un paciente con hepatitis C, contraída hace años por contacto sexual. Pese a mostrar una respuesta inmune vigorosa de inicio, su infección viral crónica progresa sin reservas. Se ha tratado adecuadamente con PEG-interferón y ribavirina. ¿Qué pasa entonces con su sistema inmune?

---

[2] Recomiendo revisar *Evidence Based Medicine* 16(3), diciembre de 2008, p. 177, que se basa en una compilación de datos en diversas enfermedades, que incluyeron a 232 550 participantes.

[3] Puede consultarse este artículo en: http://www.plosgenetics.org/article/info%3Adoi%2F10.1371%2Fjournal.pgen.1000488;jsessionid=86DBA753499AA9478A381A726328DDF9#abstract1

Un estudio novedoso *(Proceedings of the National Academy of Sciences,* 26 de mayo de 2009), realizado por el Centro de Vacunas de la Universidad de Emory en Atlanta, demuestra que los linfocitos T (un tipo especializado de glóbulos blancos), a fuerza de batallar contra el cociente de virus infectantes, terminan por fatigarse.

Los autores llaman pertinentemente a este fenómeno "agotamiento inmunológico" *(immune exhaustion)* y lo explican así:

Para reconocer un microbio infectante y eliminarlo, las células T deben identificar fragmentos de proteínas virales en un "nicho de presentación" que asoma desde las moléculas de histocompatibilidad propias, un fenómeno bien conocido por los investigadores básicos, que llamamos restricción antigénica. Los linfocitos T "miran" a este péptido viral, traban contacto con él en el marco de tal "nicho" y mandan señales de activación a otras células para producir anticuerpos o destructores celulares específicos (citotóxicos). Este es un proceso tardado que depende de la carga viral infectante, de la suficiencia del sistema inmune agredido y de la disponibilidad y la ubicuidad de las proteínas señalizadoras.

Por ello, podemos imaginar que una vacuna no sirve de inmediato: primero debe reconocerse molecularmente el virus (de influenza H1N1, por ejemplo); después producirse suficientes anticuerpos neutralizantes para que el individuo esté protegido frente a un segundo embate, sin causarle enfermedad, sólo inoculación, y finalmente debe estar libre de otros padecimientos (inmunodeficiencia, desnutrición, diabetes) que comprometan su respuesta inmune específica.

En el trabajo mencionado,[4] el doctor Rafi Ahmed y sus colaboradores probaron diferentes tipos de células presentadoras de un virus que causa meningitis en ratones, llamado LCMV. Mediante una serie de transplantes de médula ósea, consiguieron crear ratones cuyos linfocitos eran capaces de presentar las proteínas virales, pero que perdieron la capacidad de hacerlo en otras células no inmunológicas (neuronas o fibroblastos). Al principio, los ratones alterados genéticamente mostraron una respuesta antigénica muy vigorosa, pero ésta se fue agotando en menos de cuatro semanas.

Es decir, que mientras el sistema inmune tiene que lidiar con la carga viral inicial, se muestra íntegro y competente. Pero si no la reparte y, peor aún, si los tejidos circundantes no ofrecen auxilio en la selección de las partículas antigénicas que deben reconocerse y actualizarse, las células

---

[4] http://www.pnas.org/content/106/21/8623.full.pdf

inmunes acaban por fatigarse y pierden la batalla contra la incesante replicación del virus.

Estas observaciones tendrán, en un futuro cercano, grandes implicaciones para escoger vacunas más eficientes, para entender los mecanismos de persistencia en infecciones virales (hepatitis crónica, SIDA, herpes y muchas más) e incluso para predecir ciertas enfermedades malignas que emanan de mutaciones inducidas por virus.

FUMANDO ESPERO...

Play it again, Sam, decía un melancólico Bogart con su eterna colilla pendiendo del labio; Greta Garbo, esculpida en seda, largaba el humo en la noche con su implacable sensualidad.

Pocos productos han causado tanto revuelo y convocado tantas regulaciones sanitarias como el tabaco, esa droga permitida que se vincula al espejismo de autonomía y que hace de la adicción lo cotidiano. ¿De qué se trata este idilio narcótico con el tabaco?

La relación con el tabaco empezó mal, porque el primer europeo que lo consumió, Rodrigo de Jerez, miembro de la flotilla de Cristóbal Colón, fue denunciado por su esposa a la Inquisición como "un hombre vicioso, que traga fuego, exhala humo y está poseído por el diablo". El rey Felipe II, intrigado ante el fervor de los indígenas americanos por mascar hojas de tabaco, envió al doctor Francisco Hernández, a la sazón protomédico general de las Indias, para que llevara hojas y semillas en 1558. Un año después, Jean Nicot (de cuyo nombre se deriva el término "nicotina"), embajador francés en Portugal, lo introdujo en la corte de Catalina de Medicis, quien adujo que esta planta portentosa le curaba sus migrañas.

El consumo excesivo del tabaco se remonta a principios del siglo XVII en Europa, donde la llamada "bebida seca" ya se había difundido entre la nobleza por sus propiedades adictivas. Las pipas se convirtieron en una insignia de lujo y los doctores prescribían el tabaco como remedio en bálsamos y pastillas, para tratar síntomas tan dispares como el hipo, la imbecilidad, la ictericia y el malestar general. Los cigarrillos, en contraste, fueron diseñados por los mendigos de Sevilla en papel de desecho, a falta de recursos.

El Imperio Británico hizo del cultivo del tabaco en las colonias norteamericanas una fuente de ingresos formidable, además de un paradigma de esclavitud y sometimiento industrial. Tanto, que uno de los actos subversivos que marcaron la Independencia de Estados Unidos fue la quema simbólica de los cargueros ingleses. Pero el vicio se había implantado entre los colonos de América.

La manufactura de cigarrillos, embrión de la actual industria tabacalera, empezó en forma durante la Guerra Civil estadounidense (1861-1865), cuando los productores turcos y griegos afincados en Nueva York empezaron a liar tabaco importado para los terratenientes. Su popularidad remontó a la de la pipa y el puro en 1950; de ahí en adelante, los cigarrillos, impulsados por la propaganda de la posguerra, pero sobre todo de Hollywood, constituyeron al fin 80 por ciento del consumo masivo. En cuanto a la producción, las cifras son escandalosas: un taller artesanal de mediados del siglo XIX podía forjar hasta 18 mil cigarrillos por semana, pero la Revolución Industrial dio el gran salto. Para 1895, se producían cuatro mil millones (!) de cigarrillos por año, que escalaron a 124 mil millones después de la Primera Guerra Mundial. El maridaje del tabaco (así como de otras adicciones) y la industria bélica no deja de ser llamativo.

En 1970, favorecida por el consumo entre los jóvenes y a pesar de la primera advertencia sanitaria sobre sus efectos nocivos (1964), la producción de cigarrillos, sólo en Estados Unidos, rebasó el medio billón. Hoy, una sola compañía, tan famosa por sus atávicas campañas como por la muerte de sus prototipos,[5] genera para el consumo de "su mundo Marlboro" cien mil millones de cajetillas al año. A contramano, el Senado estadounidense acaba de aprobar la legislación más exhaustiva de su historia respecto del tabaquismo,[6] lo que supondrá mayores restricciones en su venta, su composición y su distribución. El siguiente tanto es de las compañías tabacaleras, uno de los *lobbies* más poderosos del mundo, bien dispuestas a mantenernos en espera.

Para quienes todavía sienten la necesidad de prender un cigarrito, expongo otros datos reveladores. El cáncer pulmonar es la principal causa de muerte por neoplasia maligna en el mundo. Las dos formas más frecuentes son el carcinoma de células pequeñas (15%) y el carcinoma de células no-pequeñas (cerca de 85% de los casos). A pesar de su detección temprana, la mortalidad y su diseminación son un grave problema de salud. ¿La razón? El consumo de tabaco sigue siendo el factor único más vinculado a los tres tipos histológicos de cáncer pulmonar: el de célu-

[5] Tres de los hombres que interpretaron al hombre Marlboro, Don McLaren, David McLean y Dick Hammer, murieron de cáncer pulmonar, lo que derivó en que los Marlboro rojos fueran bautizados como "Cowboy Killers".

[6] http://www.opencongress.org/bill/111-h1256/text

las escamosas, el de células grandes y el adenocarcinoma, en ese orden. La figura en el siguiente link describe el proceso de proliferación celular inducible por los componentes oxidativos del humo del cigarro: http://content.nejm.org/cgi/content/full/359/13/1367/F1.

Aún más, existe suficiente evidencia clínica y molecular para relacionar el consumo de cigarrillos, puros y pipa con la transformación molecular que conduce a cáncer de laringe, boca, esófago, páncreas, estómago, riñón, vejiga, cérvix uterino y leucemia aguda mieloide.

Estamos ante una situación compleja. Por un lado, una presión mercantil e industrial para incentivar el consumo permanente de una sustancia que, por su potencial adictivo, es una mina de oro entre los nuevos fumadores (de ahí la intensidad de las campañas para seducir a los jóvenes). Por otro lado, los efectos a largo plazo del consumo de tabaco no se aprecian suficientemente. Muchas evidencias epidemiológicas muestran que los fumadores que empezaron en la adolescencia reducen su expectativa de vida de 20 a 25 años, y que, cuando cumplan 40 tendrán un riesgo cinco veces mayor que sus coetáneos no fumadores de morir por infarto cardiaco prematuro. Eso sin importar su peso, su trabajo, su vida conyugal o su gusto por el ejercicio.

¡Ah! Esta mórbida afición...

La mitad de los fallecimientos atribuibles al tabaquismo ocurren entre los 35 y 65 años de edad, lo que supone la principal causa de muerte en adultos de edad media en los países industrializados. En los países pobres, el panorama es peor, porque el hábito del cigarro (y su entorno social) compensa muchas otras actividades recreativas que no están disponibles, por falta de educación para la salud o, sencillamente, por falta de ingresos y oportunidades. La cultura del tabaco es dominante: penetra los sitios de reunión de los adolescentes, los vincula solidariamente con el riesgo y el desafío; invade los antros, los salones de juego, los espacios públicos (ahora rincones donde la identificación entre fumadores se reconoce), y se condensa en torno a las mesas de muchos espectáculos.

Hoy es más riesgoso fumar que hace tres décadas. El movimiento para disminuir el alquitrán de los cigarrillos (los célebres *low-tar cigarrettes)* promovido en la década de los años sesenta ha tenido consecuencias inesperadas, afirman diversos científicos. Un estudio reciente que analizó las tendencias de fumadores en Estados Unidos y Australia demostró que la incidencia del adenocarcinoma pulmonar (tradicionalmente el cáncer menos vinculado al consumo de tabaco) aumentó hasta convertirse en

70 por ciento de los nuevos cánceres diagnosticados en Estados Unidos, no así en Australia, donde permanece por debajo de 40 por ciento. Eso se debe a que las marcas estadounidenses contienen más de 20 por ciento de nitrosamina, un conocido cancerígeno, en comparación con los cigarros australianos. Además, se sabe que los fumadores de cigarrillos "bajos en nicotina" tienden a inhalar con mayor fuerza, compensando la cantidad de radicales libres y otros tóxicos que incorporan a sus tejidos, como se puede advertir en sus desechos urinarios.

a) El cigarrillo tiene 92 por ciento de componente gaseoso y 8 por ciento de componente sólido (lo que se conoce como *tar* o alquitranes). *b)* La fase de brea contiene más de 10^{17} radicales libres por gramo. *c)* La fase gaseosa contiene más de 10^{15} radicales por fumada. *d)* Causa daño oxidativo creciente en el epitelio pulmonar y despulimiento de moléculas sobre el endotelio vascular. *e)* Promueve la peroxidación de lípidos, induce mutagénesis celular y aumento de fibrinógeno (que favorece la microtrombosis arterial).

La lista de sustancias tóxicas que contiene el cigarrillo es formidable: acetona, ácido esteárico, amoniaco, cianuro de hidrógeno, monóxido de carbono, hexamina, metanol, nicotina, nitrosamina, etc. Todos por separado capaces de intoxicar a un ser humano y plagar sus tejidos con desechos químicos.

Ante la indolencia de consumidores y no pocos gobiernos, que sucumben a la presión mercantil de la industria tabacalera, vale la pena preguntarse cómo se adquiere la adicción. ¿Existe una "personalidad adictiva"? Un estudio reciente de la Academia Nacional de Ciencias en Estados Unidos sugiere que no hay una característica psicológica que defina al adicto en potencia. Ciertos rasgos de carácter, sin embargo, indican proclividad al abuso de sustancias:

Impulsividad: la falta de un espacio psíquico, que a cambio busca la gratificación inmediata, así como una disposición hacia el goce, que denota narcisismo herido.

Poca determinación: es frecuente ver que no hay metas, que el desprecio por el esfuerzo subyace a la tensión por encontrar sopor o hastío, y reemplaza al deseo genuino.

Inconformidad: casi todos los que se inician en conductas adictivas lo hacen en respuesta a sentirse ajenos, excluidos o rechazados.

Ansiedad: la vulnerabilidad emocional se vive como un sentido de estrés y de precipitación; las drogas opacan esta incomodidad, pero sin resolverla.

Tales arquetipos de afecto no son privativos del tabaquismo. Se ven en jugadores compulsivos, dipsómanos, quienes gastan en exceso o se hunden en las aguas turbias de internet. Lo que se aprecia es una necesidad de buscar aplomo o contención, un remanso donde se acallen los gritos y las súplicas que aúllan en el inconsciente. No pretendo simplificar el dilema que enfrenta quien está ahogado por una droga, presa de sus efectos químicos o gregarios. Intuyo que el denominador común es bastante predecible. Se trata de no sentir, de mitigar todo efecto displacentero, aunque nos arroje de bruces hacia la muerte.

El adicto parece escuchar, pero desoye. Parece reconocer que algo anda mal, que los efectos nocivos de su droga lo están consumiendo y le restan contacto con el mundo, pero su hábito lo remite a una afirmación paradójica de sí mismo. Advierte que se aísla, pero persiste compulsivamente. Como se ve, lo más difícil de una adicción es romper el lazo que tiende hacia la carencia amorosa, hacia la necesidad de ser arropado y representado en un espejo imperfecto pero constante, que dibuje la verdad y la añoranza.

Se han implicado diversas vías neurológicas para explicar la tendencia a sucumbir a una adicción, en su mayoría relativas al concepto de gratificación y placer.[7] No obstante, me sigue intrigando el fenómeno psíquico que acerca a un sujeto al borde del suicidio, lentamente oxidando sus tejidos hasta hacerlos inservibles. ¿Qué busca? ¿Qué es eso otro perdido que sólo aparenta regresar, chupando, mordiendo, escupiendo, palpando? Lo enigmático de la adicción, más allá de sus correlatos bioquímicos, es que nada la sacia. Se trata de un hambre primigenia que remeda más al efecto que a la sustancia; quizá porque lo más volátil y, a la vez, lo más imperioso de la especie humana es el afecto.

Un río que deja de fluir

Don Jaume Puigvert regresa del bautizo de su nieto en Girona. Un viaje incómodo, sin duda, con largas horas de vuelo y de espera en aeropuertos. Viene deshidratado y apenas alcanza el resuello. Dice que notó la falta de aire entre Madrid y Miami, de golpe. Su esposa insiste en que se le inyectaron los ojos y "parece que se pintó los labios". Su gordura se hace más patente por la congestión venosa en el cuello y, al examinarlo, resalta su taquicardia y su dificultad para hablar.

[7] Este estudio científico aborda el tema con suficiencia: http://content.nejm.org/cgi/reprint/349/10/975.pdf

La tromboembolia pulmonar (TEP) es una causa grave de complicaciones y fatalidades después de cirugía, accidentes, enfermedades crónicas y viajes transatlánticos. Se le atribuyen 15 por ciento de las muertes hospitalarias y uno de cada cuatro fallecimientos en mujeres embarazadas o parturientas. Los coágulos se forman habitualmente en los muslos y se propagan rápidamente a las venas proximales, donde son propensos a producir una embolia. Tres cuartas partes de los pacientes que desarrollan TEP han tenido tromboflebitis en las piernas, muchas veces sin detectarse a tiempo.

Los factores de riesgo pueden ser hereditarios, asociados a una coagulación defectuosa (que denominamos trombofilia, es decir, proclividad a formar coágulos). Entre éstos se encuentran deficiencias de antitrombina, plasminógeno y proteínas S o C de coagulación; mutaciones del Factor V de Lieja o del gen de protrombina, y padecimientos como el síndrome de antifosfolípidos, la disfibrinogenemia o la policitemia vera. Las causas adquiridas son más variadas, como ya mencioné: inmovilidad, trauma, sepsis, cáncer (como fenómeno propio o paraneoplásico), posparto, obesidad, uso de anticonceptivos y quimioterapia.

¿Cómo se forma un coágulo? La pared de las arterias y venas, con su recubrimiento endotelial, es crucial para mantener una vascularidad patente. El endotelio contiene tres reguladores de la trombosis, a saber: óxido nítrico, prostaciclina y la ectonucleotidasa CD39, que actúan en sinergia para prevenir la coagulación. La colágena en la matriz extracelular y el factor tisular facilitan el mantenimiento de un sistema circulatorio cerrado. Cuando la pared del vaso se rompe o la alfombra endotelial se erosiona, la colágena y el factor tisular se exponen a la sangre circulante, con lo que se inicia la formación de un trombo. La exposición de esas proteínas de sostén dispara la acumulación y la activación de plaquetas, mientras que el contacto con el factor tisular inicia la cascada de la coagulación generando trombina, que convierte el fibrinógeno en fibrina y también activa las plaquetas. El coágulo, inestable como es bajo el torrente circulatorio, puede desprenderse y embolizar a distancia.

En la tromboembolia, los cambios electrocardiográficos son inespecíficos, pero sirve conocerlos cuando se sospecha (taquicardia inexplicable o alteraciones propias del cor pulmonale agudo como bloqueo de rama derecha, o el patrón S1/Q3/T3 que se traduce en embolia masiva). En la actualidad, utilizamos varios métodos para diagnosticarla, de lo simple a lo complejo: *1)* Saturación de oxígeno (SaO_2): una caída súbita, asociada a disnea o cianosis, es muy sugerente. *2)* Dímero-D (medido por ELI-

SA): 98 por ciento de sensibilidad ante un episodio clínico compatible. *3)* Troponina cardiaca y péptido natriurético cerebral en plasma: no siempre disponibles, sujetos a variación. *4)* Gamagrama pulmonar: muy socorrido, por su fácil acceso e interpretación, pero debe correlacionarse con el curso clínico. *5)* Venografía y arteriografía computarizadas: con valor predictivo superior a 90 por ciento cuando se combinan.

Don Jaume ingresa al hospital en malas condiciones, agitado y respirando con dificultad. Un equipo médico competente no tarda en diagnosticarlo y abrir accesos para administrar oxígeno, anticoagulantes y monitoreo de su presión pulmonar. Se quedará en terapia intensiva un par de días, si no hay complicaciones, y podrá salir del hospital quizá en una semana, cuando sus cifras de anticoagulación sean estables y aprenda la lección.

Su mujer me mira angustiada. Sabe que bordearon la muerte y que el camino por seguir está plagado de obstáculos e incertidumbre. Todo lo que se puede prevenir —pienso a mi vez—, tan lejos del saber y tan desamparados como estamos.

El corazón de las mujeres

Melania recuerda esa mañana en que su madre, caminando por una calle anónima de su ciudad natal, la protegió del asedio de un hombre. Durante décadas se preguntó a que se debía ese enojo leonino —salido del corazón— hasta que tuvo una hija, y al arrullarla en brazos, notó el palpitar de su propio corazón sumiendo en la tranquilidad y el amparo a su bebé de brazos, satisfecha con el calor de su leche y de su piel desnuda.

En el número del 22 de marzo de 2011 de la revista *Circulation,* la American Heart Association ofrece una importante publicación que establece los lineamientos de salud y prevención cardiovascular para mujeres. Me parece indispensable señalarles algunos puntos para tenerlos siempre presentes:

Para evitar infartos o accidentes cerebrovasculares es fundamental: *1)* disminuir o suspender el consumo de tabaco, *2)* favorecer el ejercicio aeróbico (mínimo 150 minutos por semana de actividad moderada, idealmente 300 minutos por semana). El ejercicio debe ser variado e incluir la mayoría de los grupos musculares (combinar natación o caminata con yoga, gimnasia o pilates, por ejemplo), *3)* mantener el peso por debajo de un índice de masa corporal de 25 Kg/m^2, *4)* consumir una dieta rica en vegetales y frutas, con granos enteros y fibras, pescado dos veces por semana y con mínimo aporte de grasas animales, alcohol, sodio y azúcar. En mujeres embarazadas, deben evitarse los pescados potencialmente contaminados con mercurio (pez espada, tiburón, caballa, etc.), *5)* en mujeres con hiperlipidemia es recomendable consumir Omega 3 en cápsulas (EPA 1800 mg al día) y aumentar el consumo de pescado sobre otras carnes, *6)* el uso de aspirina a dosis preventivas (75-325 mg diarios) se recomienda en mujeres con antecedentes cardiovasculares o aquellas mayores de 65 años; no es necesariamente recomendable en todos los casos y su empleo debe ponderarse respecto de los beneficios potenciales. Su indicación es clara en mujeres con enfermedad coronaria o diabetes mellitus si no tienen úlcera péptica o alergia a salicilatos y *7)* el nivel de lípidos en sangre debe mantenerse bajo vigilancia periódica (idealmente colesterol LDL menos de 100 mg/dL, HDL más de 50 mg/dL y triglicéridos menos de 150 mg/dL). Si estas cifras se exceden, es indispensable hacer ajustes dietéticos o iniciar medicamentos hipolipemiantes.

Por último, se hacen recomendaciones específicas para mujeres con hipertensión, fibrilación auricular y otros problemas de salud que constituyen un riesgo inminente de daño cardiocirculatorio.[8]

No sobra decir: ¡Cuídese y consulte a su médico!

Recapitulación

A mediados de abril de 2009, los mexicanos despertamos con la noticia de que un nuevo virus, de origen porcino y causante de muertes en personas jóvenes, obligaba a cerrar escuelas y negocios. Con el paso de los días, azorados por los reportes cambiantes e inquietantes de esta amenaza, nos recluimos en casa, compramos cubrebocas y nos preguntamos si una u otra vacuna podría protegernos de la enfermedad y la muerte.

Los centros comerciales se vaciaron, los cines y restaurantes cerraron, y la imagen de una población que se cubría el rostro se volvió el lugar común. Las noticias iban y venían, las autoridades se vieron rebasadas por el alud de información y demanda, los hospitales se saturaron y los ciudadanos vivimos de nuevo con frustración la insuficiencia de nuestros servicios asistenciales.

Poco a poco, como llegó la marejada de incertidumbre, se desvaneció la epidemia. La vimos remontar el vuelo a países del norte, hacerse fuerte en Europa y Sudamérica, antes de que la OMS, como un elefante aterido, declarara una pandemia, es decir, una epidemia que abarca todo el mundo, término tan novedoso como este virus recién numerado de influenza.

---

[8] http://circ.ahajournals.org/cgi/reprint/CIR.0b013e31820faaf8v1

Lo cierto es que este virus de influenza tipo A, cuyos componentes proteicos (hemaglutinina y neuraminidasa) se clasifican como H1N1, es un viejo conocido de la humanidad. Diezmó a Europa al término de la Primera Guerra Mundial, reapareció como un fantasma después de 1947 y causó otras tantas muertes durante diez años hasta que en 1957, coincidiendo con aquel terremoto que abatió al Ángel de la Independencia, desapareció. En su lugar, por competencia ecológica, se instaló el virus denominado H2N2 (por la duplicidad de sus componentes de superficie), cuando los inmunólogos de entonces se percataron de que las vacunas previas dejaron de ser eficaces. Un nuevo brote de virus H1N1, distinto al de cada invierno, se identificó en enero de 1976 entre los reclutas de la base del ejército estadounidense en Fort Dix, Nueva Jersey, con 230 casos y una sola muerte. Se habían detectado casos de influenza porcina que infectaron a pacientes aislados en 1958 y 1974, pero sin desatar ningún alcance epidémico. La variante que combatimos en 2009 es una azarosa recombinación de virus procedentes de aves (25%), cerdos de crianza (60%) y especies que habitualmente infectan al hombre (15%), como puede verse en el esquema publicado por el *New England Journal of Medicine* el 7 de mayo.

La influenza humana se conocía antes de 1918, pero para los granjeros del mundo (y en especial los de la Exposición Porcina de Cedar Rapids, Iowa) la merma de cerdos en ese año fue inusitada. Hoy sabemos que muchos de esos genes virales con predilección porcina se preservaron y volvieron a adquirir potestad en la patología humana en las granjas insalubres cercanas a Perote, Veracruz, durante la pasada temporada invernal. La diseminación mundial, que alcanza ya medio millón de infectados y alrededor de 1 o 2 por ciento de fallecidos, se debe a la enorme movilización de seres humanos que hoy cruzan fronteras de un día para otro. Por fortuna, estamos mejor nutridos que en 1918, los servicios de salud actuales son eficientes, adoptamos medidas expeditas de aislamiento y hemos podido identificar a los más susceptibles (niños y jóvenes que nacieron después de 1957, individuos con sobrepeso y embarazadas, enfermos crónicos, asmáticos, inmunodeficientes, discapacitados, etc.) para contrarrestar su diseminación. Pero seguimos expuestos.

Entendimos pronto que los síntomas respiratorios y los dolores musculares típicos de esta influenza son más abruptos y de menor duración que las molestias de la influenza H3N2 que llega cada invierno. Pero que si progresan, el riesgo de comprometer los pulmones y causar una grave insuficiencia respiratoria es alarmante. Por lo tanto, quienes tienen trastornos que debiliten la función respiratoria y experimenten disnea progresiva deben medicarse de inmediato con Tamiflu (Oseltamivir de 75 mg cada 12 horas en adultos, 25 mg cada 12 horas en menores) y mantenerse bajo vigilancia en espacios bien ventilados. Aprendimos también que para los niños con asma, las embarazadas y las parturientas, así como el personal de salud infectado, el tratamiento con antivirales inhibidores de neuraminidasa es imperativo. Pese a ello, las formas leves abundan y la fatalidad de este nuevo virus se mantiene especulativamente por debajo de uno por ciento.

Quizá ello se debe a un hallazgo fundamental publicado el 16 de noviembre de 2009 en la prestigiada revista *PNAS* de la Academia de Ciencias de Estados Unidos, por el grupo del doctor Alessandro Sette en La Jolla,[9] que demuestra que los adultos sanos (no inmunosuprimidos) tenemos cierta protección por memoria de células T contra este virus H1N1.

Analizando un banco de antígenos moleculares del NIH, los autores demostraron que se ha conservado 41 por ciento de los epítopes CD4 y 69 por ciento de los epítopes CD8 en las sucesivas infecciones estacionales con cepas H1N1 desde 1960 (antes de que surgiera la famosa cepa California). Esto confiere una inmunidad relativa, adquirida en inviernos esporádicos (como si fuera un refuerzo periódico para la memoria celular), que hace a los adultos menos proclives a sufrir los estragos de la "nueva" gripe. Pero aún deja inerme a la población menor de 25 años, discapacitados, inmunosuprimidos y obesos, lo que constituye un vasto porcentaje de la humanidad en riesgo.

De las pruebas disponibles para su diagnóstico, la prueba rápida de exudado faríngeo o nasal permite sugerir la presencia de influenza A o B, pero su sensibilidad es sólo de 70 por ciento. Así que el consenso mundial es que la única prueba fidedigna para diagnosticar influenza A H1N1 es la reacción de polimerasa en cadena con transcriptasa reversa (RT-PCR), que consiste en detectar el ADN viral específico. En México, pocos laboratorios de referencia disponen de esta prueba y lo mejor es consultar al médico cuando se sospechan síntomas de la nueva gripe.

La vacuna específica se ha empezado a usar con éxito en el invierno de 2009-2010, resultado de pruebas de campo confiables y distribución masiva que se derrama desde el Primer Mundo. Esta nueva cepa de influenza ha sido bautizada como A/California/7 H1N1, porque ahí se

[9] http://www.pnas.org/content/early/2009/11/13/0911580106.full.pdf [consultado el 17 de noviembre de 2009].

documentó primero (como sucede con las de influenza estacional, denominadas Brisbane, Nueva Caledonia, Hong Kong, etc.). Sabemos que su infectividad es alta, pero su índice de mortalidad no se acerca ni remotamente al de la influenza aviar H5N1 que tanto pánico causó hace un lustro. Pero el efecto psicológico de vernos atrapados en una pandemia ha tenido consecuencias notables en la economía, la movilidad social y la salud preventiva de muchos países alrededor del mundo.

Las muertes en jóvenes o parturientas siempre alarman, sobre todo cuando se trata de gérmenes que responden a los antivirales clásicos (Oseltamivir y Zanamivir, ahora sumados al Peramivir intravenoso), con síntomas tan reconocidos o frente a la impotencia de contar con recursos técnicos que no alcanzan.

Se trata de una "recapitulación" porque aún nos queda aprender de esta experiencia y enriquecer nuestras estrategias preventivas, fortalecer nuestro arsenal microbiológico y cultivar nuestra higiene ambiental. En fin, estamos ante la incógnita de si seremos capaces, en comunidad y solidariamente, de cerrar este capítulo o de capitular como especie.

La influenza del siglo XXI

En vista de las diversas opiniones generadas a partir de las formas de influenza, su vacunación y su tratamiento, aprovechemos para hacer algunas precisiones antes del ominoso invierno de 2009-2010.

En el siglo XXI nos enfrentamos a tres variantes epidemiológicas de influenza. A saber:

1) Tipo A H3N2, llamada estacional. Ocurre cada invierno y tiene moderada infectividad y muy baja letalidad. La vacuna se produce anualmente y se dispone de ella al final del verano, cuando se conocen las cepas recabadas en el invierno austral. Grupos en riesgo: sobre todo niños y ancianos, pero los pacientes inmunosuprimidos por cualquier causa deben vacunarse cuanto antes.

2) Tipo A H1N1 o "nueva gripe". De origen recombinante porcino y causante de la pandemia que tanto temor ha infundido en el mundo. Muy contagiosa y de baja letalidad (menos de uno por ciento de los infectados, según se estima). Nuestra preocupación es que ha afectado, a veces con extrema gravedad, a población joven, no inmunizada, así como a embarazadas, parturientas y gente con sobrepeso. La prevención no es convincente con antivirales, salvo en personal de salud con exposición constante a enfermos y mujeres embarazadas. El tratamiento con antivirales se recomienda en todos aquellos con influenza H1N1 confirmada por RT-PCR, personal de salud, enfermos crónicos e inmunosuprimidos, como propone la OMS.[10] La recomendación es que todos nos vacunemos para atenuar el riesgo de una nueva oleada de enfermos y de muertes.

3) Tipo A H5N1 o gripe aviar. Muy poco contagiosa, se controla con aislar a los pacientes, pero sumamente letal (se ha calculado que muere 62 por ciento de quienes contraen este virus). Apareció en 2004, procedente de granjas de gatos y mofetas en el sur de China, con algunos casos aislados de viajeros en Canadá y Europa. Ante la sospecha de contacto con este virus, de inmediato deben darse dosis protectoras de Oseltamivir o Zanamivir y algún inhibidor M2 (Amantadina o Rimantadina), así como aislar por completo al paciente e informar a todos los servicios de salud regionales. Por ahora, se mantiene quiescente y bajo vigilancia estrecha en zonas donde hay aves migratorias.

En septiembre de 2009, la doctora Anne Schuchat, de los Centros para el Control y la Prevención de Enfermedades (CDC por sus siglas en inglés) en Atlanta, propuso cambiar los lineamientos para el uso racional de medicamentos antivirales (Oseltamivir y Zanamivir), con el fin de evitar su desabasto para poblaciones vulnerables en cada invierno. Se parte de que la influenza A H1N1 consiste en su mayoría en casos leves, que sólo requieren vigilancia y aislamiento, así como a todos sus contactos. Sólo los casos de síndrome respiratorio progresivo (ARDS por sus siglas en inglés) y los contactos que pertenecen a grupos de alto riesgo ya conocidos deben ser tratados de inmediato. La prevención con medicamentos debe reservarse en principio a personal de salud, embarazadas que hayan tenido exposición al virus y enfermos inmunosuprimidos cercanos a un sitio de infección aguda (hospitalizados, en asilos de ancianos, en guarderías, etcétera).

Por último, el viernes 11 de septiembre de 2009, fecha tan emblemática ya de nuestra vida contemporánea, se publicaron en línea tres informaciones muy importantes respecto de la influenza H1N1.

En primer lugar, dos ensayos de una vacuna nonovalente contra el virus recombinante porcino (la ya famosa cepa California H1N1), que reunieron a 415 individuos entre 18 y 64 años, inmunizados con dos dosis sucesivas de esta vacuna. Más de 92 por ciento desarrollaron buenos niveles de anticuerpos circulantes contra el virus en un plazo de tres semanas. Para quienes temen las reacciones secundarias o se han visto abrumados

[10] http://www.medscape.com/viewarticle/707922_print

por mensajes de mal agüero, sólo se detectó ardor en el sitio de inyección (uno de cada 20 vacunados) y dolor de cabeza transitorio en cuatro de cada diez. Ambos artículos concluyen que una sola dosis es suficiente para proteger contra esta nueva gripe. Incluyo aquí el reporte que usó la vacuna prototipo de Novartis en Inglaterra: http://content.nejm.org/cgi/reprint/NEJMoa0907650v1.pdf.

En segundo lugar, un estudio de Atlanta muestra que no hay protección natural contra este nuevo virus. Si acaso, uno de cada ocho adultos tiene ligeros títulos de anticuerpos, quizá por inmunización con la vacuna Nueva Jersey en 1976, después de los últimos brotes aislados entre 1955 y 1970. No se detectan anticuerpos protectores en niños o ancianos. Eso explica la pandemia.

Finalmente, pese a su baja mortalidad, un grupo japonés propone que el virus H1N1 es bastante agresivo una vez que infecta los pulmones. Por eso, todos los casos sospechosos de influenza deben aislarse en casa y mantener estrecha comunicación con su médico. El trabajo publicado en *Nature* es elocuente por sí mismo:[11]

Mientras está lista la vacuna H1N1, no hay por qué bajar la guardia. Al menos cinco compañías confiables están acelerando su producción y distribución. Como en toda infección transmitida por vía aérea, lo esencial es incentivar las medidas preventivas:

1) Proteger a los enfermos crónicos. En especial, niños con discapacidad, diabéticos, asmáticos, personas con cáncer o insuficiencias orgánicas, y pacientes inmunosuprimidos.

2) Evitar exposiciones innecesarias a mujeres embarazadas o recién "aliviadas".

3) No exponer a las embarazadas y tomar en serio lo de mantener a los niños con síntomas respiratorios en casa. Más vale un poco de ausentismo escolar que una exposición riesgosa. Aquí están las recomendaciones emitidas el 11 de septiembre por la OMS para cuidar la diseminación de contagios en escuelas: http://www.who.int/csr/disease/swineflu/notes/h1n1_school_measures_20090911/en/print.html.

[11] http://www.nature.com/nature/journal/vnfv/ncurrent/pdf/nature08260.pdf

Paseo por el amor y la muerte

Cuando dejé el hogar paterno, en una especie de rito de pasaje, vi esa epopéyica película de John Huston, que aprovecho para titular este capítulo. Muestra la travesía de un bachiller en letras que recorre una Francia asolada por la peste, y cuyo único anhelo es conocer el mar. El deseo lo impulsa y lo detiene, su viaje todo es sensualidad y miedo. Como una inolvidable metáfora (la otra es el "Macario" de Bruno Traven), ha signado mi vida profesional en su propia trayectoria, a veces impelida por la verdad y a veces entorpecida por la pulsión de muerte.

Marchitarse en primavera

Vivimos con rumbo conocido. Desde temprana edad, coincidiendo con esa ominosa etapa de la sexualidad que denominamos como epifenómeno "complejo de castración", entendemos que nada es para siempre. Quizá por esos años muere el primer abuelo, perdemos una mascota, nos percatamos de que mamá ha dejado de ser incondicional, o bien, nace un hermanito que nos arrebata la primacía con su rivalidad. El hecho es que lo fatal se hace presente, nos impele y nos repele a la vez. Registramos de golpe el peso de la genealogía, la relatividad de los ancestros y de los mitos familiares, y advertimos por amago el sentido de la finitud. Si el entorno es religioso, su doctrina acude como refugio en la vastedad del naufragio simbólico. Acaso tomamos otros iconos y nos asomamos por primera vez a la fantasía, al goce sexual y, de bruces, a la culpa inconsciente.

Apareado a estos misterios, que quizá nos lleva el resto de la vida discernir, está lo inesperado, lo siniestro, lo inefable. Tal es el caso de la muerte de cuna, incomprensible y enigmática de suyo. El apelativo médico para esta catástrofe emocional es Síndrome de Muerte Infantil Súbita (SIDS, por sus siglas en inglés), que transpira todos los monitores y los sueños interrumpidos de ambos padres hasta que el bebé alcanza cierta madurez, cuando todos vuelven a respirar con calma.

El único avance clínico hasta ahora ha sido la evidencia de que dormir al bebé sobre su vientre triplicaba el riesgo de muerte súbita. Al conocerse ese dato, las campañas de prevención han preconizado la posición boca arriba y con ello se ha logrado disminuir el SIDS en 50 por ciento desde 1990. La incidencia actual es 0.1 a 0.8 fallecimientos por cada mil neonatos, con pico entre dos y cuatro meses de edad. La definición clínica se sostiene en tanto no existan causas hereditarias discernibles, que la muerte ocurra durante el sueño del infante y antes de cumplir un año de vida. Para fines prácticos, debe distinguirse de otras causas de muerte súbita en lactantes, como las infecciones (responsables en 20% de los casos), anomalías congénitas cardiacas (menos de 10%) o trastornos del metabolismo de la oxidación de ácidos grasos (alrededor de 1%). Las causas de maltrato y sofocación deliberada encaran otro diagnóstico.

Si la muerte súbita se triplica en posición ventral, se ha especulado que la asfixia es una causa fundamental, en un lactante frágil y con inmadurez para ventilar o expectorar. Aproximadamente la mitad de estos decesos ocurren cuando el bebé comparte una cama o un sofá con un adulto. Pero se ha propuesto que el SIDS es un trastorno homeostático que incluye incipiente desarrollo cerebral, autonómico y cardiovascular, aunado a la injerencia de factores ambientales (tabaquismo, pobreza, desnutrición, áreas mal ventiladas) donde claramente la incidencia es mayor.

El estudio de registros cardiacos y monitoreo respiratorio de bebés fallecidos por SIDS y su replicación en modelos animales han permitido establecer cinco pasos para que ocurra este fenómeno tan doloroso.[1]

1) Se desata un evento estresor que atenta contra la vida (asfixia grave, hipoperfusión cerebral, apnea por reflujo, o una combinación de ellos). *2)* El bebé no despierta en respuesta a la falta de oxígeno o exceso de CO_2; al no girar la cabeza, perpetúa la asfixia. *3)* La asfixia progresiva conduce a una arreflexia y coma hipóxico. *4)* El oxígeno circulante cae a niveles críticos (menos de 10 mm de mercurio) y se instala una falla cardiaca, por ritmo lento y alternante. *5)* Fallan los mecanismos de autorresucitación y el bebé muere en paro cardiorrespiratorio.

Nuestro despertar desde el nacimiento involucra neuronas que responden a diversos neurotransmisores (serotonina, noradrenalina, histami-

[1] Incluyo una gráfica que lo ilustra: http://content.nejm.org/cgi/content-nw/full/361/8/795/F1

na y dopamina) en el tallo cerebral y el hipotálamo, con lo que provocan activación de la corteza. A falta de oxígeno o flujo sanguíneo, estos receptores son incapaces de dar aviso de urgencia y evitar la asfixia. El tono muscular, el pulso y la frecuencia respiratoria dependen de la integridad de estas vías subcorticales. Cuando falla el aporte de oxígeno o de sangre al cerebro, el ritmo respiratorio normal se ve reemplazado por jadeo, lo que suscita mecanismos de resucitación desde el bulbo raquídeo. En los bebés con SIDS estos relevos fallan y también se observan episodios de arritmia cardiaca registrados antes de ocurrir la muerte.

En la actualidad se recomienda dormir siempre a los bebés hasta los seis meses en posición supina (boca arriba), de preferencia con un chupón que mantenga el ritmo respiratorio y el chupeteo, en un cuarto adyacente. Se insiste en que los monitores cardiorrespiratorios no han resultado útiles en casa y sólo aumentan la ansiedad de los padres y distorsionan el vínculo afectivo.

La pérdida de un hijo es irreparable. Queda siempre una herida, que atraviesa el espacio psíquico y lo mina con su recuerdo y su vacío. La sombra del infante difunto se yergue sobre el alma, primero como una brutal renegación, más tarde como un dolor paralizante para dejar a su paso una honda melancolía, una desolación afectiva que no conoce fronteras y que se refleja en cada espejo, en cada ausencia. Toda traducción se vuelve imposible, y el pesar termina en asimbolia, una carencia de significado. Los padres dejan de metaforizar, se adhieren al abrigo del silencio y algo muere también en ellos.

Mi otro yo

La ciencia de los transplantes nació del entusiasmo por reparar córneas y úlceras cutáneas en los albores del siglo XX y se expandió notablemente durante la Segunda Guerra Mundial gracias a sir Peter Medawar y sus colaboradores. Desde entonces, los transplantes han salvado más vidas que ninguna otra intervención terapéutica aislada en la historia, a excepción de la higiene, la antibioticoterapia y la vacunación masiva.

El primer transplante de un órgano humano se verificó la víspera de Navidad de 1954 en Boston. El paciente, que sufría de insuficiencia renal, volvió a orinar y pese a que se le retiraron *a posteriori* sus dos riñones de origen para controlar la hipertensión, vivió varios años más sin contratiempos. Estamos hablando de tres décadas antes de que se introdujeran los inmunosupresores derivados de hongos, como la Ciclosporina A (ahora muchos otros: Tacrolimus, Sirolimus, anticuerpos monoclonales, etc.), que han revolucionado la sobrevida de los injertos, evitando el rechazo. Como todos sabemos, los transplantes ya no causan ningún temor y se han practicado con gran éxito para muchos órganos sólidos, médula ósea, extractos de tejido y células madre de diversa estirpe. Si bien en la actualidad hemos superado los rechazos como complicaciones habituales, las infecciones (12-15%), los tumores secundarios a la inmunosupresión crónica (10%) y las complicaciones cardiovasculares (30%) son causas de morbimortalidad en pacientes transplantados.

Los avances han sido extraordinarios. Piénsese en las técnicas de conservación de órganos, que permiten mantener perfundido un riñón o los pulmones sin perder su integridad ni su funcionalidad durante varias horas. Ahora imaginemos el descubrimiento de identificar "huellas digitales inmunológicas" en la superficie de toda célula, las llamadas moléculas HLA *(human leukocyte antigens* en inglés), que permiten compatibilizar órganos o tejidos entre individuos que nunca se conocerán. Por último, consideremos el prodigio de contar con medicamentos que frenan selectivamente a las células destructoras del injerto, como dicta su naturaleza, sin ocasionar más alteraciones en el recipiente que una inmunosupresión leve (los nuevos inhibidores de adhesión celular o de receptores de activación linfocitaria, por ejemplo).

En cuanto al riesgo de infecciones, los expertos recomiendan considerar la inmunización contra difteria, tosferina y tétanos (DPT); sarampión, parotiditis y rubeola (MMR), hepatitis B, poliomielitis y varicela antes del transplante. Una vez sujeto a los inmunosupresores para proteger el injerto, el efecto de la vacunación se ve notablemente atenuado. De cualquier modo, se recomienda vacunar contra influenza cada año y contra neumococo cada tres a cinco años, dependiendo del riesgo ambiental. La profilaxis contra infecciones oportunistas debe comprender vigilancia dietética (no consumir alimentos crudos o de higiene dudosa) y uso de antibióticos ante ciertas intervenciones dentales, quirúrgicas o médicas (entre éstas, las endoscopias suelen ser fuente de contaminación).

Las infecciones por hongos, raras en sujetos inmunocompetentes, se ven sobre todo en transplantados de hígado y pulmón, durante estancias prolongadas en unidades de terapia intensiva y con gérmenes como *Aspergillus* o *Candida spp.* que tienden a diseminarse. Una variedad de técnicas novedosas, como fijación de tetrámeros HLA-dependientes o tinciones de citocinas intracelulares, permiten medir la inmunidad específica contra ciertos patógenos y la capacidad de los receptores de transplantes para eliminar una infección generalizada.

Como se recordará, hace pocos años se hizo el primer transplante de cara, y ya no es novedad leer que se están implantando cultivos celulares para reparar órganos machacados o lesiones degenerativas. Más aún, investigaciones pioneras están logrando prevenir y sanar enfermedades traumáticas o neoplásicas que se consideraban incurables hace apenas una década. El futuro augura una ciencia de los injertos tisulares cada vez más refinada, más específica y sólo sujeta a las limitaciones bioéticas de los gobiernos y sus *Nomenklaturas* científicas.

Un artículo publicado en la revista *PNAS* muestra que no todo es miel sobre hojuelas. Se trata del fracaso de hibridación celular de neuronas transplantadas a pacientes con la temible Corea de Huntington (un trastorno letal de la neuromotricidad que causa espasmos y contorsiones). Los implantes experimentan un proceso neurodegenerativo análogo al de los cerebros enfermos, más incipiente en las células inmunocompetentes pero que se extendieron hasta hacer fracasar el injerto, sin evidencia de rechazo crónico. El estudio, una sofisticada colaboración entre cuatro centros de excelencia, puede leerse en: http://www.pnas.org/content/106/30/12483.full.pdf+html.

Sin que un naufragio signifique la reconstrucción de toda la flota, nos dice al menos que el organismo recipiente tiene una preeminencia sobre la otredad. Que la estructura interna de un sujeto intentará siempre preservar su integridad antes que permitir la invasión de un cuerpo extraño. Metáfora de lo sexual o evidencia biológica, eso es el narcisismo primario, y nos ratifica que habremos de andar con tiento cuando queramos transgredir los límites de lo propio y de la naturaleza.

Perder la sonrisa...

Esta tarde me visita, con rostro adusto y tratando de ocultar su temblor de manos, el señor Parco. Viene acompañado de su hijo, un joven inteligente que se nota visiblemente preocupado. Anoche, me dice, estuvo indagando en internet acerca de los problemas cerebrales degenerativos y tiene muchas dudas.

Me detengo a explicarle. La degeneración neuronal, cuando afecta los ganglios basales, causa un fenómeno clínico que se denomina extrapiramidalismo. Después del Alzheimer, los trastornos de movimiento son el segundo padecimiento neurodegenerativo más frecuente y afectan a uno por ciento de la población mayor de 60 años. La enfermedad epónima, descrita desde los Ayurvedas, fue caracterizada en 1817 por el médico inglés James Parkinson, en su ilustre ensayo acerca de la *paralysis agitans* en seis pacientes, que mostraban los signos esenciales de lentitud y movimientos pausados, acompañados de temblor en reposo y rigidez.[2]

La enfermedad de Parkinson se puede presentar con temblor, como una alteración de la marcha (desbalanceada o asimétrica), o sospecharse cuando un miembro se vuelve torpe y rígido en un individuo mayor de 55 años. A nivel celular, consiste en una disrupción de las señales neurotransmisoras de dopamina en los ganglios basales. Las neuronas dopaminérgicas de la sustancia nigra se ven francamente reducidas y ocupadas por inclusiones citoplásmicas, que conocemos como cuerpos de Lewy. Uno de cada ocho pacientes tiene un familiar afectado por Parkinson, y aunque se han descrito más de diez genes probables, sólo la alpha-synucleína es propia de formas heredadas del padecimiento. Esta proteína se acumula en los cuerpos de Lewy, como desecho tóxico, interfiriendo con el tráfico vesicular. Se considera, a partir de los estudios moleculares del grupo de la doctora Susan Lindquist (Instituto Whitehead, Cambridge), que podría estar implicada en la progresión del daño neuronal.

El dato clásico es un temblor fino que se hace patente cuando el paciente está en reposo o se dispone a caminar, habitualmente asimétrico. Debe distinguirse del temblor esencial, que suele afectar las dos manos, más evidente al sujetar una taza, por ejemplo, y acompañado de voz trémula o movimientos finos de la cabeza. La bradicinesia (lentitud de movimientos) es advertida por el enfermo al principio como una cierta debilidad muscular limitada a un brazo o a una pierna, con frecuencia acompañada de rigidez y quizá un poco de arrastre al caminar. La cara se vuelve poco expresiva, pero como se trata de un cambio gradual, el paciente y sus familiares no lo notan hasta que el médico les llama la atención al respecto. No es raro que se confunda al principio con un trastorno reumático u ortopédico, bajo la sombra de la negación y por la sutileza del cuadro neurodegenerativo en sus primeras etapas.

Pero, tarde o temprano, la sonrisa se pierde. El diagnóstico trae consigo una sensación de incapacidad progresiva, que se resiste al diagnóstico y al juicio de realidad. Además del criterio semiológico, en la actualidad se pueden visualizar las neuronas saturadas o desprovistas de dopamina mediante sus receptores usando SPECT, un método poco accesible en México. El buen clínico sabe distinguir la enfermedad y descartar causas medicamentosas de parkinsonismo, que pueden verse con el uso crónico de antipsicóticos, metoclopramida, flunarizina o cinarizina.

[2] http://viartis.net/parkinsons.disease/shaking.palsy.pdf

El tratamiento depende del momento y la intensidad de los síntomas. Por su naturaleza degenerativa, el Parkinson es una enfermedad que obliga al paciente a recorrer un largo trayecto, a veces plagado de incidentes y desconsuelos, con su neurólogo en el vagón delantero. Detrás vienen la familia, los amigos y los compañeros de trabajo, que atestiguan lentamente esa máscara poco empática que va reemplazando las facciones y la expresividad del paciente.

Diversos métodos quirúrgicos o de implantes celulares se han intentado con éxito variable, pero seguimos atenidos a los fármacos que intentan preservar o restituir la dopamina en el cerebro. Un estudio muy reciente (http://www.pnas.org/content/106/31/13010.full.pdf+html/) propone que se trata de una enfermedad transmisible, como las inducidas por priones (el caso de la enfermedad de Creutzfeldt-Jakob o de su contraparte en rumiantes, la llamada "enfermedad de las vacas locas"). Los autores se basan en un modelo de propagación por endocitosis de alpha-synucleína, que ocasiona muerte neuronal. Si esto se confirma, estamos ante la prodigiosa alternativa de inhibir esa sustancia tóxica y evitar el curso ominoso del padecimiento.

Don Parco me recuerda que su declive empezó cuando murió su hijo menor, hace seis años, en un trágico accidente. Ese día, el tiempo se detuvo y su rostro perdió el deseo de sonreír. Por supuesto, acepto su hipótesis: un dolor inefable que invade la memoria y la inteligencia debe llenar de toxinas el alma, encallar en la pulsión de muerte hasta desbordarse y hacernos perder la voluntad de disfrutar la vida.

Lo siniestro en el cuerpo

Los mitos griegos tienen la virtud de enseñarnos tanto la realidad como la fantasía como metáforas de nuestros temores y alcances. En ese tenor, han sido interpretados por el psicoanálisis contemporáneo con gran utilidad teórica. Recomiendo una lectura instructiva al respecto: *El héroe de las mil caras,* de Joseph Campbell, publicado por el Fondo de Cultura Económica.

Me parece que el mito de Perseo y Medusa tiene un atractivo psicológico especial. Hija de dioses marinos, Medusa era una ninfa de belleza deslumbrante, con cabello sedoso y voluptuosas formas. Alardeaba de ser más bella que la diosa Atenea y llevó su arrogancia al extremo de seducir a Neptuno. Ante la ofensa, Atenea la convierte en Gorgona, un ser espeluznante con serpientes por cabellos, capaz de petrificar con su mirada. Perseo, obligado a rescatar a su madre, enfrentó al monstruo desviando su mirada con el reflejo de su escudo para decapitarla. De la sangre de Medusa degollada surgió Pegaso, el caballo alado, para mistificar los sueños.

Podemos destacar varios elementos de esta escena mítica. Nos sugiere que la vanidad y el incesto se pagan con humillación. Que la belleza debe protegerse con cierta humildad y que sólo los anhelos altruistas (en lenguaje puritano, que subliman lo sexual) obtienen recompensa. Parecen decirnos también que el amor verdadero busca lo sublime, reafirmando la contrición y la lealtad. El castigo es perder la mirada, quedar anulado y petrificado ante el mundo, presa de la monstruosidad del deseo o de la perversión.

Con este preámbulo metafórico y aceptando, con quien lee estas líneas, que somos indisolublemente cuerpo y alma, entro en materia. Tres enfermedades que causan que nuestros órganos heridos se tornen fibrosos como piedra, son trastornos que conjugan lo genético, lo afectivo y lo ambiental en diversos grados para manifestarse.

1) Esclerodermia. Como su nombre lo indica, se trata de un endurecimiento (esclerosis) de la piel. Es una enfermedad compleja que combina fibrosis cutánea extensa, autoanticuerpos contra componentes nucleares en suero y cambios endoteliales, que afectan la circulación y la integridad vascular. La forma difusa y la forma limitada de compromiso cutáneo difieren en agresividad y, por ello, en pronóstico. Lo más determinante es que, al involucrar pulmones, riñones y vasos periféricos, tienden a causar daño cicatricial irreversible con falla ulterior de esos órganos, que es incompatible con la vida. Es una enfermedad autoinmune poco común, que afecta aproximadamente a 200 personas por cada millón, con predominio de cerca de diez mujeres por cada hombre. Los estudios genéticos para establecer una susceptibilidad específica han sido erráticos, así como la inferencia de que ciertos factores ambientales pueden producir formas clínicas similares a la esclerodermia (contacto con cloruro de vinilo, sílice, aceite tóxico de colza o síndrome carcinoide). Diversos factores oxidativos, proliferativos o angiogénicos se han asociado con la citopatología de esta enfermedad progresiva, cuyo común denominador es la activación de fibroblastos. El tratamiento que conjuga vasodilatadores con inmunomoduladores y fibrinolíticos suele ser frustrante en las formas generalizadas. Esperamos que a medida que el conocimiento del proceso vascular y cicatricial aumente, tengamos mejores opciones terapéuticas.

2) Calcinosis cutis. Este grupo de padecimientos raros consiste en la formación de depósitos de calcio bajo la dermis por causas tumorales, distróficas, por efecto de medicamentos o de causa desconocida. Fue descrito por el famoso médico alemán Rudolf Virchow en 1855 en pacientes con hiperparatiroidismo y falla renal. La forma mejor documentada es la presencia de depósitos distróficos de calcio como una manifestación anormal de algunas enfermedades inflamatorias o fibrosantes (dermatomiositis, esclerodermia generalizada, paniculitis, sarcoidosis, epiteliomas calcificantes y ciertos tipos de cáncer que producen alteraciones de la hormona paratiroidea). Lo fundamental, como se puede inferir, es encontrar la causa que subyace al depósito alterado de calcio bajo la piel. Poco se logra con la resección quirúrgica, más allá de cierta mejoría estética, y se han intentado diversos recursos farmacológicos, como los bifosfonatos, probenecid, warfarina o diltiazem, con éxito variable. Queda mucho por investigar en este campo y, desde luego, diseñar estrategias preventivas siempre que sea posible.

3) Osteopetrosis. Se trata de un síndrome peculiar que resulta de una falla molecular de los osteoclastos para reabsorber el hueso. Por lo tanto, se acumula hasta producir "rocas en la superficie ósea", como indica su nombre. Fue descrito en 1904 por el radiólogo alemán Heinrich Albers-Schönberg, y a veces se denomina a la osteopetrosis con este epónimo. Se han asociado más de 15 genes en la forma heredada autonómica o recesiva, que tienen que ver con la proliferación y el metabolismo de estas células remodeladoras de nuestra osamenta. La forma infantil es la más grave y entraña la ocupación de la médula ósea hasta producir pancitopenia, así como la osteomielitis del maxilar por compromiso de flujo sanguíneo. Algunos casos responden a transplante de médula ósea y al empleo paliativo de eritropoietina, pero su pronóstico aún es ominoso. En contraste, la osteopetrosis en adultos se diagnostica por las alteraciones radiológicas prototípicas de esclerosis y endosteosis en cráneo o pelvis, así como la elevación de enzimas derivadas de hueso (fosfatasa ácida e isoenzima BB de creatinfosfoquinasa). Termina por confirmarse con las mutaciones genéticas (LRP5 y CLCN7) que distinguen a los dos tipos clínicos principales. Su tratamiento ha sido un cúmulo de frustraciones: vitamina D, interferones y prednisona producen un alivio limitado y, ocasionalmente, previenen algunas fracturas.

La integración del sujeto se hace frente al espejo, bajo la mirada confirmatoria de la madre. Sólo entonces el cuerpo deja de ser un arquetipo para consolidarse en su representación imaginaria. Aquello que quedó excluido en lo simbólico gravitará como una daga inserta en la carne, más allá del horizonte perceptual, hurgando las entrañas para descomponerlas. En la mitología, la Medusa petrificante encarna lo siniestro, lo que no alcanza el lenguaje y nunca será representado. En efecto, muchos padecimientos inexplicables por la medicina contemporánea atestiguan lo psicosomático, donde la herencia y la fragilidad humana se entrelazan y se pierden.

El enfermo que va a morir

No hay médico que no haya visto morir a un paciente. Ni muerte ordinaria. Ni muerte intrascendente. Todo fallecimiento, por mucho disfraz clínico que se le imponga, evoca la propia fragilidad. Por eso resulta tan difícil afirmar preceptos, recomendar soluciones, ejercer el suicidio asistido o implorar penitencias. La muerte es la premisa más contundente y genuina de la vida, aunque se erige como lo inadmisible, lo ominoso, lo venerable.

En un sentido más práctico, la cercanía de la muerte es un marco de reflexión y oportunidades para entender y aliviar el sufrimiento humano. Los extremos de la vida editan lo más verdadero junto a lo más ingente de cada sujeto. Hace algunos años, el doctor Bill Nelems, cirujano oncólogo de la Universidad de Columbia Británica en Vancouver, hizo una observación tan fascinante como útil para los enfermos moribundos. Mediante numerosas entrevistas guiadas con un enfoque psicoterapéutico, descubrió que los enfermos con cáncer que van a morir tienen cinco preocupaciones fundamentales:

1) Su nutrición. Desde qué alimentos les permitirá ingerir su enfermedad fatal, hasta los sabores, los olores y los valores nutritivos que deben aprovechar antes de que llegue la hora de su deceso.

2) Su aspecto físico. ¿Qué deformidades causarán las cirugías paliativas, la quimioterapia o la radiación? ¿Cómo serán vistos por sus seres queridos? La mayoría coincide en que su imagen corporal está integrada a su sufrimiento.

3) Su legado. Si bien las preocupaciones pecuniarias y familiares ocupan una gran parte del pensamiento de los enfermos terminales, es ante todo la herencia afectiva lo que causa sus desvelos.

4) Su vida sexual. Por sorprendente que parezca, muchos pacientes debilitados por el cáncer buscan o recuerdan con melancolía su vitalidad erótica. La vida sin la efusión sensual se ve opacada rotundamente y ese valor trascendental que entraña la entrega amorosa nunca se pierde.

5) Las reacciones farmacológicas. Desde luego, más que el deceso mismo, lo que adolecemos de la muerte es el sufrimiento que la precede.

Dejar de existir es un lugar común, pero el displacer de vomitar, sentir dolor somático, demacrarse o expulsar fluidos tóxicos es intolerable en el registro imaginario, que domina nuestras vidas de principio a fin.

Con estos elementos hay mucho trabajo por hacer. Más que la complicidad o compasión que proponen algunas terapias tanatológicas, el enfermo terminal quiere la vida, eso que queda de ella, tan simple y llana como cuando mamá nos daba de comer, nos arropaba y nos enseñaba a amar con sus encantos.

Apéndice: Adagio para cuerdos

—Tengo miedo, doctor.

—¿Quiere hablar de eso, Samuel?

Asiente, cabizbajo. Al fin, levanta la cara y vuelve la mirada hacia mí, largamente. No hay nada suplicante en sus ojos, me parece que indaga, pondera la confianza.

—Cuando me diagnosticaron, entendí de inmediato que me aguardaba una ingrata travesía. Me imaginé como interlocutor de todos esos personajes ficticios, de película, que reciben una noticia ominosa, y me reí un poco de mí mismo, de mi sentido de tragedia. Acepté de buen grado la cirugía, lo desagradable de saberme solo ante mi pronóstico; incluso las complicaciones las tomé con cierto estoicismo. No estoy hecho para la compasión, doctor.

—Hmmm —me atrevo a musitar.

—Pero cuando el oncólogo habló de metástasis, algo más que el frío de su certeza recorrió mi cuerpo. Despertaba en las noches sintiendo cómo me hurgaban las piernas o se ceñían las células a mis vértebras como cangrejos voraces. Imaginaba mi cuerpo perforado: primero los pulmones, secuestrando el aliento; después el hígado, macerado en su hedor y su descomposición progresiva; después el cerebro, hasta perder la razón, o la vista, o el sueño para siempre...

Con timidez, me incorporo y aguzo la vista, en un vano intento de replicar en silencio, o solidarizarme. Me observa un tanto extrañado, y continúa:

—No me atrevía a hablarlo, ni conmigo mismo. Me quedé estupefacto ante la candidez con la que mi médico revisaba la tomografía frente a mí, señalando con precisión cada lugar donde se había detectado un implante maligno, o se había esfumado otro por efecto de la nauseabunda quimioterapia. Supongo que lo hacía para convocarme, para hacerme partícipe, pero yo sentía que me cercenaba, que me restaba en pedazos...

—¿Por qué no lo detuvo? —inquiero, sorprendido del tono de mi voz.

—Tal vez la muerte —es decir, la anulación— es la misma, sin importar el sendero por el cual se accede a ella, doctor. Lo fascinante y lo siniestro es el cómo, es la envergadura del sufrimiento: la fabricación del desmoronamiento personal.

En ese momento irrumpe una enfermera en la habitación. Le espeto mi incomodidad, pero al ver que prosigue en sus labores sin apenas perturbarse, me contengo. Abre las cortinas y deja entrar una luz otoñal, acaso tímida, que transfigura las facciones de Samuel. Lo descubro abotagado, con una rubicundez malsana por efecto de la cortisona; como si en lugar de reflejar la escasa luminosidad del día, su piel la absorbiera y la apagara.

—Hace meses que dejé de recalar en mis recuerdos, doctor. Acepto las visitas con humildad, porque nunca supe expresarme sin ambigüedades, y nunca es tarde para aprender, como dicen... ¡humpfff! —hace una mueca de dolor mientras la enfermera recoloca el suero, y le sonríe.

—En la orilla de la vida, comprendes que ya no eres el dueño de tu existencia, que la subjetividad es una ilusión; que finalmente tus fantasmas han ganado la batalla y te someten, resquebrajando tu ritmo individual. Delante queda la anulación, la nada, y no hay tiempo para conmiseraciones. Prefiero pensar que somos más carne y sangre de lo que asumimos, y reconocerme en el recuerdo de la tensión sexual, del llanto desesperado o de la pesadumbre total, que en la mediocridad o en la agonía. He aprendido que este desenlace es lo más inmanente de mi historia. No por ineludible, doctor, eso es apenas un lugar común. Fui prisionero de mi veleidad y de mi ambición, como tantos otros a los que desprecié. Hoy me queda este cuerpo, con sus dolores, agudos o atenuados; el temor como un curioso palpitar, y la espera… privado de cualquier introspección metafísica. Soy por fin carne, doctor, carne y hambre satisfecha, en su expresión más acabada.

Al decir esto, Samuel se ríe de su inesperada analogía. No sé bien si hacer eco de su risa, pero asiento complaciente. Ahora quien entra es el camillero, sin tocar. Ambos nos sobresaltamos, pero yo apuro el resto del pan y la media taza de café frío, mientras me desplazo con dificultad hacia el borde de la cama.

—Ya es hora, mi doc, lo esperan en Radioterapia —me dice el hombre de blanco, tratando de sonar amable.

Mi torpeza me avergüenza. Levanto el muñón —que desprecio por su obvia deformidad, por su miseria— y me apoyo en la otra pierna, rozándome las nalgas desnudas para salvar la brecha hasta la camilla.

—No tenga miedo, doctor —alcanzo a escuchar desde la habitación abierta, mientras sigo el reflejo intermitente de las lámparas que techan este abismal pasillo.

Decesos evitables

Cada año mueren diez y medio millones de niños en los países en desarrollo, casi la mitad al cabo de pocas semanas de nacidos. Muchas de estas muertes pasan inadvertidas; son el precio de la pobreza y el abandono sanitario. Como puede imaginarse, los países del Tercer Mundo acopian 98 por ciento de estas muertes, en buena medida evitables.

La mayor incidencia ocurre en África septentrional, seguida de Asia y América Latina. En algunos países, casi 10 por ciento de los niños no sobrevive el primer mes de vida. Los fallecimientos neonatales son resultado de complicaciones del embarazo, asfixia o trauma durante el parto, que a veces rebasan las capacidades obstétricas. Pero, lamentablemente, muchos bebés mueren por infecciones o malformaciones que no fueron detectadas *en el útero*, además de factores concurrentes como la desnutrición materna o ciertas enfermedades venéreas que nunca fueron diagnosticadas.

En cierto modo, las auténticas causas de fatalidad neonatal son complicaciones obstétricas mal atendidas, ausencia de cuidados pediátricos, así como malos hábitos ginecológicos: desechar el calostro, cortar o limpiar el cordón umbilical con instrumentos no esterilizados, y falta de recursos adecuados para mantener al recién nacido a buena temperatura. Para dar una idea de los riesgos: una mujer con preeclampsia grave tiene un riesgo de 0.5 por ciento para morir de sus complicaciones hematológicas o cardiovasculares. Pero su bebé acumula un riesgo de muerte perinatal de ¡13 por ciento! Si la toxemia gravídica no se trata oportunamente y evoluciona a eclampsia, la incidencia de muerte aumenta a 5 por ciento en la mamá y a 28 por ciento en su pequeño hijo. De esa magnitud es la fragilidad humana.

Un estudio reciente demuestra que más de la cuarta parte de las mujeres embarazadas en Estados Unidos están infectadas con herpes virus tipo 1 o tipo 2. Es decir, que una consecuencia grave de la epidemia de herpes es el daño que acarrea a los recién nacidos. Reduce la tasa de nacimiento en 60 por ciento si no se trata, y aun con dosis altas intravenosas de Aciclovir causa graves secuelas en los bebés. Su incidencia es comparable a la infección neonatal por VIH y supera la toxoplasmosis, la sífilis y la gonorrea juntas en los países desarrollados (del orden de 60 casos por cada cien mil nacidos vivos). Lo más grave es que no hay datos confiables en el Tercer Mundo.

La infección congénita por herpes virus es rara y provoca microcefalia, coriorretinitis o hidrocefalia, aunadas a otras anormalidades del desarrollo. Pero la forma posnatal, adquirida durante el paso por el canal de parto, cuando la vagina o la vulva están infectadas, es causa de infecciones vesiculares en boca, nariz, ojos y piel (45% de los casos). O bien, puede ocasionar manifestaciones tan graves como encefalitis (30%) que, cuando se trata de herpes tipo 2, deja secuelas como ceguera, retardo mental o epilepsia. La forma diseminada, la más grave (ocurre en 25% de los afectados), invade pulmones, hígado y cerebro con profusión de viriones, como si fuera una septicemia. Uno de cada tres bebés que la padecen muere a pesar del tratamiento oportuno.[3]

La mayoría de las infecciones neonatales se adquieren durante el paso del bebé por el canal del parto. De ahí la relevancia de hacer ensayos diagnósticos oportunos en madres con conductas sexuales de riesgo. El cuello uterino es un sitio inmunológicamente activo, capaz de liberar cantidades de partículas infecciosas desde su epitelio, cuando está infectado. Hoy disponemos de pruebas rápidas mediante reacción de polimerasa en cadena (PCR), que facilitan el diagnóstico y previenen estos lamentables y previsibles contagios.

Como señala Bill Gates en su reporte de 2009, pese al número decreciente de muertes infantiles en el Tercer Mundo, los decesos evitables todavía exceden diez millones de niños anualmente. Casi la mitad de estas muertes son resultado de infecciones respiratorias, diarreas complicadas y paludismo. Todas ellas enfermedades que no se presentan en países desarrollados, o bien que no tienen más consecuencias que un retraso escolar pasajero y una visita al pediatra. Esa es la dimensión de la injusticia que padecemos en el mundo: quien nace sin recursos, enfrentará la violencia de la enfermedad y la barbarie toda su vida, siempre y cuando rebase la adolescencia.

Cuando un bebé fallece —por desatención, desnutrición o descuido—, una estirpe entera muere con él. La madre se desmorona emocionalmente y carga con el duelo en el nombre o la imagen de otros hijos

[3] http://content.nejm.org/cgi/content-nw/full/361/14/1376/F1 que detalla la forma de adquirir esta temible enfermedad.

por venir. El padre se anega de culpa, las más de las veces en silencio, como si su alma se rasgara las vestiduras sin cesar por esa muerte inexplicable. Toda una familia se colapsa con el accidente y no hay espacio psíquico que resane la herida. Podrán llegar más hijos, cargados de sonrisas y esperanza, pero la muerte seguirá burlándose de tal ingenuidad y lo trivial de cada negación: un espectro asomando su sombra en la pulsión de destrucción que se ha quedado dentro.[4]

[4] Veánse también Centers for Disease Control and Prevention, *Genital herpes: CDC fact sheet*, 2007 (http://www.cdc.gov/std/herpes/STDFact-herpes.htm). *Preventing childhood deaths:* http://www.dcsf.gov.uk/research/data/uploadfiles/DCSF-RR036.pdf. Bill y Melinda Gates Foundation, *Informe anual 2009*, página 2: http://www.gatesfoundation.org/annual-letter/Pages/2009-preventing-childhood-deaths.aspx

Afectos y desafectos

Una parte medular de este libro es lo amoroso. Debe entenderse que todo encuentro con un enfermo tiene, por supuesto, una dimensión emocional que lo ocupa y lo determina. "Espero que me alivie", decimos, asumiendo que convocamos un poder carismático y patriarcal irrefutable. La relación clínica reviste así una intimidad que exige carácter asistencial por encima de los vínculos habituales. No debiera contaminarse con las necesidades del médico, porque en su artilugio de proveedor y supuesto conocedor esperaríamos una atención refinada y opaca hacia nuestras debilidades. En la práctica esto no es más que fantasía. El doctor pone en juego su deseo inconsciente, matizado por la invitación que hace el paciente, y desde ahí, el arte de curar transita en un terreno endeble, a veces ambiguo y otras veces eficiente en sus respuestas.

Nunca nos educaron para amar, lo aprendimos en el concierto de las introyecciones más tempranas, coludidos con nuestro egoísmo y nuestra rabia. De modo que curar obliga a la curiosidad y a la destreza tanto como a la humildad, porque evitar el dolor es un prodigio cuando tiene sentido, y sólo cuando devuelve al sujeto su libertad y su elección sin condiciones.

El peso de la ansiedad

Mientras escribo esto, puedo pensar en el cúmulo de tareas que a la vez pospongo. El teléfono colgado yace frente a mí, inerte; la puerta cerrada parece alejarme del mundo; pero veo venir una avalancha de compromisos y encargos pendientes que me apremian, que me llaman sin cesar...

La vida cotidiana sujeta a plazos perentorios, que exigen respuestas con urgencia. Hemos abjurado del tiempo para escuchar, para sopesar las palabras, para detenernos en la mirada del otro, para apreciar los detalles, los pliegues, los artilugios, la tonalidad o el brillo oscilante. Impelidos por nuestros "quehaceres y deberes", pasamos por alto el momento y la compañía. Apuramos el paso, el desayuno, la conversación, el baño, el pensamiento.

La comunicación visual y escrita, que antaño obligaba a una cierta espera, que nos preparaba para la noticia y quizá nos permitía saborearla en ese hiato de anticipación, se ha perdido. Internet, extraordinaria herramienta informativa, nos ha robado la cadencia. El celular, ese medio omnipresente que está en la mano de todos y de nadie, se ha adueñado de nuestra convivencia. La televisión nos duerme con su resplandor ubicuo, y nos despierta, nos acompaña para cenar o en los espacios públicos, corrompiendo la espera. Hablamos poco, nos miramos menos y nos tocamos sin sentirnos.

"Me urge", "te marco enseguida", "mándamelo de inmediato"... son frases que refrendan esa negación para vivir a destiempo. Lo trágico es que, al aceptar esta condición de esclavos de lo inaplazable, hemos cedido nuestro espacio psíquico a la impulsividad y al desenfreno. Ahogarse en el trabajo, comer con glotonería, beber sin reservas, ejercitarse obsesivamente, doparse hasta la abulia. Optamos por lo inmediato, preferimos lo estridente y lo que rasga la superficie, aquello que brinda goce y no placer. Es preferible tomar psicofármacos, aunque nos anestesien el ánimo, a tramitar el dolor y la incertidumbre con un psicoanalista en un viaje improbable y azaroso: Sísifo a cambio de Ulises, ¡qué pobre negociación!

En la consulta de primer contacto se ven cada día más enfermos del alma que individuos afectados orgánicamente. No debe sorprendernos: el frenesí de las ciudades contemporáneas obliga a acelerar sin saber por qué, ganar la carrera sin meta alguna, disputar cada espacio, cada brecha. Ante tal situación generalizada, la ansiedad, la depresión y la paranoia encuentran terreno fértil. Como muestran numerosas estadísticas, su incidencia ha aumentado desmesuradamente en las comunidades urbanas (sugiero consultar estas evidencias en http://www.nimh.nih.gov/health/topics/statistics/index.shtml).

Podemos inferir que la falta de apego y de paciencia —que, por cierto, revelan la incapacidad de tolerarse a sí mismo—, se erigen como malestares psíquicos o somáticos, de acuerdo con la tramitación individual que cada uno damos a nuestras tempestades. Los pacientes acuden desconsolados, irritados, afligidos por un semejante que no los contiene o que los rechaza. Describen escenarios comunes: trastornos del afecto, entrega ciega al trabajo, sensación de cuerpo extraño, descargas autonómicas (palpitaciones, colon irritable, sudoración, mareos intermitentes, hormigueos) y, sobre todo, una ostensible infelicidad. A veces la falta de sueño domina el relato. La ausencia de sueños, corrijo. Otras veces los asalta el enigma sintomático de una voz que resuena incesante en la carne o en la mente: contracturas sin explicación mecánica, sensación de vacío, comezón o dolor en una víscera imaginada, etc. No es que no exista el padecimiento, como algunos médicos sin empatía suelen acusar, es que se ubica en el territorio de lo imaginario, en la representación psíquica del cuerpo, y no en un reducto anatómico. Pero igual se sufre.

Para entenderlo, propongo esta reflexión: nacemos equipados con un aparato neurosensorial muy fino, que nos permite recoger las señales internas y externas (hambre, frío, peligro) y traducirlas como impulsos depositados en el cuerpo. Quizá no sabemos quiénes somos, dónde nos ubicamos respecto de mamá y su nutritivo pecho, pero sentimos, padecemos y calmamos nuestro displacer con caricias, entonaciones de voz o reposo. Conforme adquirimos conciencia —precaria, por supuesto— de nuestras fronteras corporales, el acervo de memoria recoge todos estos estímulos ligados a lo somático en forma de representaciones psíquicas. Es decir, una caricia evocará placer y tranquilidad, un cambio brusco de posición o de temperatura despertará el recuerdo de disgusto, y así sucesivamente. A medida que refinamos estas huellas imaginarias, con la madurez del sistema nervioso central, se discierne lo propio de lo extraño, pero quedan algunas líneas confusas, que no se delimitaron con precisión.

Esos restos que no se tramitaron en su oportunidad, que se ligaron con un afecto alterado, que no se aplacaron debidamente, se quedan como huecos que llenarán otras instancias de la vida cuando el sujeto se sienta amenazado. Serán como el reflejo deforme de una invalidez pasada, y ahora proyectada en el mundo, o bien como la sensación devuelta de algo siniestro que nunca se entendió. Por eso nos desconciertan. No tienen concordancia con la realidad como tal, no resultan de un evento traumático específico, no son la consecuencia de algo concreto. Surgen de adentro, de lo recóndito, como fantasmas que ululan en nuestras acciones o pensamientos, que nos aprietan la barriga o nos estiran el cuello.

El cuerpo se queja de manera muda, con palabras no formuladas pero sin duda elocuentes, respondiendo al conflicto que se verifica en sus entrañas.

¿Por qué los médicos hemos dejado de escuchar? ¿Será que nos asusta el eco de esos gritos encarnados? Es probable, porque se trata de lo inefable, lo que nos remite a la indefensión originaria, cuando sólo la ternura de mamá los acallaba.

La rabia humana

Un día festivo, hace unos treinta años, murió una joven mujer presa de meningitis rábica. La recuerdo aullando en su agonía, ante mi impotencia como médico recién graduado. Esa misma tarde, el examen microscópico de su cerebro mostró los distintivos cuerpos de Negri, inclusiones citoplásmicas típicas de esta enfermedad. No he vuelto a ver un caso de hidrofobia desde entonces, y la rabia humana pasó a ser una categoría metapsicológica.

La ira, el enojo, la cólera. Los diccionarios la definen como "una intensa pasión o sentimiento de disgusto, resuelto en antagonismo y nutrido de sensación de agravio o de insulto". En los textos aristotélicos se menciona el οργή, una expresión emocional destructiva, que intenta deshacerse de lo nocivo. Por eso, a la ira "la acompaña cierto goce, porque se pasa el tiempo vengándose con el pensamiento, y la imaginación que acude entonces causa placer, como la de los sueños".[1] Entendida así, la rabia disipa el temor y reafirma al sujeto para apartarlo de las injurias que amenazan su integridad afectiva. Es un sentimiento de aversión que protege la vulnerabilidad de nuestro psiquismo.

Somos sujetos del lenguaje. Mediante la palabra nos hacemos presentes en el mundo de los semejantes. Imploramos, negamos, elegimos, rechazamos. Sólo como sujetos hablantes desciframos significados y, desde pequeños, planteamos nuestras demandas perentorias con el llanto, que después, fruto de la experiencia y el fracaso, exige ser verbalizado. Así, la convención del diálogo transforma la perentoriedad de nuestros actos en súplicas o imposiciones, según el caso. Se puede decir que modula la violencia del impulso y lo vierte en fonemas que buscan la respuesta en el otro. El tono de voz, el ritmo y la elocuencia del discurso derivan de esa interacción que interpela, que rasga el horizonte de lo ajeno para devolver lo propio.

Nuestro impulso natural es descargar las emociones, y se modula mediante el trabajo psíquico de representar y ligar aquellas representaciones que excitan nuestra experiencia con afectos, atenuando la dinámica de acción-reacción. En la medida en que privilegiamos la significación de las vivencias, les damos relevancia a la cualidad y al modo de enlace de estas representaciones para regular nuestras descargas afectivas: reprimimos nuestros berrinches, pedimos las cosas por favor, sonreímos para obtener una gratificación, etc. La fuerza del entorno cultural, validada en lo edí-

[1] Aristóteles, *Retórica,* Madrid, Gredos, 2008, p. 96.

pico y lo superyoico, tiene injerencia en nuestros deseos. Nada será igual en adelante, incluso el coraje tenderá a verificarse.

Por eso, todo malestar mental implica una enajenación del sujeto, un modo de extrañarse o sustraerse de la realidad, que se advierte como inaceptable. Cuando abandonamos de bebés la satisfacción plena, al servicio del placer puro, cedimos la confiabilidad a lo que percibimos y cotejamos en atención al otro. Aprendimos a explorar periódicamente las similitudes y disonancias externas, instituyendo a la memoria como sistema de registro y confirmación. Nuestros impulsos, otrora dirigidos a nuestro cuerpo como investidura de afectos autoeróticos, se subordinaron a modificar la realidad con arreglo a fines específicos, lo que equivale a mudarnos en acciones: llorar para obtener la leche nutricia, iluminar el rostro para reclamar la mirada de mamá, y así sucesivamente.

Conforme maduramos, discernimos que el ejercicio de pensar pone en suspenso nuestras acciones, y que la reflexión pensante denota propiedades que permiten soportar la tensión del estímulo que quiere descargarse. Un ejemplo: "Me puede gustar mucho un chico de la escuela, pero me detengo a seducirlo con palabras o insinuaciones, que iré graduando en proporción a su respuesta empática. Si me lanzo de golpe, de seguro lo asusto y lo pierdo".

Cabe preguntarnos: ¿qué es de la rabia que surge como respuesta a la agresión? La agresión deliberada castra, desintegra, contiene todo el bagaje de la pulsión de muerte. La rabia puede ser una réplica a la motivación frustrada, sea que se ponga en entredicho la seguridad personal o alguna otra necesidad básica. La respuesta adopta así la forma de rechazo, defensa o agresión conmensurable. Nos impacta como la emergencia de un impulso endógeno que se configura como disociación o tensión displacentera. En ese sentido, todo instinto es una pieza dislocada de actividad que intenta ser expulsada hacia la alteridad. Incluso, la abstención y el silencio pueden suscribirse como expresiones de cólera.

Lo habitual, no obstante, es que la rabia desborde. Atrapa al sujeto por los hombros y lo sacude, lo secuestra, lo toma por asalto y le arrebata la razón y la mesura. Nubla con su vendaval oscuro toda perspectiva, inunda el afecto y subvierte las palabras en injurias o reproches. La ira tensa los músculos, irrumpe en el cuerpo. De modo que otorga una fuerza inusitada a quien la padece, una rudeza que suplanta la fragilidad que le sirve de manantial. De ahí la fatiga que sigue a un ataque de cólera: los neurotransmisores exigen tanto de los tejidos, disparan a la vez tantas hormonas y catecolaminas, que se requiere un periodo de latencia para volver a la carga. Lo no hablado irrita, enciende, penetra los órganos y los inflama hasta saturarlos. Su descarga se torna imperiosa: la agresión domina y predomina. ¡Imaginen cuántos procesos psicosomáticos pueden resignificarse bajo este enfoque!

Un estudio reciente, dirigido por el Centro de Psicología Evolucionista de la Universidad de California, discute nuestra ira acudiendo a un modelo operacional. Con el rimbombante título de *Formidability and the Logic of Human Anger,* los autores proponen que los hombres somos menos deliberativos que las mujeres y que por género triunfan quienes imponen sus criterios o seducen con los posibles beneficios de su oferta. Puede verse en este enlace electrónico, porque supone un cierto avance ante la precariedad conceptual que yace detrás de las imágenes sofisticadas del PET funcional en estados de rabia: http://www.pnas.org/content/106/35/15073.full.pdf.

Desde Aquiles, que desató su cólera contra Agamenón por deshonrarlo, como muestra la pintura de Giovanni Battista Tiepolo (1757), los seres humanos nos hemos preguntado qué pasiones arrebatan nuestro corazón más allá de lo puramente instintivo. Nada como el amor, dirán los filósofos, porque se aprende después de que el odio ha poblado de sobra el inconsciente.

POSDATA: pero el coraje también es una fuerza edificante, como decía Emile Cioran: "Sin embargo, tú sigue tu camino y, como sol escéptico, ilumínalo con los rayos de tu cólera pensadora".[2]

DESCIFRANDO EL COMPLEJO DE DIOS

Inmersos en un arquetipo social que fomenta el individualismo y la ganancia a toda costa, no debiera sorprendernos que las figuras idealizadas sean megalómanos indiferentes a las necesidades de su comunidad. El reciente alud económico que motivó el empobrecimiento y el endeudamiento de millones de personas en todo el mundo apenas sacudió las arcas llenas de una élite a la que permitimos enriquecerse durante décadas sin control. Los banqueros de Northern Rock o Lehman Brothers, los ejecutivos de Enron y AIG, los truhanes a la Bernie Madoff se mofan —como antes y después de la catástrofe financiera— del destino de los mortales, obligados a vender nuestro esfuerzo en el mercado capitalista.

Con frecuencia y poco concierto denominamos a estas personalida-

[2] Emile M. Cioran, *Ejercicios negativos,* Madrid, Taurus, 2007.

des sociopáticas "narcisistas", haciendo eco del término que acuñó hace más de cien años el doctor Havelock Ellis y que el psiquiatra Otto Kernberg popularizó con su descripción clínica del trastorno narcisista de la personalidad, tan discutido entre los profesionales de la salud mental.

Se dice narcisista de quien reúne paradójicamente una exagerada necesidad de atención combinada con un sentido de grandiosidad. El sujeto en cuestión tiene, como Narciso despreciando a Eco, una marcada arrogancia, una indiferencia hacia los demás y una autoestima sobredimensionada ante el espejo ajeno. Pero debajo de esa fachada frágil, yace un niño-adulto con una intensa envidia hacia todo lo que se antoja valioso e inasequible del mundo. Sin entrar en detalle, podemos suponer que en el desarrollo de un individuo así de vulnerable y engreído están uno o dos padres manipuladores que usaron la imagen del hijo como palanca en su propia vida emocional, abusando de esa criatura como si fuese su trofeo de presentación ante la sociedad. El sujeto crece entonces con una impresión deforme de su yo, claudicante y falaz, que tiene que inflar constantemente para no desmoronarse ante los otros.

En un ensayo fechado en 1914,[3] Sigmund Freud nos ilumina sobre los senderos que conducen a este ahogo en el pozo imaginario. Para cualquier propósito clínico, Freud hace una tajante distinción: existe un narcisismo de origen, esencial a todo ser humano, y un narcisismo secundario, que adviene como complejo sintomático tras el repliegue del deseo. Del primero nos aclara que tendemos a presuponer que existe una unidad yoica en el individuo desde el principio. Pues no; el Yo debe desarrollarse a expensas de recomponer los impulsos autoeróticos. Otros autores han precisado que el Yo surge de la fragmentación original, como una integración a partir del espejo, bajo la mirada rectificadora del otro (que casi siempre es la madre). Sin esa mirada que confirma la subjetividad, no son concebibles la identificación, la personalidad o el destino. O sea que hablar así, en abstracto, de narcisismo, es referirse a todos y a ninguno.

Zanjado lo anterior, concentrémonos en el narcisismo secundario, fuente de conflicto y, cuando apura el trago, causante de una patología difícil de encuadrar o de tratar. Si la megalomanía primigenia se desvanece bajo el fardo de la represión, auspiciada por constricciones éticas y sociales, ¿de dónde emerge ese producto desconsiderado que pulula por los escenarios del mundo del deporte, del poder o de la farándula?

[3] Sigmund Freud, *On Narcissism: An Introduction,* Standard Edition, vol. XIV, pp. 69-102, Londres, Vintage/The Hogarth Press, 2001 [1914].

En el registro inconsciente, a cambio de aceptar el yugo moral, se forma un ideal del Yo que reemplaza al amor propio, desestimado con la maduración. Este ideal del Yo exige ser visto, tomado en cuenta, y se nutre de todo aquello sometido que se anheló sin recompensa. De ahí la envidia, la fragilidad y la voracidad propias de los hombres y mujeres esclavizados por su narcisismo. Esos rasgos de carácter —a veces inamovibles— que no encontraron reflejo en la mirada y mendigan afecto en su carencia, como vasallos del respeto de los otros. Tan preciada es su veneración como su odio, pero nunca son indiferentes; eso sería el vacío oceánico, donde sólo resta ahogarse y morir de soledad, de desamparo.

Los vemos vanagloriarse y envanecerse a costa de los demás, siempre atentos a la imagen pública, al deseo manifiesto de algún otro, presas de lo superfluo y lo volátil. Parece que viven para el dinero y el culto, que se indignan cuando son pasados por alto. Son quienes hacen referencia invariablemente a su historia, a su forma de pensar o a sus recursos, como si fueran únicos. Se pavonean con orgullo que arrebatan y aplastan cuando caminan o simulan querer a otros. Son los artífices de lo banal y lo efímero. Todo lo que se desvanece en el aire, como su egolatría y su heráldica; siempre en busca del tiempo perdido.

Retomando el texto de Freud, podemos afirmar que estar enamorado consiste en desplazar parte de ese amor propio hacia la persona amada. Eso redunda en levantar la cortina de represión y soltar las riendas del erotismo. "El enamoramiento hace del objeto sexual un ideal sexual, [...] todo aquello que llena esa condición infantil para amar, se idealiza".[4] Es decir que amar equivale a despojarse, a ceder lo más preciado de uno mismo, en aras de alimentar ese ideal.

Ocasionalmente los individuos narcisistas se dan cuenta, cuando tropiezan, de que son un fraude. Entonces, recelosos, piden ayuda. Vale decir que ninguna terapia convencional puede resquebrajar esa coraza de superioridad que encubre a su Yo devaluado e insaciable. El tratamiento del carácter narcisista es un largo empeño que comienza con la desmitificación del ideal y quizá, con trabajo arduo, termina con el arropamiento del niño desvalido que se oculta al fondo. Acaso entonces descubrimos al sujeto desnudo, que pide que lo miren, que le restituyan ese amor tan enigmático que nunca supo si era cierto.

---

[4] Ibid., p.100.

Cuando el barco se hunde

Bonifacio acude a su cita esta tarde sin poder contener el llanto. Relata una sucesión de síntomas neurológicos que resulta difícil conciliar con nociones fisiológicas o estructuras anatómicas. Lo han tratado "de todo y con todo", me dice. Pero sus molestias emergen cada día con intensidad variable y hacen de su vida una miseria. Lo más llamativo de su narración es que no cesa, pasa de una afección a otra y me inquiere sin esperar respuesta. Al escucharlo, me parece estar ante un niño hambriento y por momentos pierdo la noción de que tiene 45 años, dos hijos y una empresa exitosa.

El humor negro, el sol opaco, la sombra que avasalla al Yo… descripciones de un reducto psíquico que no encuentra correlato en nada ni nadie, que se empantana en su dolor y en su reclamo. La depresión, unipolar, con ansiedad, bipolar, o con síntomas somáticos, es un padecimiento cada vez más común y que acarrea demasiadas pérdidas humanas. Con frecuencia, se suele atribuir a "estresores" inmediatos como decesos, despidos o catástrofes financieras, pero la experiencia clínica demuestra que éstos no son la mayoría de los casos, ni los más graves.

En la práctica, la depresión casi siempre se acompaña de angustia, trastornos de personalidad o abuso de sustancias. Algunas estadísticas dan cuenta del problema: *1)* en un año cualquiera, 5 por ciento de los adultos mayores de 25 años sufrirá depresión; *2)* esta prevalencia aumenta a 15 por ciento (uno de cada ocho adultos) en cualquier comunidad industrializada, con un riesgo de suicidio de 2 por ciento; *3)* los episodios de depresión duran en promedio de tres a cuatro meses, pero la recurrencia es de 40 por ciento en un lapso de 12 meses, con o sin tratamiento farmacológico. *4)* el tratamiento convencional ayuda a la mitad de los enfermos, y uno de cada tres responde al placebo; *5)* la depresión es un factor de riesgo para morir de cualquier causa, como sugiere este artículo de la Clínica Mayo.[5]

Muchos psiquiatras se basan en su experiencia o en escalas que aglutinan diferentes síntomas para clasificar a los pacientes deprimidos o para poner distancia afectiva ante su presencia amenazante. El problema con estos métodos es que uniforman a quienes sufren de depresión y se escudan en intervenciones armadas (encuestas, psicofármacos o autoevaluaciones) que poco tienen que ver con la experiencia psíquica del sujeto. ¿Es igual un paciente que tiene constantes ideaciones suicidas a otro que

[5] http://www.psychosomaticmedicine.org/cgi/content/abstract/71/5/491.

siente que se le deforma el rostro o se le pudren los órganos? ¿Se parece la depresión de una mujer que sufrió abuso de niña a la de quien fue violada en un secuestro?

Podemos decir, sin generalizar, que la depresión tiene características psicodinámicas discernibles en la mayoría de los pacientes, así como peculiaridades que emanan de la historia de cada sujeto que la padece. Veamos:

1) Lo más evidente es una inusitada perturbación de la autoestima, como si la persona hubiera perdido el respeto por sí misma (aunque lo cierto es que reprocha aquello otrora amado que se sumergió en las profundidades), aunada a un desprecio por la vida.

2) El paciente se vive dividido. Su juicio crítico aplasta la parte que sigue ligada a sus recuerdos y fantasmas, sin darle tregua. Pero lo dramático de este martirio es que se goza, con un impulso análogo al del adicto, ávido de temeridad para llevarlo al límite.

3) Aquello que se perdió se experimenta inconscientemente como irreemplazable, al grado de que el reflejo en el fondo del pozo se asimila como propio. Dicho de otra manera, si se trata de un órgano (tras una histerectomía, por ejemplo), toda la sexualidad, toda la valía personal se queda atrapada en tal mutilación. Si se trata de una persona (un divorcio es el caso habitual), la vida futura se ve hipotecada en función de esa persona como si fuera la única balsa en medio de la tormenta de afectos.

4) Algo fundamental, trágicamente regresivo, se yergue en la melancolía. A diferencia del duelo normal, aquí se trata de uno mismo, no del otro; es del orden de lo íntimo, de lo que invertimos creyendo que amar es socorrer las propias demandas, sin entregarse, sin abandonarse acaso. Por eso se clama y se reclama con apetito desmedido: no hay palabra ni fármaco que sacie tal avidez. Se ha empobrecido el alma, que se creía indómita, y todo se lo traga en su desmedida oquedad.

5) En la práctica, el quebranto es tan esencial, que el enfermo no sabe lo que ha perdido. Un vacío en la economía psíquica que se comporta como una herida abierta, atrayendo hacia sí toda la energía de que dispone el sujeto, empobreciendo su pensamiento y su deseo hasta derruirlos.

A partir de estos trazos comunes, podemos deducir muchos de los síntomas peculiares que asoman en la historia personal: un individuo que ha basado su autoestima en su apariencia física, depositará en el cuerpo sobajado sus quejas (sudores, pulsaciones, defectos y desperfectos); alguien que se consideraba imbatible, le reprochará con paranoia al mundo su desgracia; un hombre que sufrió carencias en la infancia, maltratará a los otros hasta quedarse solo y repetir su estigma. En fin, imaginemos desenlaces análogos en cada caso.

El sollozo de Bonifacio no responde al tratamiento (SSRI, TCA, SNRI, MAOI e incluso antipsicóticos atípicos), sólo se ahoga, irremediablemente. Como un náufrago agotado, llega a la orilla para dejarse arrastrar de nuevo en la resaca de su angustia. Su queja evoca la indefensión y, en ese sentido, hay algo de gozoso, que no de placentero, en su prédica. Además, como todo paciente deprimido, es hipersensible a la arrogancia, al desdén y, ante todo, al rechazo. De inmediato se sumerge en un caparazón defensivo, agazapado y reticente a toda intención de ayuda.

Las técnicas no sirven. Breves, PeNeLes, gestálticas, ontogenéticas, corporales, cognitivas, hipnóticas, conductuales; todas caen en ese vórtice sin rumbo de su desamparo. El paciente me mira, inquisitivo... nos miramos; ambos hemos extraviado la brújula, y tiritamos esta noche, un poco de miedo, otro poco de alivio.

Por experiencia, sólo el vínculo terapéutico cura, mediado por la escucha, sin prejuicios, sin esquemas. Se accede así primero, sutilmente, venciendo obstáculos que se multiplican, al bastión de reproches del enfermo; para después contener, y tal vez reverberar, en una suerte de abrazo metafórico, que restaura la otredad y la ternura.[6]

Violencia en las aulas

En los albores de la subjetividad, cada persona tiene que dirimir su postura frente a la realidad. Imaginemos por un momento la dificultad innata que enfrenta un bebé para discernir si el pecho de mamá es suyo o sólo se lo prestan. ¿Es bueno si satisface y malo cuando se retrae? Este proceso dialéctico, que se verifica en una multitud de percepciones desde la más tierna infancia, constituye el psiquismo, nuestra integridad mental.

Para entenderlo, Sigmund Freud hizo una aportación teórica muy pertinente en su trabajo "La negación".[7] Propuso que los seres humanos, aun antes de constituirnos como sujetos, matizamos la realidad mediante dos posiciones: el juicio de atribución y el juicio de existencia. Con el primero, dilucidamos si una cualidad pertenece a alguna cosa en nuestro entorno y la consideramos buena o mala en la medida en que nos cause placer o displacer. El juicio de existencia, que en cierto modo comple-

[6] Veánse Roland Chemama, *Depresión. La gran neurosis contemporánea,* Buenos Aires, Nueva Visión, 2007 y Julia Kristeva, *Soleil noir,* París, Gallimard, 1987.

[7] Sigmund Freud, *Negation,* Standard Edition, vol. XIX, Londres, Vintage/The Hogart Press, 1925.

menta al anterior, valida o impugna la existencia en la realidad de dicha cosa. Es decir, que el bebé "decide" a partir de algo que disfruta o le molesta, si existe o no en su registro imaginario.

Peculiar función, se dirá, ¿y para qué sirve? Todo aquello que nos resulta desagradable de origen, lo desechamos. Le negamos la existencia: desterrado, ignorado. Este es el fundamento del odio, que emerge más temprano que el amor en nuestro desarrollo ontogénico. Como sabemos, el amor procede de la satisfacción de nuestros impulsos sexuales, inicialmente autoeróticos (el bebé se siente y se descubre en el placer), más tarde narcisistas (el bebé se regodea con los cuidados de la madre) y, sólo en un tercer momento, el amor se vincula a los semejantes, con dosis variables de conflicto. Pero el odio antecede a todo esto.

El odio proviene del rechazo primigenio que ejerce el Yo temprano contra todo aquello que lo avasalla de estímulos. Fundamentalmente, es una manera de negarse a lo ajeno y a lo nocivo. Por lo tanto, el odio desconoce, preserva lo frágil de nuestra estructura psíquica e inventa o encuentra enemigos para sustentar su narcisismo. En los ideales, sean culturales o morales, buscamos un efecto pacificador; pero el impulso de destrucción que desplegamos como individuos (y como grupos tribales) nos protege de las fuerzas reconocibles o imaginarias que causan displacer. Categorías como el racismo, la discriminación ideológica y el fanatismo religioso brotan de ese manantial. En todo caso, la identificación que llamamos edípica —con papá para los hombres, desde mamá para las mujeres— nos permite trascender la agresividad infantil que se forjó cuando, ante el otro, nos hicimos sujetos deseantes. Ante la falta de estímulos que sublimen nuestras necesidades primarias, la agresividad campea en un mundo donde prevalece lo imaginario.

Con estas premisas puede explicarse lo inexplicable de la violencia escolar. Hemos sido testigos de asesinatos cometidos por francotiradores adolescentes en Estados Unidos y Canadá con gran despliegue mediático. Los psiquiatras hablan de inadaptación, resentimiento social, impulsividad auspiciada por consumo de drogas o por contenidos televisivos, pero nadie —me parece— hace mención de la naturaleza agresiva que gobierna nuestras pasiones. Insisto: eso es lo sustancial, lo innato de nuestra naturaleza humana, siempre en deliberación y en conflicto; desde que nacemos, desde que sentimos hambre o sed.

Homo homini lupus ("el hombre es el lobo del hombre"), afirmaban nuestros ancestros romanos, la pauta que hace que la civilización y el ejercicio judicial hayan gastado tanta energía para contener nuestra agresividad intrínseca. La moral civilizada establece tantas restricciones a la sexualidad y aboga tanto por un ideal, porque es incapaz de desechar la enemistad que yace en nosotros hacia todo lo extraño. Cualquier intento de placar o reformar esta tendencia que nos define y nos defiende será siempre limitado. A eso se refería Freud cuando escribió: "El sentido de la evolución es bastante claro. Se ciñe a la lucha entre la pulsión de vida y la pulsión de destrucción, como todo lo humano. Esencialmente, la vida consiste en esta pugna".[8]

No se trata de adoptar una postura pesimista, sino de reflexionar acerca del problema que empieza en las aulas, con el abuso o intimidación (llamado *bullying,* por copiar el apelativo en inglés), y termina con la justificación sectaria para ejercer la agresión. El terrorista escolar aislado no existe, subsiste en un medio que lo solapa. Más bien, lo habitual es ver pequeños grupos que someten a una víctima, porque desde su arquetipo o su extracción sociocultural les resulta deleznable. En una suerte de complicidad sádica, la escuela como comunidad ignora los hechos, se identifica colectivamente contra ese sujeto repelente. Lo que sigue es fácil de inferir.

Si queremos acabar con la violencia escolar, podríamos empezar por significarla en casa. Hacernos cargo del rechazo, de lo inexplicable, de aquello que se impone sin deliberación y que rebota en el registro imaginario del hijo, quien sólo lo padece en su impotencia. Recuérdese que el displacer es la fuente primaria del odio. Con ello no se trata de otorgarles a los hijos una presunta libertad sin respeto o responsabilidades. Se trata de que los límites tengan sentido, que sean consistentes y que aquello que puede no gustarnos en principio, encuentre el afecto como sustrato y no como pretexto.

Los seres humanos nacemos marcados por la agresividad; eso nos estructura y nos contiene. Sin ella, lo que resta es un precipicio, una indefensión pura, la muerte psíquica. Pero si el odio es constitutivo y da pie para discernir el amor, la única vía para hacerlo asequible y creativo es el amor mismo, tan precario como nos haya tocado aprenderlo y prodigarlo.

[8] Sigmund Freud, *Civilization and its Discontents,* Standard Edition, vol. XXI, Londres, Vintage/ The Hogarth Press, 1930, p. 122.

Las apariencias engañan

Al este de Mosul, en la región norte del devastado Irak, hay una colina que simula la joroba de un camello. Ahí, en la batalla de Gaugamela[9] en 331 a.C., pese a su inferioridad numérica, Alejandro Magno derrotó a Darío III para arrebatarle el control del Imperio Persa. Antes de desplegar a sus ejércitos, Alejandro invocó a Fobos, el dios del miedo, para intimidar a sus enemigos. Hijo de Ares y Afrodita, Fobos se deleita en la sangre, al grado de que los guerreros macedonios diseñaban sus escudos con su imagen amenazante: ojos en llamas y fauces abiertas. Las fobias, esos miedos que anegan el inconsciente, toman así su nombre.

La primera descripción en detalle de una fobia se la debemos a Sigmund Freud quien, reconstruyendo el relato de su padre en sesiones sucesivas, trató al pequeño Herbert Graf (alias Hans), de enero a mayo de 1908. Vinculado a su creciente curiosidad sexual, mezcla de angustia y placer incontrolables, Hans sufría de una fobia peculiar a los caballos. Mediante su elaboración teórica, Freud pudo rastrear la pulsión de muerte como sustrato del conflicto edípico del niño. Es decir, el deseo de la madre evocaba su ansiedad por destruir al padre. La solución libidinal se traduce entonces en un desplazamiento: un objeto que reemplaza en el inconsciente lo terrorífico se pone, bajo el yugo de lo imaginario, en la realidad. El castigo por acceder al deseo inconsciente ligado a la genitalidad es —nos enseña Freud— el complejo de castración. Complejo fundamental que, paradójicamente y en lo simbólico, inaugura al sujeto frente a la vida.

Las fobias siempre resultan enigmáticas y, como los sueños, son la vía regia para acceder al inconsciente. Es el pánico por excelencia, que se singulariza en un objeto o recurso de aversión. El horror se funde con el síntoma y genera, bajo la represión de los impulsos agresivos, una formación de compromiso que toma la imagen del objeto pavoroso. Por eso es tan sorprendente el rechazo casi delirante a una inofensiva mariposa o a los zapatos con agujetas.

La experiencia psicoanalítica ha demostrado una y otra vez que el peligro que subyace a la fobia es el de ceder a la tentación de los placeres eróticos. Esta amenaza del impulso sexual hacia la fuente no identificada de angustia, que viene de adentro, se intercambia por un miedo dirigido hacia el afuera. En un sentido económico, la ganancia emocional es obvia: ante un peligro exterior, siempre queda el recurso de la abstención o de

[9] Etimológicamente, *Tel Gahmal* (modernizado como Gaugamela) significa "Monte Camello" en hebreo.

la huida, pero lo interno que persigue es ineludible. En suma, la fobia es un rechazo, una claudicación, un enojo primitivo hacia lo instintivo, hacia lo objetable de nosotros mismos que, para conjurarlo, proyectamos en el mundo externo. Podríamos decir que es una intimidación o una desconfianza básica en lo propio. Más aún, la vivencia de la fobia remite a un castigo perentorio, que debe ejercerse para aplacar el instinto que se desborda. En tal sentido se conecta con la alteridad punitiva, llámese padre, autoridad moral o precepto religioso. Así como la penitencia reprime el deseo incestuoso, el fetiche se erige frente a la angustia de castración para invocar la redención. En tanto la fobia se nutre de la escritura inconsciente, debemos considerarla una estructura sintomática que se origina bajo la lógica de lo reprimido, análogo a los sueños y las obsesiones. El terror nocturno, el miedo a que nos pase algo en un viaje, la repetición compulsiva de tareas hogareñas o el pánico a los reptiles, se inscriben con lenguaje similar bajo el amago de nuestros afectos.

Como resulta obvio, ningún medicamento ansiolítico o antidepresivo, ningún "apapacho psicoterapéutico" desentierra tales representaciones ominosas. En el mejor de los casos, esos métodos fortalecen la represión y crean la fantasía de un alivio sintomático, que se desvanece cuando el impulso inconsciente encuentra otro relevo afuera. Por ejemplo, una mujer que tuvo de pequeña una fobia a las arañas, cuyo enlace oculto nunca se elaboró, la reivindicará tras el nacimiento de su hijo con su aversión a limpiarlo o amamantarlo.

Al instaurarse la fobia, el sujeto absorbe las emanaciones del conflicto que lo anuda a su castración, a la renuncia de su ideal edípico, a todo aquello que le parecía alcanzable en su omnipotencia sexual infantil. Frente a esa monstruosidad, que se cierne para devorarlo, se queda solo con su angustia: el hedor es asfixiante y el alma, aterida, se precipita al entorno para buscar un sucedáneo, un asidero que mitigue su derrumbe.

Al contrario de todas las terapias que pretenden exorcizar el miedo, el psicoanálisis intenta un replanteamiento de lo fóbico mediante la simbolización del proceso de castración. Freud propuso en su momento que el análisis de la fobia sustituye la represión por el juicio. Suena fácil, pero sólo se logra con el vínculo transferencial, destejiendo sin prisa la madeja enredada del dolor y la pérdida.

Herbert Graf publicó en 1972 cuatro entrevistas con el periodista Francis Rizzo bajo el egregio título de *Memorias de un hombre invisible,* donde confiesa que él fue de niño el "pequeño Hans" de Freud. A diferencia de su padre, nunca le interesó el psicoanálisis.

Lo psicosomático

I

En la actualidad, la salud individual se dirime entre una mezcla de información fragmentaria —ante todo proveniente de internet—, una suma de expectativas epidemiológicas y, como telón de fondo, el azoro y la fragilidad que caracterizan a nuestra especie. Cuando nos vemos afectados por un padecimiento, lo habitual es buscar consejo en quienes han sufrido algo semejante, rastrear a un "especialista" en la materia o recurrir a nuestro médico de confianza para zanjar dudas. Pero, ¿qué hacer cuando surge algo que parece inscrito en la carne, pero nada lo explica? ¿Será algo heredado? ¿Proviene del alma herida?

Lo psicosomático se entiende como una manifestación sintomática en el cuerpo imaginario que no tiene sustrato anatómico o molecular discernibles. Tales síntomas o signos físicos pueden interpretarse como una formación de compromiso entre los conflictos inconscientes y la ganancia secundaria que surge de su manifestación. Incluso se ha propuesto que los síndromes psicosomáticos son el idioma del sufrimiento psicosocial, usualmente vinculados en su presentación clínica a la expresión corporal de diversos trastornos de ansiedad o depresión.

Para empezar, sabemos que nuestros impulsos inconscientes son la fuente de la vida psíquica. Toda angustia resulta en una "señal de alarma" del yo, que invoca la represión de aquello que nos desborda desde lo indefinido de nuestra biología. La evolución neurosensorial del infante conduce no sólo a descubrir su cuerpo, sino también y sobre todo a apropiárselo, a identificarlo como suyo. Esto implica que sus deseos y necesidades, en particular sus descargas sexuales, toman su cuerpo como objeto. Conforme se va dando el desenvolvimiento del yo, éste incorpora en su acervo de memoria las sucesivas representaciones de los objetos, y a medida que el sistema nervioso madura, las modulaciones autonómicas permiten diferenciar lo externo de lo interno y, por lo tanto, lo que es dable apropiarse y aquello que prescribe como amenazante. En esa dualidad queda atrapado el cuerpo o, por lo menos, su representación imaginaria.

La experiencia sensorial que vivimos como lactantes instaura el código de las inscripciones en lo oral, lo anal y lo genital, que nos permite lidiar con el entorno de percepciones. Al mismo tiempo, se negocian las necesidades y los deseos, en obvio conflicto con la plasticidad del crecimiento emocional y las respuestas del ambiente inmediato. La presencia del cuerpo, en una etapa del desarrollo que antecede a la simbolización y al lenguaje, está representada entonces por las angustias derivadas del vínculo atávico con la madre. La integración de lo propio y lo ajeno (investida de origen en el pecho y la mirada maternos) sigue un proceso de evolución dialéctica que va decantando funciones, en pulsos rítmicos y reiterativos, a los órganos internos. Así, nuestras vísceras se manifiestan por estímulos psiconeuroendocrinos hasta que, gradualmente, adquieren la autonomía que demanda el desarrollo extrauterino. Al ajustarse a los impulsos del pequeño, la madre le facilita la ilusión de que las respuestas son creadas por sí mismo. El bebé se vale de los detalles percibidos una y otra vez para la creación de una dinámica personal, subjetiva. Es decir, que el cociente imaginario supera a la realidad desde el principio.

En circunstancias normales, la madre reflejará las necesidades físicas y el grado de tensión de su hijo con su acción paliativa ("¿Te duele? Ven, mami te hará sentir mejor"). Esto suscita una interacción primaria esencial, pues condiciona una transcripción psíquica a todo estímulo somático. En esta encrucijada advertimos la situación traumática por excelencia; a saber, el abandono o la ausencia de respuesta atenuante se experimentan como la falta de acción específica del otro, que induce una acumulación incesante de tensión. El llanto es la expresión prístina de esa tensión vincular con el semejante: es su signo distintivo. Emergen así dos consecuencias clínicas relevantes. Por un lado, la experiencia displacentera adquiere una tonalidad afectiva, es decir, se traduce como angustia. Por otro, la separación da lugar a una reacción depresiva que emula las características de la distimia adulta, verbigracia, la pérdida de identidad. En ese tenor puede entenderse que la expresión somática de la angustia adquiera tintes variados del sistema nervioso autónomo, como temblor, palpitaciones, dilatación visceral, disnea, etc. El componente psíquico, sin embargo, es la representación subjetiva de esa ansiedad, verificada en la actividad especular con el otro y, más adelante, con quien lo sustituye en la vida emocional.

Así, la piel se hace depositaria de caricias y de impulsos sensitivos, el tubo digestivo deviene reservorio y movilizador de gratificaciones y, de forma sustancial, el sistema nervioso se inviste de mensajes primarios que responden a la diacronía y al intercambio amoroso. Las cargas y descargas de neurotransmisores que excitan el aparato psíquico y que conforman la precaria representación del cuerpo pueden ser analizadas desde esta perspectiva. Las primeras experiencias sensoriales son resultado de descargas autonómicas irrepresentables por el bebé, como los espasmos del tubo digestivo que disparan el hambre o la necesidad de defecar, la tensión muscular que provoca el sollozo o el contacto térmico con el ambiente, así como el cansancio derivado de la atención perceptual durante la vigilia. Uno podría invocar las diferentes vías neurosensitivas que se ponen en funcionamiento durante estos eventos cotidianos, pero baste decir que los sistemas nervioso autónomo, central y periférico están continuamente significando partes del aparato psíquico en este diálogo.

El dolor, en cualquiera de sus formas (visceral, parietal o neurálgico) epitomiza al displacer, por ello se refiere al afecto y toca de lleno los impulsos inconscientes. En el enfermo psicosomático, el foco de expresión clínica se convierte en un lugar de sufrimiento, el propio síntoma *(Leidensymptom,* en alemán) adquiere la magnitud de un verdadero estilo de vida. La angustia existencial que confiere tal enigma, trascendiendo lo físico, rebasa el frente neurofisiológico para adueñarse del cuerpo. La lesión deja de ser visible, deja de localizarse en el espacio corporal; se traduce en una órbita de pesar que opera y define la cotidianidad.

A diferencia del hipocondriaco, el paciente psicosomático se queja de manera muda, con palabras informuladas pero elocuentes que se difieren hasta que se ve enfrentado a la dialéctica del objeto persecutorio a cambio de uno situado en el propio cuerpo. Como apuntó sabiamente Serge Leclaire: "En la histeria, el cuerpo habla y participa activamente en el diálogo, expresándose; mientras que en el trastorno psicosomático, el cuerpo (principalmente en sus vísceras) aparece padeciendo de palabras no asumidas".[1]

Podríamos decir, en resumen, que el objeto de amor se localiza en la llaga narcisista, se incrusta en el cuerpo deseante y, con ello, el síntoma se hace sufrimiento. En esta dimensión se articulan el vitiligo y algunas manifestaciones mucocutáneas que preferimos denominar "autoinmunes" o "idiopáticas".

[1] Serge Leclaire, *Escritos para el psicoanálisis I,* Buenos Aires, Amorrortu, 2000.

II

Para adentrarnos conceptualmente, adelantemos algunas observaciones respecto de la incipiente formación del psiquismo a partir del registro especular con la madre. Este proceso reflexivo (porque crea pautas deliberativas al tiempo que refleja y modula la realidad) es determinante en la formación del Yo temprano. Si falta la madre o su sustento afectivo, el bebé crece ante una pantalla blanca, yerta, que no le dice nada en su demandante lenguaje corporal. Una privación tan esencial deja sin respuesta a las incontables señales neurofisiológicas que se van desplegando en el cuerpo desde el nacimiento. En otros términos, expone al infante a un vacío insondable, que lo obliga a sujetarse de un ingrediente arcaico en su desarrollo perceptivo, artefacto o signo que sólo puede significarse desde la angustia.

Durante la desintegración afectiva que precede a constituirse en sujeto, un fenómeno madurativo que ocurre entre los seis y 18 meses de edad, domina el registro imaginario. No hay realidad discernible, sólo lo que se siente y se sufre. La estructura psicosomática es tan endeble, que se vale para la supervivencia de un semejante que le brinda calor, ternura o consuelo. Antes del Yo incipiente, el organismo del bebé es predominantemente interoceptivo, es decir, que percibe sobre todo los movimientos de sus vísceras y el dolor como espasmos o cambios de tonalidad de estímulos. A medida que las conexiones subcorticales se mielinizan, el infante se torna más exteroceptivo: empieza a oír, a olfatear, a ver siluetas y, por efecto de la corteza somatosensorial, a percibir caricias y cambios de posición. Sólo mucho más tarde en el desarrollo, cuando aparece un discernimiento espacio-temporal, el lactante deviene propioceptivo, es decir, que advierte el movimiento de su cuerpo y la relación interdependiente de sus partes. Por ejemplo, cuando "se descubre las manos", como suelen decir las mamás.

A falta de un Yo totalizador que defina la procedencia de tantos estímulos, la piel hace de contención neurosensorial, de recubrimiento excitatorio, de paraje de descarga de impulsos, y de rudimento para toda inscripción e individuación. Además de gobernar los cambios térmicos por medio de la vasodilatación y la vasoconstricción, la dermis regula los valores táctiles de presión, tracción y humedad, para que, a fuerza de repetirse y reconocerse, adquieran una connotación psíquica de un estado simbolizable. El dolor aparece como un exceso de estímulo, que se inscribe como *non grato* en el microcosmos infantil. Así sugerido, la piel podría denotarse como un Yo embrionario para fines del reconocimiento de lo propio y lo extraño. Llevados a un extremo metafórico, la piel nos dice desde pequeños qué causa placer y qué provoca angustia. Ruborizarnos ante una emoción o un cumplido, irritarnos por enojo, temblar de miedo o sentir un escalofrío ante lo inefable, son algunos ejemplos de esta función integradora. ¡Qué decir del color de piel, su textura y su sensibilidad, que tanto nos definen como personas!

La pérdida segmentaria de melanocitos de la epidermis es la característica distintiva del vitiligo, una enfermedad que afecta a 0.5 por ciento de la humanidad. Lo llamativo de este padecimiento, que desfigura al sujeto que lo padece, es que más de la mitad de los casos se desarrollan en la infancia o la adolescencia, aunque puedan tener recrudescencias en la vida adulta. En su patogenia se han invocado desórdenes autoinmunes, estrés oxidativo o trastornos del sistema nervioso autónomo, que parecen más hipótesis por exclusión que resultado de evidencia experimental. En el último caso, se ha postulado un defecto neurorregulador simpático porque el fenómeno de Koebner, característico de esta enfermedad, causa despigmentación por roce o fricción localizada en individuos susceptibles, como se ve en la figura del siguiente link.[2]

Decíamos que la piel identifica, distingue al sujeto. Es el horizonte donde se dirime la identidad, antes del lenguaje, más allá de los límites del juicio. Además de la deformidad que acarrea el vitiligo, su tratamiento es frustrante. La radiación ultravioleta, bastante cara, suele ser riesgosa, y las cremas de cortisona o inhibidores de calcineurina dan sólo resultados parciales. La mayoría de los pacientes acaba por enmascarar las lesiones con pigmentos o maquillaje, aceptando con resignación su predicamento. Por supuesto, cuando se trata de pequeños o jóvenes, la resignación va apareada con la burla o la exclusión social.

El desprendimiento de células pigmentarias, que matizan lo corpóreo del territorio dérmico, debe entenderse como un rechazo a lo inasimilable de la experiencia afectiva en sus fases más precoces. Puede manifestarse como hipersensibilidad (urticaria), atopia (dermatitis eccematosa) o, de manera extrema, como ceder una porción del Yo para alejar al fantasma interno que devora (despigmentación). Hipotéticamente, consiste en desterrar la imagen internalizada de un objeto persecutorio, como podría ser una madre que envuelve con efecto dañino más que protector. Para un bebé, tal acto de salvación resulta imposible, porque está a merced del maltrato emocional —por abandono o por sadismo inconsciente— de su

[2] http://content.nejm.org/cgi/content-nw/full/360/2/160/F3.

progenitora. Pero destruirla en un momento vital de tal indefensión, es perder la vida y, por lo tanto, resulta más aceptable tragarse el odio y exhibirlo en el Yo-piel, que no conoce límites represivos. Se trata de sufrir "en carne viva" el dolor del desamparo.

En resumen, las dermopatías sin diagnóstico causal (según el discurso biológico) convocan el enigma de lo psicosomático. Autores tan conocidos como René Spitz, que denomina al eccema infantil como ansiedad que encubre la hostilidad materna, o los psicosomatólogos franceses, que proponen una especie de psicosis incrustada en el cuerpo, han trabajado estos padecimientos con más amplitud de miras. Pero el asunto no es fácil. Las enfermedades cutáneas plantean por excelencia la noción de una terapia tópica, superficial. Si aceptamos entonces que la piel es el reservorio y contención de los afectos, habrá que buscar soluciones más profundas, que involucren un vínculo psicoterapéutico, en un intento de reparar la fisura que dejó al sujeto sin abrigo.

III

Quienes hemos atendido a pacientes con trastornos autoinmunes conocemos la fractura que causan en el Yo, irguiéndose como un auténtico padecimiento, incidiendo en la subjetividad y en el despliegue vital. La inflamación microvascular, aunada a sus consecuencias orgánicas o endocrinas, cercena las alas, pone en riesgo la maternidad y se traduce, como toda enfermedad crónica, en una intimación con la muerte.

Más dramático aún, porque la mayoría de los enfermos son mujeres y hombres jóvenes, que ven comprometida su existencia por un ocupante siniestro y escurridizo. Durante más de 25 años he visto lupus eritematoso, artritis reumatoide, dermatomiositis, tiroiditis, esclerosis múltiple y otros procesos autoinmunes, casi todos los días. La perspectiva ha cambiado mucho en estos cinco lustros: veíamos morir a varios de ellos, como consecuencia de las complicaciones iatrogénicas de nuestro tratamiento, particularmente las dosis excesivas de cortisona y los viejos antineoplásicos, si bien las infecciones tenían su parte de culpa. Era lugar común ver llegar a los pacientes con lupus a los servicios de urgencias con hemorragias pulmonares, perforaciones intestinales o daño renal irreversible. Hoy todo ese calvario humano ha quedado atrás. Tenemos tratamientos biológicos a la medida del daño tisular que aflige a cada paciente, usamos los esteroides con mucho más juicio y combinamos los inmunosupresores con medidas de prevención o rescate hematológico que limitan mucho los riesgos secundarios. Hemos apostado a la vida y la investigación nos ha abierto cauces insospechados para entender la genética, la inmunopatología y el pronóstico de todas estas enfermedades.

Hoy es excepcional perder a una mujer joven por lupus o esclerosis múltiple. Concurrimos a su florecimiento emocional y académico, a su vida de pareja, a sus embarazos. Recorremos con ella la odisea de su trastorno autoinmune, a veces con dolor y las más con alivio. Sin embargo, un aspecto que siempre llama la atención es el impacto que tienen las oscilaciones afectivas y los sobresaltos vitales en el curso del padecimiento. La muerte de los padres, una separación o un divorcio, la irrupción de la adolescencia (más la de los hijos que la propia) o una tragedia económica, desencajan de raíz el equilibrio inmunológico de estos pacientes.

¿Se trata de un problema psicosomático de fondo? Accedemos a un terreno especulativo, obligados a respetar los conocimientos celulares, moleculares e inmunogenéticos que dan cuenta de la biología de estas enfermedades. Mediante un enfoque económico, el precario sistema de defensa que percibimos en estos enfermos es parecido al de las defensas neuróticas clásicas, pero ocupan recursos de orden somático, como el recrudecimiento de sus lesiones mucocutáneas, un brote por una placa de desmielinización, poliartritis o fiebre sin causa aparente. Por supuesto, los síntomas no aparecen como una pantalla neurótica, sino como una dificultad intrínseca para expresarse en lenguaje verbal, como un bloqueo del discurso psíquico, en perjuicio de los órganos latentes y expuestos a la invasión linfocitaria. Las crisis de estos procesos de somatización son desbordamientos del torrente afectivo que inciden allí donde el cuerpo ha perdido su entereza.

Quizá proceden de la exclusión de representaciones específicas de una historia inconsciente antes de la ocurrencia imaginaria del sujeto. Anteceden a ese pasaje entrañable que denominamos edípico, porque terminó de estructurar el aparato mental y nos dejó providencialmente solos ante el mundo del amor y de los semejantes.

Nada explica mejor la fragilidad humana que el sufrimiento autoinmune. Invoca todo lo no hablado, lo excluido del preconsciente, lo sumergido en las aguas revueltas del narcisismo primario, que quedó perennemente insatisfecho. Podemos intuir que tales síntomas son testimonio de una insuficiencia evolutiva del aparato de pensar que ha obstaculizado con su desmesura, para imponerse a la organización temporo-espacial que se le adjudica al cuerpo. Los órganos están a merced del ataque autoinmune tanto proveniente de un desorden celular (el llamado trastorno de inmunorregulación, con tangibles huellas genéticas) como de un quebranto del afecto que sacude al sujeto para escindirlo más allá de su constitución imaginaria.

Mi consulta esta mañana empieza con una paciente que he aprendido a querer a fuerza de conocer su tenacidad sin límites. Nos queda recorrer el sendero diurno juntos, ese tramo único de cada visita. Compartimos una sonrisa de complicidad, ajustando sus medicamentos y escuchando sin prisa su dolor, que habla desde sus terminales nerviosas flageladas y marchitas, como buscando a ciegas —en el otro— un respiro.

Los avatares del desarrollo

El arte de atender enfermos se desdobla con notoria versatilidad ante las diferentes etapas de la vida. Parece obvio, pero el padecimiento que sacude a un adolescente tiene poco que ver con la delicada puesta en escena de un anciano, aunque relaten síntomas análogos. Este capítulo refleja la inconstancia del encuentro clínico *vis à vis* con las inquietudes físicas y emocionales que surcan nuestros diversos momentos existenciales. Reflexiono aquí acerca de la maternidad, la díada infantil, la sacudida del erotismo, el envejecimiento y la claudicación orgánica que antecede a nuestro deceso sin un orden secuencial, más bien trazado por la empatía. He aprendido a escuchar cada discurso con una tonalidad inequívoca, porque el dolor es tan subjetivo como el momento vital que lo atestigua.

La disyuntiva materna

A medida que las mujeres han ganado cierto espacio social y profesional, estamos viendo embarazos más tardíos. Hace dos décadas era excepcional escuchar que una mujer intentaba embarazarse por primera vez después de los 35 años, mientras que hoy es un lugar común. Las ventajas obvias de mayor estabilidad familiar y económica, un nido mejor pertrechado, digamos, se ven confrontadas con los riesgos para la madre y su hijo.

Empecemos por las preocupaciones acerca del riesgo genético. Las anormalidades cromosómicas ocurren en uno de cada 160 nacimientos. De éstas, excluyendo las vinculadas con los cromosomas sexuales X o Y, la mayoría son alteraciones numéricas de los cromosomas 13, 18 y 21. Los dos primeros son casi incompatibles con la vida (menos de 10% de los nacidos con estos defectos pasa del primer año de edad). Las trisomías autonómicas ocurren como error de separación durante la meiosis materna, de modo que dos copias de un mismo cromosoma ocupan un ovocito. Al ser fecundado, se suma el cromosoma proveniente del espermatozoide y se produce la trisomía. Por razones históricas, se consideraba que el riesgo genético aumenta después de los 35 años, atribuido al envejecimiento ovárico o a complicaciones obstétricas. Pero el corte de monitoreo genético sólo basado en la edad es equívoco, porque la mayoría de los casos de Síndrome de Down (trisomía 21) ocurren antes de esa edad. El criterio actual se basa en la verificación de marcadores bioquímicos, combinada con ultrasonido de alta resolución en el primer y segundo trimestres del embarazo, sin reparar en la edad materna.

La trisomía 21 se asocia típicamente con niveles altos de inhibina A y de gonadotropina coriónica humana (hCG), apareados con bajos títulos de alfa-fetoproteína y estriol libre (lo que se denomina el "cuádruple marcador"). De forma análoga, la trisomía 18, también conocida como Síndrome de Edwards, muestra bajos niveles de los tres últimos marcadores. El momento ideal para practicar este tamizaje es entre las 15 y 22 semanas de gestación. Además, el aumento de líquido en la parte posterior del cuello del feto (designado como translucencia nucal), mediante ultrasonido del primer trimestre, indica anormalidades cromosómicas hasta en 77 por ciento de los casos. Este defecto ecográfico predice las trisomías mencionadas tanto como el Síndrome de Turner (genotipo 45 X0; es decir, ausencia genética de cromosoma Y u otro X).

Por otro lado, están los tumores dependientes de estrógenos, que complican la planeación de un embarazo y que deben ser extirpados para hacerlo viable. Los miomas uterinos son las neoplasias benignas más frecuentes en mujeres premenopáusicas. Se pueden diagnosticar en 10 o 15 por ciento de mujeres en edad fértil, cifra que se ve multiplicada exponencialmente durante el climaterio. Los leiomiomas uterinos son formaciones compuestas de músculo liso, matriz extracelular, fibronectina y proteoglicanos.

No se sabe bien qué origina estos tumores, pero se conoce que son dependientes de estrógenos, progesterona y algunos factores de crecimiento celular. A medida que crecen, estos fibroides engrosan la pared uterina y estimulan al endometrio para acumularse sobre tal espesor muscular. Pese a ser lesiones benignas, causan muchos síntomas funcionales: sangrado vaginal excesivo, trastornos urinarios, dolor pélvico y dispareunia. Estas molestias obligan a la paciente a recurrir a la histerectomía, un procedimiento quirúrgico costoso y que a veces, cuando se propone prematuramente, interfiere con la maternidad. En tal situación, muchas mujeres jóvenes prefieren someterse a una miomectomía, o extirpación del fibroadenoma, antes que sacrificar su deseo de tener hijos.

Una revisión publicada recientemente puntualiza las ventajas de bloquear el riego sanguíneo de estos tumores, con miras a preservar el útero y la opción de embarazos futuros. El procedimiento se conoce como "embolización de fibroides uterinos" y ha sido aprobado por el Colegio Americano de Ginecología y Obstetricia como una técnica segura para mujeres que no aceptan la histerectomía. Consiste en una inyección selectiva de partículas de polivinilo, microesferas o esponja de gelatina que bloquean el riego sanguíneo del fibroma, haciéndolo exangüe hasta necrosarlo. Todo a través de un catéter introducido en la arteria femoral, manteniendo a la paciente despierta.

Si bien las complicaciones son pocas (cerca de 5% de las pacientes tratadas experimentan dolor o náusea persistentes), es un procedimiento que sólo se recomienda en manos expertas y bajo control radiológico cuidadoso. Un error de canalización en la arteria hipogástrica puede causar tromboembolismo a distancia o necrosis de ovarios. Esperemos que esta técnica pronto esté a disposición de los expertos en México.

La maternidad plantea decisiones que trascienden el periodo mágico de la gestación. La adecuación de la pareja, la identificación con la propia madre y la maleabilidad afectiva están detrás de todo embarazo. Un hijo viene siempre precedido de sueños y fantasías. Lo único que podemos ofrecerle es que llegue al mundo arropado en el deseo inconsciente de su madre.

POSDATA: puede constatarse esta novedosa técnica que intenta preservar el útero al tiempo que destruye los fibromiomas en las imágenes de los siguientes links. La primera muestra la anatomía gráfica de los miomas y la segunda el procedimiento en sí: http://content.nejm.org/cgi/content-nw/full/361/7/690/F1, http://content.nejm.org/cgi/content-nw/full/361/7/690/F2.

EL BEBÉ DE ROSEMARY

A quienes nacieron después de 1970, este título les dirá poco. Se refiere a una famosa película de Roman Polanski (conocido ahora por su éxito filmográfico *El pianista,* de 2002), que aludía a los temores psicóticos de una mujer gestante, encarnada magistralmente por una joven Mia Farrow.

El embarazo pone de relieve muchas ideaciones inconscientes de la madre. Tanto como se aprende a querer al embrión que acomete la intimidad, se advierte la ocupación del útero con sobrada extrañeza. En la progenie depositamos la carga simbólica de nuestros ancestros. De ahí las frases habituales: "Tiene los ojos del tío Carlos", "se va a llamar Agripina, como mi abuela", y otras tantas que saturan el perfil imaginario de quien viene al mundo.

Pero la vulnerabilidad va de la mano con la ilusión. Una mujer que cuenta con el respaldo amoroso de su pareja sexual y se sabe protegida y contenida, será a su vez un continente placentero para su feto. Sus miedos y cautelas encontrarán eco en ese otro que se sabe desplazado pero necesario, quien, pese a su natural desconocimiento del proceso de gestación, espera y observa —sin inquietarse demasiado— el florecimiento de su compañera y de su estirpe.

No es tan fácil. En efecto, el embarazo convoca los ímpetus narcisistas más complejos. Nos hace vivir lo frágil de nuestro propio origen en el reflejo de la identificación con el feto. Desde que lo vemos en el monitor cambiante de un ultrasonido, pasando por la indefinición de sus características físicas y psicológicas a través del cedazo de nuestras fantasías, hasta verlo sano en los brazos del neonatólogo, se trata de un ser que nos nutre y nos hurta al mismo tiempo. El deseo inconsciente de la madre encuentra vertientes inexploradas al asomo del bebé que se va formando. ¿Cómo se habrá sentido su propia madre? ¿Cuáles habrán sido sus fantasías de muerte, de aborto, de omnipotencia? ¿Qué demandas le impondrá este hijo? ¿A cambio de qué sacrificios?

Lo que llamamos un "embarazo deseado" con frecuencia es el decantamiento de los impulsos de los miembros de la pareja en consonancia con sus orígenes, apetencias y desprecios. Se juega en tal decisión la inmortalidad de ambos y sus postulados simbólicos. El padre buscará un refrendo de su orden y su lugar en la genealogía. Con ello, se sentirá avalado o rechazado en su narcisismo frente al hijo, producto al fin del anhelo aquiescente de la madre que lo gesta.

En contraste, la mujer embarazada se distancia y se distingue de su propia madre mediante la maternidad. O tal vez no, y su hijo se convierte entonces en un rehén del deseo de la abuela, respecto de sus fantasmas inconscientes. Puede imaginarse lo complicado de la ecuación que es gestar una descendencia. Los seres humanos, en lo psicodinámico, somos eso y no otra cosa: el producto de los anhelos de nuestros antecesores vertidos en forma de arquetipos, recuerdos trastocados, ensoñaciones e incongruencias.

Una sombra difícil de desterrar en todo esto, que se conecta de lleno con la pulsión de muerte, es el espectro de una malformación congénita o una enfermedad hereditaria. Nada materializa tanto la angustia del embarazo como este temor, que siempre está al acecho; quizá mitigado por los recursos de imagen y los exámenes moleculares, pero nunca erradicado.

Las recomendaciones de tamizaje molecular en obstetricia se han sofisticado mucho en la última década. Hemos pasado por la amniocentesis, los triples y cuádruples marcadores, los ultrasonidos de alta definición y la biopsia de vellosidades coriónicas para tener una imagen cada vez más precisa de los múltiples riesgos biológicos que acosan a un feto. Hace pocos meses, los Institutos Nacionales de Salud de Estados Unidos publicaron sus recomendaciones para la evaluación de enfermedades hereditarias durante el embarazo,[1] que condicionan las limitaciones éticas de ofrecer y hacer pruebas de ADN. Por ahora, los protocolos más confiables se basan en técnicas poco invasivas y reproducibles para investigar las anormalidades congénitas más comunes. La Universidad de Utah ofrece esta referencia bastante clara acerca de los métodos disponibles.[2]

El bebé de Rosemary es una metáfora sin solución. Arrebatado de los brazos de mamá, nace como ofrenda para la alteridad, en un aquelarre, poseído. Todos llegamos al mundo impelidos por un rumor de esperanza, para bien o para mal. Nos quedamos pronto solos frente al piélago, buscando sin rumbo fijo la tierra firme de nuestros afectos; como náufragos, para volver a empezar, siempre excluidos del paraíso.

El uso apropiado de las técnicas moleculares consiste precisamente en abstenerse de usarlas sin discriminación, ese árbol del conocimiento, olvidando en el empacho que somos hijos de nuestros sueños y pesadillas, y que lo más desvalido de nuestra naturaleza recae en tal sino dialéctico.

La onda expansiva de la adolescencia

Padecer, sufrir cambios inesperados, querer y rechazar a la vez, desear el remanso de la niñez y denostar la marca indeleble de la adultez. ¡Menudo contratiempo!

I

El inicio de la pubertad, en lo físico, está marcado por el crecimiento de los senos y de los testículos, de acuerdo con las etapas de Tanner. Suele ser más temprano en las niñas (entre los ocho y 13 años) que en los ni-

[1] Pueden leerse en http://www.cdc.gov/mmwr/preview/mmwrhtml/rr5806a1.htm

[2] http://library.med.utah.edu/WebPath/TUTORIAL/PRENATAL/PRENATAL.html.

ños (entre los 9.5 y 13 años). Aparece vello y grasa en rincones insospechados, brota el acné como una maldición; sudamos, nos excitamos, nos masturbamos y perdemos el ritmo vital a cambio de una ansiedad y un hambre que no cesan. Estos cambios somáticos se dan apareados con una profunda modificación del espacio psíquico. El mundo cobra un sentido diferente, exige rumbo desde adentro al tiempo que impone leyes desde afuera: algunas inoperantes por absurdas o autoritarias, otras permisivas pero incómodas porque demandan responsabilidad y compromiso.

La adolescencia es un periodo de cambios inusitadamente rápidos. El único precedente de tal vértigo, la primera infancia, se vive con poca conciencia del impacto afectivo que tienen esos movimientos en cada persona. La pubertad hace erupción para acabar con un periodo breve que denominamos "latencia": un resquicio del desarrollo que sucede a la compleja transacción de la niñez (donde se definen género, rivalidad, identificación sexual y carácter, por si fuera poco). Es decir, que no bien se empieza a descansar de los propios impulsos anudados con los tropiezos de nuestros padres, cuando irrumpe la vorágine interna reclamando atención completa.

Atribulados por nuestro metabolismo, salimos tímidamente al mundo esperando respuestas inmediatas. El espejo deja de ser un referente de identidad, porque el rostro y el cuerpo a los que estábamos acostumbrados se transforman cada día. ¡Cómo se entiende desde ahí el despertar alarmado de Gregor Samsa!

Por supuesto, las características emanadas de nuestros conflictos infantiles postergados o sencillamente no resueltos nos asaltan frente a las demandas de la sociedad. Si fuimos niños inhibidos o lastimados, emprenderemos un balance complicado con el mundo de relaciones que aparece en nuestro horizonte vital. Si lo tuvimos todo, para calmar nuestras apetencias o angustias sin ser escuchados, buscaremos agresivamente un límite en el entorno social, para verificarlo y transgredirlo.

Ante todo, se experimenta una sensación de soledad e incomprensión. La zozobra emocional, como una oleada, inunda toda la vida diaria. Eso explica por qué los adolescentes forman pequeñas "manadas" con vestimentas y hábitos casi idénticos, copiando de sus pares lo que en apariencia resulta original y confiere un sentido de adherencia y solidaridad. Alternar entre el desafío y la dependencia se hace patente en las frágiles lealtades hacia los amigos y el enojo intermitente con ambos padres.

Un divorcio, una separación o la muerte de un ser amado en esta coyuntura adquieren matices dramáticos, porque materializan el desvalimiento y refuerzan un sentimiento de culpa inconsciente. Frente a la impulsividad natural que propician las hormonas en ebullición, la necesidad de evadirse de otros conflictos que nos rebasan abre la puerta para el consumo de drogas o alcohol como atenuantes. Si antes se probaron el tabaco o las cervezas como ritos de pasaje para acceder al grupo, las sustancias psicoactivas (metanfetamina, fenciclidina, mariguana, ketamina y otras "drogas recreativas") advienen como un recurso de estimulación narcisista que puede resultar muy destructivo en manos de jóvenes vulnerados por una ruptura familiar.

II

De lo anterior puede deducirse que el *self* de los adolescentes es un reservorio de identificaciones, fantasías, legados de duelos y conflictos, ideales y decepciones, que hierven al compás de un cambio hormonal abrupto; sometidos bajo la olla exprés de una estructura social que los tolera poco y los entiende menos. ¿Será un reflejo deslumbrante del aparato psíquico —Yo, Ello y SuperYo—, como lo describiera Freud?

Además, las hormonas no ceden. La inquietud sexual, expresada con titubeo y ansiedad, da lugar a relaciones efímeras, o en franco contraste, a romances atávicos que simulan botes salvavidas y de los que cuesta mucho trabajo separarse. Casi todos los adolescentes indagan el placer genital, auspiciados por su demanda erógena y por los arquetipos sexuales que recogen de las películas, la televisión o los sitios de internet. Al principio, se traduce en ansiedad masturbatoria, manifiesta indistintamente como represión o urgencia. A medida que superan la timidez que arrastraban desde su definición infantil de género, exploran tanto la ternura como el delirio homosexual y heterosexual. A veces lo hacen con ambivalencia y mucho miedo, sobre todo si en casa perciben un ambiente rígido o se les reprochan una a una sus elecciones de objeto amoroso.

Los adolescentes exploran con denuedo los límites externos e internos. Quizá se nos olvida, pero nada se compara a esa experiencia del tacto, del hormigueo en nuestros recovecos apenas descubiertos; la sensación de probar alcohol seguida del mareo y la euforia; la piel caliente y lubricada del otro que nos mira; la aceleración del pensamiento y los sentidos; el anhelo, el rapto, el precipicio…

Es un signo de la salud mental de una sociedad que tolere y sepa contener a sus adolescentes con recursos creativos que faciliten su maduración sin odios autodestructivos o pérdidas humanas innecesarias. Vivir la fractura generacional —y aquilatarla— permite verse reflejado en el otro que irrumpe desde su impetuosidad sin grandes deudas y con envidia soportable. La adolescencia exige mucho, pero también educa para emprender la vida con mayor o con menor aceptación de lo que se ha invertido.

La sexualidad despierta

La búsqueda del placer como un torrente imaginario que modula el desamparo subyace a toda actividad sexual. Desde el contacto oral con el pezón hasta la ráfaga de voluptuosidad que sigue a la compenetración genital, se trata del aplacamiento del deseo, que remite a la huella originaria de satisfacción.

El despertar de la adolescencia pone a prueba los límites de esta premisa. A fuerza de buscar el vértice libidinal, muchos jóvenes prueban su erotismo sin reparar en las contingencias. La disponibilidad del alcohol y de ciertas drogas recreativas (éxtasis, cocaína, anfetaminas, pseudoefedrina), por su efecto estimulante del sensorio, aceleran el desafío.

La intención del coito se dispara con la edad. Se calcula por encuestas que 28 por ciento de las niñas de secundaria han tenido contacto sexual que involucra al menos masturbación en pareja o coito errático. Este porcentaje sube a 62 por ciento de adolescentes femeninas en preparatoria, con cópula completa, no siempre prevenida por condón. Quienes empiezan más temprano tienden a tener más parejas sexuales, hacer el amor con menos preámbulos emocionales y usar menos protección. Esto se explica porque la demanda afectiva es perentoria y porque quizá deja atrás a unos padres cohibidos o indiferentes al despliegue sexual de sus hijos.

Algunos factores biológicos contribuyen a hacer más vulnerables a las adolescentes respecto de las infecciones de transmisión sexual. La vagina es un reservorio natural para el intercambio de moléculas. Secreta jugosamente células epiteliales y glóbulos blancos que se acoplan con las bacterias y virus que reciben durante cada encuentro sexual. Además, el cuello uterino desarrolla un orificio externo (ectropión) muy prominente, revestido de epitelio columnar sujeto a replicación celular acelerada. Este revestimiento tan activo es el sitio predilecto de invasión por gonococos, virus del papiloma humano (HPV) y *Chlamydia*.

No sólo eso. En la adolescencia se ponen en juego aspectos delicados que tienen que ver con la intimidad, la autodeterminación y la diferenciación afectiva. Dar por hecho que existe una comunicación fluida es una torpeza. Muchas jóvenes se inician en la vida sexual a espaldas de los padres, porque justamente esa es la manera de proteger y responsabilizarse de su genitalidad.

El adolescente no sabe que sabe y que aspira a una unidad, donde fundirse en comunión con otro equivale a la consecución última de su deseo inconsciente. Es la representación psíquica que sirve de embalse para todo afecto abdicado, tan cambiante y tan improbable como sus impulsos. Si el lenguaje es el marco de referencia derivado del orden ancestral, que hace la fractura entre nuestros ideales y nuestro entorno de relaciones, la voz de la madre encarna lo maleable del deseo; discernible antes de que se instaure un idioma corporal propio para la seducción y la búsqueda del placer.

Al advenimiento de la excitación genital, el adolescente evoca la inocencia, para entronizarla en el pasado, su falsa premisa, su quimera en el amor, cuando todo era posible y se satisfacía con el llanto. De ahí que los enamoramientos y los encuentros sexuales tengan ese aire de tragedia, y la pérdida de la virginidad sea con frecuencia una capitulación hacia la histeria o la melancolía.

Más de la mitad de las jóvenes que acuden a planificación familiar dejan de hacerlo si sus padres son notificados (lo cual no implica que renuncien a su actividad erótica), y sólo una tercera parte se sometería a un escrutinio de enfermedades venéreas bajo consentimiento paterno, a fin de ocultar su vida sexual. Es decir, que estamos ante una población de alto riesgo de contagio genital sin saberlo o ante la creencia ingenua de que hacemos algo por contenerlo. El contacto oro-genital, ano-genital y vulvo-vulvar es común entre los adolescentes, especialmente si desean preservar su virginidad, sin que ello impida las enfermedades por transmisión sexual (ETS).

El criterio actual de escrutinio para ETS es que toda adolescente con vida sexual activa debe examinarse para *Chlamydia, Ureaplasma* y gonorrea en exudado vaginal (o en orina si es virgen) y hacerse una valoración de neoplasia cervical (Papanicolau y colposcopía) en los tres años siguientes a haber tenido su primer coito. En los varones, la indagación de HPV en exudado uretral es obligatoria, si han tenido más de una pareja sexual sin protección. Quien además consume drogas o ha tenido intercambios de pareja, debe hacerse pruebas diagnósticas para VIH, sífilis (FTA) y herpes simple, al menos una vez al año, ante la eventualidad de ser portador asintomático.

La vacuna contra papiloma humano (VPH) se recomienda a todas las jóvenes de 12 a 26 años, con refuerzo a los dos y a los seis meses de aplicada la primera dosis. Se prefiere la versión cuatrivalente, que cubre para los serotipos 6, 11, 16 y 18, vinculados con el carcinoma cérvico-uterino. Tiene pocas reacciones secundarias e idealmente se debe aplicar antes de cualquier contacto sexual. Para los hombres y las mujeres adultas, las recomendaciones todavía no son precisas.[3]

Como sujetos sexuales, nos defendemos de lo siniestro en el cuerpo por virtud del lenguaje y de la apelación a otro especular que nos hace ciertos en lo imaginario. El paradigma de la sexualidad es estar en el mundo bajo la égida del orden simbólico y, en todo caso, insistir en aprehenderlo.

WIRED!

El púber se levanta esta mañana dominical antes que el resto de la familia. Su cara denota cansancio, porque estuvo "conectado" al *chat* con sus compañeros hasta las tres de la mañana. Nada nuevo.

Intercambiaron opiniones sobre el fin de curso, los que se van, quiénes repiten; algo sobre una maestra solterona y sus presuntas perversiones. Abre un refresco de lata que escupe gotas tibias sobre la pantalla, y presiona el mouse para reconectarse. La deprivación de sueño lo hace sentir mareado y con lagunas mentales. Luego, aumenta su visión borrosa ante el parpadeo incesante del monitor. Se restriega los ojos cansados y siente náusea, que precede a una luz fulgurante. Lo encuentran media hora más tarde, maltrecho en el suelo, volviendo apenas de la inconsciencia, orinado y con la lengua sangrante. Ha vuelto a convulsionarse.

A medida que aumenta la profusión de recursos que se transmiten por vía electrónica, la atención de una creciente población (sobre todo infantil y juvenil) se deslinda del orden cotidiano, para encallarse en la omnisciente pantalla de la computadora. Su vida parece revolverse ahí: cuestiona y entiende el mundo, conoce y desconoce amigos, desea y elige, explora y rechaza. Nada es inaccesible, porque la computadora sustituye al universo tangible por una percepción virtual que lo trasciende todo, en apariencia.

De tanto en tanto, se pueden notar avisos en aparatos electrónicos, luces estroboscópicas o videojuegos que advierten acerca del riesgo de sufrir ataques epilépticos fotosensibles. Son eventualidades raras, que ocurren tal vez en una de cada veinte personas con epilepsia. Suceden como

---

[3] Sin embargo, sugiero visitar este sitio actualizado: http://www.cdc.gov/STD/HPV/STDFact-HPV.htm

reflejo de estímulos visuales repetidos sobre una corteza cerebral agotada y por ello irritable. La mayoría de los casos ocurren durante la pubertad, quizá fruto del persistente choque de patrones oscilatorios o vacilantes sobre un cerebro estimulado.

Se recomienda mantenerse a dos metros de la pantalla de televisión en personas susceptibles, para evitar esas convulsiones fotoinducidas. Si bien los monitores actuales ofrecen poco riesgo, todavía algunos de tubo de cátodo tienen ritmos de refrescamiento de imagen de 70 Hz (setenta flashes por segundo). Los monitores LCD (de cristal líquido) son más seguros porque no despliegan imágenes refrescadas en toda la pantalla. Hoy sabemos que las convulsiones fotosensibles son motivadas por *software* que desprende ráfagas de luces o imágenes cambiantes, como la mayoría de los juegos de acción para niños y jóvenes.

La capacidad de atención está ligada al pulso afectivo. Nos concentramos en función de algo que resulta intrínsecamente motivador, que nos refrenda un vehículo para nuestros deseos e inquietudes. Por eso es tan determinante la motivación de los padres en cuanto se abre el horizonte perceptivo de los hijos y adquieren el lenguaje espejeando su entorno. Decimos que son "como esponjas", que todo lo absorben sin discriminar la intensidad de los estímulos. Pero lo cierto es que las huellas de memoria que van imprimiendo están cargadas de afecto (entiéndase por ello excitación, angustia, miedo, gratificación, placer, etc.) y crean un repertorio sensible y gradualmente inteligible, con tonos y tintes variados, al ritmo de la voz y la palabra. Así se van configurando la personalidad, la relación con los otros y la cualidad de contenerse a sí mismo. En dos palabras: somos el reflejo de lo que aprehendemos.

Las estimaciones del tiempo de atención de un individuo varían de tres a cinco minutos por año de edad en niños pequeños, y alcanzan su máximo en adultos jóvenes, alrededor de 20 minutos para un solo concepto o mensaje. Después de ese lapso, casi todos cambiamos de enfoque o permitimos que un pensamiento diverso irrumpa desde el inconsciente.

Un estudio pionero en este campo,[4] realizado comparativamente en gemelos, demostró que la irritabilidad y la actitud demandante en niños está vinculada a su capacidad para concentrarse en tareas creativas. A cambio de los destellos y las gratificaciones instantáneas, estamos abdicando de la intimidad, el diálogo corporal y la espera.

---

[4] R.S. Wilson, A.M. Brown y A.P. Matheny, Jr., "Emergence and Persistence of Behavioral Differences in Twins", *Child Development*, 1971, vol. 42, pp. 1381-1398.

En cada época de la psiquiatría aparecen modas y prototipos. Antaño fue la neurastenia, a finales del siglo XX el "trastorno limítrofe de la personalidad" y hoy recurrimos al llamado "déficit de atención e hiperactividad" como un descubrimiento nosográfico ante el que todo implicado baja la cabeza.

Más bien, parece no haber espacio psíquico transicional ni tiempo para la reflexión. El mundo moderno está plagado de momentos, no de pausas. Transitamos en medio del desasosiego, la inmediatez y, sobre todo, atrapados por la poca tolerancia para aplazar los encuentros o elaborar los desencuentros. Se habla de angustia pero se actúa en función de ella y no en indagar sus posibles conexiones. Se exigen fármacos supresores del afecto, pero no se navega en dirección de afrontar lo genuinamente afectivo.

Una premisa repetida entre quienes trabajamos en psicoanálisis es que toda asociación aparentemente gratuita que esgrime el paciente alude a una representación significativa. Tal "determinismo de lo anímico" permite escuchar con menos distorsiones la narración y el manantial de conflictos, atento a lo que trastoca el discurso, más que a su coherencia. Se trata de urdir el deseo inconsciente, atando cabos, tejiendo sin reparar las asociaciones erráticas y las reflexiones que cada sujeto evoca en su angustia. Los síntomas, los ecos y los quiebres, por delante de la brújula. Como se puede inferir, se requiere atención y paciencia, y una cierta humildad ante la voluntad humana, tan endeble.

Me parece inevitable ceder a la demanda tecnológica, como inevitable será llenarnos la vida cotidiana de pantallas y enlaces inalámbricos. Sólo espero que no perdamos la mirada ni la escucha para el otro, esas fuentes refrescantes del universo simbólico que nos determina.

HOY POR TI, MAÑANA POR MÍ

La literatura nos enseña que las enfermedades venéreas han sido el azote de la humanidad. La razón es obvia: la sexualidad es lo más distintivo de nuestra especie. Mediante el amor, la palabra y los sentidos nos jugamos la vida y la muerte. Con estos elementos y sus derivados, reconocemos nuestro origen y nuestro destino, nos aliamos y nos enemistamos, anhelamos y destruimos... es decir, profesamos tanto el deseo como el duelo, nuestra esencia.

Durante muchos siglos, el estigma social, la decrepitud y la locura se asociaron con la sífilis y la gonorrea. A partir de la penicilina, aunada a la revolución antimicrobiana que la sucedió, creímos encontrar un respiro y nos confiamos ingenuamente, ciegos a la extraordinaria capacidad adaptativa de nuestros microscópicos enemigos.

Con la aparición del SIDA hace casi tres décadas, descubrimos de golpe que la agonía puede acompañar a la elección erótica o al rechazo social (como ocurre en la película *An Early Frost* y como lo vive un sublime Tom Hanks en *Philadelphia)*. Descubrimos que somos presa de partículas virales que penetran nuestros reductos de placer para destruir toda integridad inmunológica. ¿Nos hicimos más prudentes, menos engreídos?

Después vinieron el citomegalovirus y la ceguera, la hepatitis C y su cirrosis silenciosa, el sarcoma de Kaposi, el herpes genital y la vergüenza, y de forma inesperada, el virus del papiloma humano hurgando e inoculando el cáncer.

En un mundo interconectado, la pandemia de enfermedades por transmisión sexual no puede menospreciarse. Ejercer la prostitución en Bangkok, Nairobi o Río de Janeiro es arriesgar la vida. La hepatitis C es la causa de más rápida incidencia de cáncer en todo Oriente.Y lo más escalofriante: uno de cada cuatro niños en África meridional morirá a causa del SIDA antes de cumplir quince años.

Dos observaciones clínico-epidemiológicas del primer semestre de 2009 ponen de relieve la prevención de estos padecimientos:

La primera es una compilación de tres grandes estudios realizados en África, donde se evaluó a más de diez mil hombres para definir si la circuncisión previene la transmisión del VIH. La base de datos Cochrane recopiló la información de sendos ensayos en Uganda, Sudáfrica y Kenia que sopesaron el riesgo de contraer SIDA por contacto sexual en cuatro años de vigilancia (2002-2006). El metanálisis demostró que el contagio del virus se redujo entre 38 y 64 por ciento en hombres circuncidados respecto de los que no aceptaron la circuncisión.

La segunda se refiere a la utilidad del condón para prevenir enfermedades venéreas. Gradualmente se ha establecido, sin lugar a dudas, que el uso rutinario del condón previene la transmisión del SIDA, y de las infecciones por *Chlamydia,* gonococo y virus del papiloma humano hasta en 90 por ciento. Si la comunidad científica se adhiere al principio ABC (Abstinencia, Buena pareja y usar Condón), es porque las campañas educativas han sido insuficientes para limitar las infecciones contraídas por contacto sexual y porque debemos lamentar la estulticia de ciertas doctrinas religiosas.

Queda mucho terreno por arar. Por lo pronto, sabemos que los métodos de barrera y la higiene genital pueden reducir hasta en una tercera parte el daño que hemos provocado con nuestra indolencia sexual. Pero es imperativo que entendamos y eduquemos a nuestros congéneres: la sexualidad se despliega en todo quehacer cotidiano, en nuestras aspiraciones y nuestros desvelos, en la fraternidad y en la seducción, en los campos de batalla tanto como en la penumbra de nuestros dormitorios. Ejercerla creativamente, con reciprocidad y con ternura, garantiza al menos que apostamos a la vida.

Sad, mad and bad:[5] La depresión en la menopausia

"Un sol ensombrecido alumbra apenas mi dolor: he perdido mi fertilidad y mi atractivo, se anuncia un deterioro ineluctable en todo mi cuerpo y un mar de desencuentros me separa de mis hijos." Así formulada, la menopausia es una transición cargada de melancolía. No para todas las mujeres, desde luego, pero sin duda tiene un gran impacto en la calidad y la expectativa de vida.

La menopausia entraña un cambio psíquico y físico que en lo imaginario se vive como un declive forzado. Obliga a toda mujer a encontrar recursos adaptativos que no siempre se anticipan con versatilidad, y que se hacen muy necesarios cuando aparecen los síntomas climatéricos (bochornos, resequedad de mucosas, libido oscilante, trastornos del ánimo). La ganancia secundaria de olvidar las molestias de la menstruación y dejar atrás el riesgo de embarazos tardíos no compensa las pérdidas de autoestima y plenitud sensual que se avecinan. Quizá en el fondo se asoma el temor a la muerte, inevitable y ominoso.

Pero también están los miedos cotidianos: "Esta feminidad lastimada, ¿podrá apelar al otro con amor y con frescura?" "¿Quién sabrá escucharme desde esta soledad a la que me condena mi cuerpo envejecido?"

Consideremos las hipótesis biológicas por un momento. Me refiero a la idea de que a la síntesis de monoaminoxidasa y al eje hipotálamo-hipófisis disminuido se han atribuido los mecanismos causales de la depresión. Tanto la desregulación de neurotransmisores como la capacidad para modular el estrés son eventualidades que se acentúan después de los 45 años. Aun cuando la depresión ocurre en cerca de 20 por ciento de las mujeres a lo largo de la vida, su incidencia tiende a aumentar después de la menopausia.

Otra alternativa es que la depresión surge como resultado de la caí-

[5] El título es una licencia tomada del libro de la doctora Lisa Appignanesi (2008), quien escribió con erudición acerca de la relación histórica entre las mujeres y sus psiquiatras.

da abrupta de niveles circulantes de estradiol y progesterona. En efecto, estas dos hormonas ováricas se difunden por el líquido cefalorraquídeo y atenúan la actividad de la monoaminoxidasa y las β-endorfinas (ambos neurotransmisores ligados con la excitación afectiva). Pero no se trata de reducir hasta el cansancio los vectores humorales o moleculares que pueden acompañar a la depresión. Seguramente juegan un papel fisiopatogénico complementario, pero la merma del deseo, la herida narcisista y la perspectiva del envejecimiento actúan siempre como escenario referencial.

En el marco del vacío oceánico que se yergue enfrente, a medida que se alejan los objetos amados y no hay costa donde recalar, la depresión encuentra su expresión y su horizonte. Hacen eco las voces fracturadas del pasado: una madre que no supo amar, un padre inválido de ternura, un compañero que acompaña poco o se intimida… en fin, los fantasmas de la melancolía suelen tener un correlato real e imaginario.

Los nuevos medicamentos, inhibidores de recaptura de sustancias neurosensitivas, ayudan, porque permiten flotar en un mar de sargazos en el que parecemos hundirnos día con día. Pero, ¡ojo!, simulan la verdad, no la embisten de frente. La "sensación plástica" que producen los antidepresivos —tal como me describía una paciente— tiene sus limitaciones y su tiempo de vigencia.

Las hormonas sintéticas femeninas (estrógenos combinados en tableta, gel o parche) producen un beneficio relativo que se experimenta en lo somático pero deja casi siempre intacta la dimensión psíquica del duelo. Algunos ginecólogos las combinan con testosterona, pero el resultado euforizante también es limitado.

Mi experiencia con este complejo padecimiento que rasga la vida de muchas mujeres en la madurez es que debe afrontarse con psicoterapia. Es válido recurrir al apoyo psicofarmacológico (antidepresivos, ansiolíticos y, en casos graves, antipsicóticos) cuando el abatimiento y la ideación suicida no dan tregua a la paciente. Ante todo, escuchar: el miedo, el duelo narcisista y la impotencia son expresiones sintomáticas que hablan de la historia personal y de cómo se ha negociado el balance afectivo a lo largo de la vida. También describen lo equipados que estamos para emprender el tránsito hacia la muerte, por obvio que resulte el desenlace.[6]

---

[6] Una guía del manejo de síntomas en la menopausia puede consultarse: http://content.nejm.org/cgi/reprint/355/22/2338.pdf. Sobre la osteoporosis y su repercusión en la salud global de la mujer, http://content.nejm.org/cgi/reprint/353/6/595.pdf

La pérdida de los confines

Para muchos enfermos hospitalizados, el horizonte se desvanece. No se trata de extraviarse en el resplandor austero de un quirófano o dejar de ver el jardín familiar a cambio de una ventana que no se abre a ningún lado. Se trata de perder la razón, de verse invadido por los visitantes del Yo.

El delirio, también conocido como "encefalopatía aguda", "síndrome orgánico cerebral" o "estado confusional", es un problema común de pacientes confinados en un sanatorio. Los médicos lo definimos como un trastorno cognitivo y de la atención, acompañado de alteraciones en el ciclo de sueño-vigilia y de la conducta psicomotora. Así planteado, nos dice poco del huracán de emociones y alucinaciones que experimenta el enfermo, enclaustrado con sus fantasmas en una sórdida habitación de hospital.

En condiciones habituales, tres de cada diez adultos mayores de 70 años experimentarán un episodio confusional durante su hospitalización, lo que se deriva en mayor morbilidad (medicamentos, restricción de movimientos, sondas y sueros), y no rara vez, mayor mortalidad en la medida en que extiende la estancia hospitalaria y aporta riesgos agregados (broncoaspiración, caídas, interacciones medicamentosas, infecciones intrahospitalarias, etcétera).

Hemos logrado identificar una lista de factores de riesgo para predecir delirio en un anciano que se hospitaliza: *1)* demencia o deterioro cognitivo pre-existente; *2)* compromiso visual (por ejemplo, cataratas, presbiopía, degeneración macular); *3)* incapacidad física para valerse por sí mismo; *4)* co-morbilidad (es decir, enfermedades crónicas distintas de la que motivó la hospitalización, como cirrosis, diabetes, insuficiencia renal, etc.); *5)* necesidad de usar restricción física (por agitación o conducta agresiva). Además, por experiencia sabemos que las infecciones, las fracturas (porque inmovilizan al enfermo) y el uso previo de sedantes, somníferos y medicamentos anticolinérgicos son factores que anticipan un episodio de delirio.

La característica central del delirio es la imposibilidad de mantener una atención focalizada y, por ello, una coherencia fluida tanto de pensamiento como de acción. El trastorno de atención, apareado con una dificultad para graduar el estado de despierto, subyace a otras muchas alteraciones cognitivas. Los pacientes delirantes pueden aparecer conscientes pero se distraen fácilmente, son hipersensibles a los estímulos perceptivos y son incapaces de discriminar aquellas excitaciones de su entorno que abruman su atención.

En tal situación de desconcierto, las alucinaciones hacen su nido y la memoria se revuelve endeble para situar a las personas y el ambiente, con frustración. El paciente profiere insultos y amenazas para silenciar a estos visitantes, que suplantan su conciencia con evocaciones de otros mundos e improperios para encender un diálogo atravesado por significantes nuevos. La locura es un intento fallido de remisión, ante la borrasca de neurotransmisores que inunda la mente. Los trastornos autonómicos se suceden, aleteando como pájaros hambrientos: taquicardia, piloerección, fiebre, temblor, sudoraciones… el enfermo no encuentra sosiego en su angustia y su desamparo.

Se han invocado muchas causas circunstanciales para el delirio. La principal es un obstáculo a la oxigenación cerebral, que enmarca la hipoxia neuronal y, con ello, la desestabilización de las señales cognitivas. La falla de algún órgano vital, expresada como insuficiencia cardiaca, hepática o renal, con frecuencia da lugar al deterioro cognitivo agudo. En el primer caso porque indirectamente reduce el riesgo sanguíneo cerebral y en los dos últimos, porque presupone la acumulación de residuos tóxicos. También se han propuesto algunos trastornos metabólicos intercurrentes, bajas de sodio, calcio y magnesio, o deficiencias vitamínicas del complejo B, como las que se observan en bebedores crónicos "de buró". Lo cierto es que inciden en un cerebro cansado, con cierta atrofia cortical, en un sujeto que consume tal vez muchos medicamentos (antidepresivos, diuréticos, hipnóticos, sedantes o analgésicos) y en quien se acaba de operar o sufre de una infección grave, bajo condiciones de estrés y en confinamiento.

¿Puede prevenirse? Hace una década, la doctora Sharon K. Inouye, de la Universidad de Harvard, diseñó una intervención muy sensata que llamó "Programa de vida del viejo". Consiste en que a todo paciente mayor de 65 años que se hospitaliza por un padecimiento agudo, además de evaluarlo metabólicamente en detalle, se le fomente la orientación temporo-espacial de manera constante. La doctora Inouye colocaba relojes grandes y calendarios en el cuarto, evitaba la deprivación de estímulos ambientales con ayuda de lentes o aparatos auditivos, promovía ciclos estables de sueño y vigilia bajo supervisión estrecha del personal de enfermería, y ponía énfasis en la hidratación y el estado nutricional de sus pacientes. Con ello pudo disminuir a la mitad los episodios de delirio en una unidad de cuidados intensivos, una medida que se ha extendido a muchas clínicas del mundo para mejorar la calidad asistencial de los adultos mayores.

Lo que no ve la luz del día en el mundo simbólico del sujeto aparecerá como espectro en el inconsciente, y en tal sentido, la fuerza de las pasiones se torna en desorden alucinatorio cuando se ve enclaustrada sin explicación. Nuestros cerebros están hechos para el sueño, para el deseo y la percepción. En todo caso, la memoria y la conciencia sirven sólo para contener lo insondable y lo voluptuoso de nuestros universos pulsionales.

Memoria y desmemoria

Devastadora e implacable, la demencia arrasa con el individuo y su familia. El sujeto afectado se va confinando a un mundo efímero, con fronteras cada vez más estrechas, donde los referentes se desvanecen. El sentido del humor, la espontaneidad, la fantasía y la identidad desaparecen uno a uno como espectros. Los tres tipos principales de deterioro cognitivo que llamamos demencia (tipo Alzheimer, demencia vascular o demencia con cuerpos de Lewy) afectan a 1.8 por ciento de la población mayor de 65 años. Sin un tratamiento apropiado, esta cifra crecerá hasta incidir en 13.2 millones de estadounidenses en la próxima década y en un porcentaje correspondiente en nuestro país.

El tratamiento en la actualidad incluye cinco componentes: estrategias neuroprotectoras, inhibidores de colinesterasa y fármacos antiinflamatorios, estimulación perceptual, actividades de mantenimiento físico y alianza entre familia y cuidadores para equilibrar la carga progresiva de la enfermedad. El diagnóstico se centra en pruebas cognitivas, en el marco de evidenciar un trastorno amnésico, deterioro del lenguaje, déficit visuo-espacial y, con frecuencia, alteraciones emocionales (como irritabilidad, depresión o afecto fluctuante), que caracterizan un proceso neurodegenerativo complejo. Sabemos, por estudios clínicos, histopatológicos y de imagenología avanzada, que existe cierta tendencia hereditaria, que algunos familiares de madres con Alzheimer tienen déficit del metabolismo cerebral de glucosa y que en individuos con problemas cerebrovasculares, la demencia suele progresar más rápido.[7]

En vista de lo anterior, ¿podemos prevenir la desmemoria? Algunas evidencias recientes sugieren que mantenerse activo intelectual y físicamente es el mejor recurso para evitar el deterioro cognitivo. Tiene sentido: se incrementa la oxigenación cerebral, se facilita la depuración de residuos tóxicos por la microglia, se agilizan las conexiones neuronales

[7] http://content.nejm.org/cgi/reprint/352/7/692.pdf, http://content.nejm.org/cgi/reprint/352/7/692.pdf, http://content.nejm.org/content/vol352/issue7/images/large/09f2.jpeg

existentes y se favorece la plasticidad funcional del sistema nervioso central. La edad es el factor determinante para padecer demencia. El riesgo se duplica cada cinco años después de los 65. Ciertos genes de apolipoproteínas epsilon se han vinculado con Alzheimer (el gen Apo ε2 para proteger, mientras que el gen Apo ε4 confiere riesgo para la forma temprana de demencia). Sin ser categóricas, las observaciones moleculares indican que hay ciertos factores inamovibles para el deterioro cognitivo, que se asocian con el proceso neurodegenerativo que acompaña a la vejez y, probablemente, a otras eventualidades (inflamación, consumo de tóxicos, residuos ambientales) que trastocan la integridad cerebral.

Se ha propuesto que el daño neuronal inducido por radicales libres es parte del problema en pacientes con Alzheimer y por ello los antioxidantes, como las vitaminas E y C, el ácido alfa-lipoico y la coenzima Q podrían retrasar su acumulación. Diversos ensayos clínicos están analizando esta hipótesis. Otros estudios han mostrado que la aspirina a dosis antiagregante (81 mg al día) tiene efecto protector en funciones mentales ejecutivas pero no en otros aspectos del deterioro cognitivo. El ácido fólico, el selenio y la vitamina E no parecen ofrecer ventajas sobre el placebo. Los estrógenos, que en su momento prometían disminuir el riesgo cardiovascular, tampoco retardan o detienen el progreso de la demencia. Sin embargo, los SERM (moduladores sintéticos del receptor de estrógenos), como el raloxifeno, parecen brindar un beneficio, pero aún está por definirse si retrasan la aparición de Alzheimer.

Dos líneas de investigación ofrecen esperanza: el diseño de una vacuna contra beta-amiloide o sus precursores (la proteína anormal que caracteriza el daño tipo Alzheimer) y la terapia con vectores de ARN que reviertan el proceso neurodegenerativo antes de que involucre la mayor parte de la corteza cerebral. Esto, claro está, implica tener métodos de diagnóstico más precisos y oportunos para tratar a los enfermos en etapas tempranas. Un ensayo experimental recién publicado por dos investigadores de la Universidad de Georgia indica que las ratas de laboratorio tienen memoria episódica. Es decir, que son capaces de recapitular eventos y situarlos en un tiempo y lugar específicos. De ser así, estamos ante la prodigiosa perspectiva de analizar e influir en la progresión de la amnesia en animales experimentales, y probar medicamentos que favorezcan diferentes tipos de memoria.[8]

---

[8] Este fascinante artículo puede consultarse en http://www.pnas.org/content/early/2009/05/20/0904360106.full.pdf+html

En suma, tendremos que esperar a tener pruebas diagnósticas más sensibles, mejores antioxidantes y fármacos neuroprotectores más específicos. Por ahora, controlar los lípidos, mantener la presión arterial estable y favorecer el ejercicio físico y mental son las opciones que parecen atenuar el riesgo de sufrir demencia senil.

Los corazones rotos

La rata con cresta *(Lophiomys imhausi),* un roedor semejante a un puercoespín pequeño, es el azote de perros y otros depredadores en África oriental. Si al desplegar sus espículas veteadas el atacante no se aleja y por añadidura muerde su lomo, cae al poco fulminado. Le dicen en Kenia la rata ponzoñosa y cualquiera le saca la vuelta.

Hace unos meses, un grupo de investigadores de Oxford reveló en el *Proceedings of the Royal Society B* (la edición de esa revista que concierne a las ciencias biológicas) que esta diligente rata roe la corteza de un árbol denominado "de la flecha venenosa" *(Acokanthera schimperi)* y extrae filamentos que adhiere minuciosamente en sus espinas para matar a sus agresores. El árbol es conocido por los cazadores aborígenes de Somalia, quienes en otro tiempo lo usaban para cazar elefantes, impregnando sus flechas con el extracto de esa corteza, mediante un mecanismo letal similar al efecto curare que conocemos gracias a los indígenas del Amazonas. La sustancia responsable en este caso es nada menos que un glucósido cardiaco, la ouabaína, que usada a dosis tóxicas produce arritmias y bloqueo auriculoventricular completo.[9]

Por otro lado, no hay testimonio más revelador del curso de una enfermedad que el de un paciente que, conocedor de sus síntomas y su fisiopatogenia, nos lleva paso a paso en su declive. En el siguiente vínculo,[10] la doctora Jennifer Bute nos conduce por el arduo proceso del tratamiento de su demencia y su bigeminismo, desatado por el donezepil, con gracia y gratitud. Como *addendum*, su cardiólogo habla de la entereza de esta paciente y enumera algunas precauciones para detectar los trastornos cognitivos antes de que tengan efectos devastadores.

A veces, los corazones rotos dicen más de la alegría de vivir que todas las palabras huecas.

---

[9] http://rspb.royalsocietypublishing.org/content/early/2011/07/29/rspb.2011.1169.full.pdf

[10] http://www.bmj.com/content/343/bmj.d4278.full.pdf

Nueva luz a través de una ventana añeja

Como algunos saben, "reuma" quiere decir flujo, corriente; se deriva del griego *rheos* (literalmente, río), que hace alusión al mecanismo inferido en la Antigüedad como causante del dolor reumático, es decir, un flujo o una corriente alterada de humores o de calor que invadía las articulaciones, siguiendo las descripciones originales de Hipócrates y los médicos de su tiempo. Así que afirmar "tengo reumas", no dice mucho, porque éstas se presentan en más de 250 entidades diferentes que afectan los tejidos de conexión o de sostén (por eso también las llamamos "enfermedades del tejido conectivo").

Cabe señalar que las enfermedades reumáticas pueden dividirse grosso modo por su origen en aquellas que son de naturaleza genética, las que ocurren como consecuencia de trauma directo o envejecimiento de los tejidos de sostén, las que tienen una etiología autoinmune (con frecuencia vascular, inmunológica o inflamatoria), las de origen metabólico (como la gota o los problemas reumáticos en enfermos diabéticos) y las causadas por tumores, sean éstos malignos o benignos.

Desde luego, también habría que considerar qué órganos afectan de forma predominante: artritis o artrosis si dañan en particular las articulaciones; miopatías si se alojan o afectan en principio a los músculos y, de manera análoga, esguinces, tenosinovitis, rupturas ligamentarias, enfermedades por hiperelasticidad, condritis, vasculitis, etc., como variantes que tienden a localizarse en algún tejido aunque secundariamente puedan generalizarse.

Por último, tenemos que tomar en cuenta la edad del paciente cuando aparece el padecimiento reumático para afinar el diagnóstico. Contrario a la creencia popular, las enfermedades reumáticas no son propias de la vejez, aunque es cierto que los síntomas de dolor muscular u osteoarticular suelen ser más frecuentes en la tercera edad debido a la pérdida de tono o elasticidad de los tejidos de sostén. Más aún, el cartílago articular —que es, por cierto, una estructura maleable compuesta de una red de proteínas separadas por moléculas de agua— tiende a "secarse" y fracturarse con la edad, dando origen a cambios degenerativos que subyacen a la enfermedad reumática más frecuente en el género humano, la osteoartrosis o enfermedad articular degenerativa.

Pero decíamos que los problemas reumáticos no son privativos de la vejez, ocurren desde edades muy tempranas, como la llamada enfermedad neonatal inflamatoria multiorgánica (NOMID, por sus siglas en inglés), que deriva de por lo menos un defecto genético (deficiencia del gen LNRP3, que codifica para criopirina, una proteína fundamental en los fenómenos inflamatorios). Otras enfermedades de la infancia son las artritis, espondilitis, lupus y miositis juveniles, que tienen características clínicas propias en contraste con las versiones adultas, y suelen diagnosticarse arbitrariamente si comienzan antes de los quince años de edad.

Además, un buen número de padecimientos reumáticos ocurren entre los quince y los 45 años de edad, con predominio en las mujeres. De ahí que se hayan considerado factores que tienen que ver con el desarrollo sexual y la fertilidad en las mujeres, notablemente modificados por hormonas (estrógenos a la alza mientras que la progesterona parece brindar cierto beneficio transitorio).

Lamentablemente, las intervenciones con hormonas sintéticas para tratar de modular el comportamiento de estos padecimientos han sido bastante erráticas. Lo que sí es un hecho demostrado científicamente es que la sustitución hormonal tiende a ser riesgosa en algunas pacientes que sufren autoinmunidad y que, paradójicamente, las supresión hormonal (por ejemplo, con medicamentos que bloquean los estrógenos, empleados para prevenir recurrencias de cáncer de mama, como el Tamoxifen o el Anastrozol) exacerban mucho las molestias reumáticas en pacientes con osteoartrosis.

En los últimos años, los reumatólogos hemos visto emerger un buen número de fármacos, fabricados ex profeso gracias al descubrimiento de los mecanismos que subyacen a la inflamación y a la autoinmunidad, y que han cambiado el panorama terapéutico de muchas enfermedades. Me refiero en especial a los anticuerpos monoclonales, que son proteínas fabricadas con una especificidad antigénica (es decir, contra un solo marcador molecular causante de daño o de activación celular) lo que les confiere una utilidad terapéutica única, para inhibir o reducir la carga de inflamación.

Hemos caminado un gran trayecto desde que se descubrió la aspirina a finales del siglo XIX[1] y el empleo de medicamentos creados mediante ingeniería genética "buscan" sus objetivos terapéuticos para limitar el daño causado por los procesos de inflamación. Imagínense: armas terapéuticas que bloquean el factor de necrosis tumoral (Etanercept, Infliximab, Adalimumab, Golimumab) para cohibir la artritis, anticuerpos que se fijan a la superficie de receptores de linfocitos B para inactivarlos o adormilarlos (Rituximab y Belimumab), o bien bloqueadores selectivos de ciertas citocinas asociadas con inflamación (Anakinra, Abatacept, Usketimumab), entre muchos otros que están a prueba o en vías de producción. El futuro es ahora, como se suele decir, ante la evidencia de promesas en el campo de la salud y de la ciencia.

Acaso el rezago social —con la enorme brecha que nos separa de los países que producen estos avances y los materializan en tratamientos efectivos— nos priva de ver la luz reflejada en todos nuestros pacientes. Por eso la responsabilidad ética de todo profesional de la salud es mantenerse al día en conocimientos y destrezas, renovar sus votos hipocráticos y escuchar, nunca dejar de escuchar, a quienes sufren debido a lesiones en el cuerpo o en el alma.

El sol es mi enemigo

Hace casi cuarenta años la escritora Henrietta Aladjem describió su lucha para vencer al lupus eritematoso con este elocuente título. En el lapso transcurrido hemos podido documentar que la luz ultravioleta desnaturaliza el ADN de los queratinocitos y así los promueve como autoantígenos, uno de tantos que distingue a esta heterogénea enfermedad.

Pero vayamos por partes. La descripción de este padecimiento autoinmune se debe al doctor Cazenave, quien a mediados del siglo XIX observó las lesiones típicas en la cara: en efecto, sobre las prominencias malares o el dorso de la nariz que confieren ese efecto de quemadura o enrojecimiento (eritema) y que por ello denominamos "en alas de mariposa". Para Cazenave parecían heridas producidas por el ataque de lobos, de ahí el epíteto lupus. En la medida en que se fueron identificando las manifestaciones en otros órganos: artritis, inflamación de serosas, carditis, encefalitis y, sobre todo, daño renal, se caracterizó como lupus eritematoso generalizado (preferible al anglicismo "sistémico"), a diferencia de las formas limitadas (las variantes discoide y cutánea subaguda).

---

[1] http://www.ncbi.nlm.nih.gov/pmc/articles/PMC1119266/pdf/1591.pdf

Sabemos que ataca de preferencia a mujeres jóvenes, pero es más grave en hombres, en quienes se descarga agresivamente en los alveolos y glomérulos. Por razones genéticas, predomina en las razas negra y asiática, por eso es relativamente común en México, donde concurren algunos de estos alelos de susceptibilidad en nuestras raíces indígenas. Es, por cierto, una enfermedad poligénica, que se hereda en mosaico, más probable en familias que tienen otros trastornos autoinmunes en su bagaje (tiroiditis, nefritis, artritis, etcétera).

Dado que el comportamiento clínico depende de la expresión de ciertos genes, es un padecimiento muy heterogéneo; al grado que el doctor Alarcón Segovia, que dedicó su vida a investigarlo, solía insistir en que "no hay dos pacientes con lupus iguales". De ahí lo fascinante de entender y explorar su fisiopatogenia.

Quienes vemos pacientes con lupus desde hace muchos años, aprendemos a respetar su padecimiento y, por supuesto, su juicio respecto de la evolución de los síntomas. Aprendemos con ellos a descifrarlos; con suerte a anticiparnos a su emergencia o recurrencia, para cohibirlos y eslabonarlos a tiempo. Si bien es una enfermedad estereotipada, que requiere criterios sólidos para su diagnóstico certero, hay ciertas sutilezas que el ojo experimentado aprende a discernir como patognomónicas. Me refiero al eritema malar que respeta el surco nasogeniano (nada que ver con la rosácea o las atopias), el borde bermellón que delinea los labios, las manos "polvosas", la linfopenia como heraldo, el sedimento telescopiado, el cabello yerto o trunco, más que quebradizo. En fin, más sabe el diablo por viejo...

Desde hace dos décadas usamos con mejor tino los esteroides, que siguen siendo la piedra angular del tratamiento, pese a sus efectos indeseables. Pero los adelantos en la comprensión de los mecanismos celulares que subyacen a esta enigmática enfermedad nos han guiado luminosamente a emplear mejores recursos: inmunosupresores a dosis específicas, anticuerpos monoclonales contra receptores de activación celular y, sobre todo, prevención secundaria de manera consensuada e integral, que ha abierto una perspectiva vital muy halagüeña para quien sufre de lupus. El futuro depara seguramente la curación, individualizada, compleja pero plausible, para liberar la mariposa que anida en el rostro herido de tantas mujeres.

De quien nos ilustró con su introspección y sinceridad, podemos concluir: nacida en Bulgaria y emigrada a Estados Unidos cuando tenía 24 años, la señora Aladjem se convirtió en una activista de los enfermos con lupus. Junto con su médico, el doctor Peter Schur, fundó la Lupus Foundation of America Inc., que ha velado por las bases científicas y el tratamiento oportuno de miles de pacientes. Gracias a su tenacidad, se mantuvo en remisión clínica durante treinta años. Además de su libro emblemático, escribió otro con Peter Schur con un título más prometedor, *En busca del sol.* Henrietta Aladjem murió de un infarto cerebral a los 88 años, en Cambridge, Massachusetts, el 30 de octubre de 2005.

ADDENDUM: Las más recientes investigaciones demuestran que el lupus eritematoso es una enfermedad poligénica y entreverada por diferentes señales de activación y muerte celular sujetas a distorsión y escrutinio. En ello radica la esperanza de un tratamiento a la medida de cada paciente; puede verse en este vínculo de finales del 2011, que discute la inmunopatogenia de este complejo padecimiento.[2]

EL LICENCIADO VIDRIERA

La novela ejemplar de Cervantes aludía a un personaje que —en su fragilidad emocional— padecía la certeza de estar constituido de vidrio. El bachiller Tomás Rodaja, envenenado por el desdén, se secó de facultades hasta perder el entendimiento. En su andar a tientas, profiriendo verdades sin reparo (entre ellas, por cierto, aludió al daño que hacen los malos médicos), el loco se rodeó de lisonjas y seguidores, que lo abandonaron cuando recuperó la cordura. ¡Qué frágiles somos ante la animadversión del objeto amado! —podríamos decir a modo de moraleja.

La vida contemporánea nos ha hecho frágiles de una forma análoga, al empujarnos al consumo irrestricto de bienes o golosinas, arrollándonos con su vértigo y sus contratiempos, exigiéndonos respuestas materiales y proyectándonos al vacío, ese que Lipovetsky retrata tan elocuentemente en su ensayo articulado en la frase, casi apologética: "¡Si al menos pudiera sentir algo!"[3]

Las caracteropatías y los trastornos narcisistas de la personalidad abundan en los consultorios médicos, porque reculan de la apuesta psicoanalítica, no sea que de verdad la inmersión los conduzca al ahogo. Se presentan como esos desórdenes rígidos, inamovibles, desplumados de afecto, que exigen respuestas para preguntas inconexas que tienen que ver con un despojo originario, nada tan distante como el síntoma que reclaman

---

[2] http://www.nejm.org/doi/pdf/10.1056/NEJMra1100359

[3] Gilles Lipovetsky, *L'ere du vide. Essais sur l'individualisme contemporain*, París, Gallimard, 1999.

que desaparezca. "Yo no soy, son los otros", dicen en su paradójica reafirmación, ignorantes de que lo que yace al fondo es un vacío afectivo, que los determina en su insaciabilidad. Siempre el error está afuera, en la deformidad del espejo opaco, carente de una luz propia, la que se consume en el egoísmo y la antipatía, la que no vela para nadie pero se proyecta en todos.

Desde otro lugar, los licenciados de vidrio incluyen a algunos que han dejado el ejercicio por las adicciones, quienes prefieren la sombra y los alimentos industrializados y aquellos que, por error o desatención médica, caen en el consumo de sustancias que descalcifican el esqueleto. La lista de factores que causan osteoporosis, ese mal moderno con tan mala reputación por las fracturas (y los costos) que impone, va en aumento en la medida en que se descubren nuevos ingredientes clínicos en su etiopatogenia.

Para simplificar el mensaje a mis lectores, los tipifico a continuación: *a)* Causas naturales: edad avanzada, menopausia, raza blanca o asiática, delgadez, historia familiar de fragilidad o hipercalciuria. *b)* Causas tratables: falta de ejercicio, tabaquismo, alcoholismo, bajo consumo de calcio, confinamiento. *c)* Causas iatrogénicas: corticoides, heparina, anticonvulsivos, deprivación hormonal, laxantes, sustitución tiroidea. *d)* Causas incidentales: mala salud, demencia, baja visión, enfermedades neuromusculares, menopausia precoz.

Tal es la preocupación, que la OMS elaboró un instrumento muy accesible para calcular el riesgo de fracturas por osteoporosis en los próximos diez años.[4]

¿Quiénes deben atenderse? *1)* Mujeres mayores de 65 años y hombres mayores de 70 años, sobre todo si son sedentarios, delgados o sufren cualquier enfermedad crónica. *2)* Mujeres con menopausia precoz o quienes hayan recibido tratamiento para el cáncer de mama. *3)* Mujeres cerca de la menopausia que reciban tratamientos que descalcifican. *4)* Adultos con historia de fractura después de los 50 años. *5)* Adultos bajo tratamiento de epilepsia o enfermedades inflamatorias, especialmente si reciben o han recibido cortisona. *6)* Todo paciente bajo tratamiento o monitoreo por osteopenia.

Se sabe que el ejercicio mantiene la integridad ósea porque estimula la osteogénesis (formación de hueso). Lo ideal es el ejercicio de alto im-

[4] www.shef.ac.uk/FRAX

pacto. Basta brincar o bailar durante diez minutos, tres veces por semana, durante siete meses, para fortalecer el esqueleto, como demuestran dos estudios en mujeres jóvenes y adolescentes.[5]

La evidencia científica sugiere que el consumo diario de calcio y vitamina D es subóptimo, y que en personas con riesgo de fracturas osteoporóticas es deseable una suplementación diaria de 1200 mg de calcio y de 1000 a 2000 unidades de vitamina D3 (la mejor preparación es colecalciferol, poco disponible en México). Como el calcio se absorbe con el ácido estomacal, es preferible tomarlo con las comidas o bien optar por citrato de calcio, si se están consumiendo medicamentos que inhiben la acidez (particularmente omeprazol y sus derivados). Dado que se requieren tres meses para alcanzar un nivel estable de vitamina D, es preciso esperar ese lapso antes de medir en sangre el nivel de 25-hidroxivitamina D.

Los fármacos empleados actualmente para el tratamiento de la osteoporosis son cada vez más variados y, salvo los estrógenos sintéticos y el raloxifeno, que son propios de la posmenopausia, tienen amplia indicación:

Bisfosfonatos por vía oral (Fosamax, Actonel, Bonviva), de probada eficacia y buen perfil de seguridad, excepto para quienes tienen estenosis esofágica, reflujo intenso o insuficiencia renal. Además se pueden dar "vacaciones" de tratamiento a los pacientes, por su prolongada vida media.

Bisfosfonatos inyectables (Zometa, Aclasta), recomendables para pacientes que no toleran los anteriores o en quienes la terapia oral no ha corregido la pobre densidad ósea en el primer año de tratamiento. Se han documentado reacciones agudas de toxicidad al aplicarlos, generalmente leves y transitorias, así como reabsorción de mandíbulas, por lo que se requiere de asesoría experta.

Calcitonina de salmón, recomendada en quienes no toleran otros tratamientos, como segunda opción, si no demuestran hipersensibilidad (nasal o subcutánea) al principio activo. Su costo y la aplicación diaria son limitantes adicionales.

Teriparatide (hormona paratiroidea recombinante), pese a su obvia indicación basada en principios fisiológicos, es un medicamento caro, que se aplica en dosis de 20 ug diarios por vía subcutánea durante dos años, de modo que pocos bolsillos lo toleran.

---

[5] Recker, Davies *et al.*, *JAMA* (1992) 268: 2403-2408; y MacKelvie, McKay *et al.* *J Bone Miner Res* (2002) 17: 834-844.

En la actualidad se recomienda hacer densitometría ósea cada doce meses durante el tratamiento, y tal vez cada dos años si se logra el efecto deseado y el paciente ha modificado sus hábitos de vida u otros factores de riesgo. En quienes reciben esteroides, antiácidos o terapia hormonal supresora, conviene evaluar cada seis meses. Los marcadores de resorción ósea se reservan para casos de difícil control o para quienes no responden a las medidas sugeridas; incluyen calcio, telopéptido e hidroxiprolina urinarios así como osteocalcina, fosfatasa alcalina y propéptido de procolágena tipo uno en suero.

Como se puede atestiguar, la fragilidad es una dimensión de lo humano que se cierne en los extremos de la vida o cuando descuidamos el cuerpo sin procurar el alma.

Uso y abuso de esteroides

Los derivados sintéticos del cortisol, que se han usado continuamente durante sesenta años, tienen —como la figura mítica de Jano— dos caras. Por una parte, son extraordinariamente útiles en pacientes con inflamación o autoinmunidad generalizada (asma, lupus, pénfigo, esclerosis múltiple, etc.), si se mantienen dentro de las dosis y tiempos requeridos para inhibir la fase álgida de estos procesos, en tanto se agregan otros agentes inmunomoduladores (con frecuencia llamados *steroid-sparing drugs)* para sostener el tratamiento crónico.

Usados a la ligera, sin mérito diagnóstico y como los hemos visto emplearse a últimas fechas en México, para acortar cuadros respiratorios o atenuar ciertas molestias dolorosas, acarrean un riesgo incalculable. La lista de complicaciones por abuso de esteroides es alarmante: osteoporosis, cataratas, hipertensión arterial, equimosis faciales, fragmentación cutánea, aumento de la incidencia de infecciones, hiperglucemia, obesidad centrípeta, pancreatitis, necrosis ósea isquémica, supresión adrenal, aterogénesis acelerada y... podríamos enumerar una larga lista adicional.

Hace unos meses, el *New England Journal of Medicine* publicó una viñeta para aprender lo indispensable acerca de la "enfermedad ósea inducida por corticosteroides", que es la primera causa iatrogénica de daño al esqueleto en el mundo. Vale la pena revisarla con detalle,[6] recordando aquella máxima, también antigua pero muy vigente: *Primum non nocere* (lo primero es no hacer daño).

Para los interesados en la historia de la terapia esteroidea, que des-

---

[6] http://www.nejm.org/doi/pdf/10.1056/NEJMcp1012926

puntó con el premio Nobel en fisiología y medicina, tras su descubrimiento y utilización en la Clínica Mayo, es importante recordar que pocos hallazgos terapéuticos tuvieron un recibimiento tan súbito y una trayectoria tan ambivalente.[7]

André Derain, el gran pintor expresionista francés que sufrió a la par los estragos de la artritis reumatoide y el hipercorticismo inducido por los fármacos que pretendían "curarla", solía decir: "la sustancia de la pintura es la luz". De manera análoga, podríamos agregar "la esencia de la medicina es cuidar, cuando sanar no está al alcance".

[7] http://www.mayoclinicproceedings.com/76/11/1073.full.pdf

Me quieren operar

La frase de suyo traduce una cesión del derecho de optar y opinar al poder de otro, que se constituye en victimario. Como tal, merece una lectura que ya no puede satisfacerse simplemente con el argumento de la ignorancia, porque la posibilidad de acceso a la información (deformada o razonada) y la exigencia —así, como privilegio y no como concesión— de un consentimiento informado están al alcance de todos.

Sucede, no obstante, que en las instituciones públicas de salud aún se determinan los destinos de los enfermos según la normativa y la disponibilidad de los servicios, y el paciente se ve arrollado por la secuencia de estudios, decisiones e interpretaciones que se hacen de él o ella en el expediente clínico mientras observa, inerme, cómo "su caso" adquiere la dimensión de un problema quirúrgico que la institución se ve obligada a resolver.

El osado paciente que intenta impedir este alud de procedimientos, se constituye de inmediato en un "paciente problema" y, a partir de esa estigmatización, pasa a formar parte del grupo de pacientes que quiere arrebatarle algo (inefable, como se entiende) al cuerpo médico y de enfermería, a la institución o al supuesto benefactor anónimo que está detrás de todos ellos.

En algunos casos, se le refiere al servicio de medicina psicológica en un intento casi huxleriano de acomodarlo a los empeños que, en razón de la buena voluntad y la mejor intención, se hacen en su nombre. El estigma no cesa, sino que va creciendo en la medida en que sus reclamos no se resuelven.

Es verdad que han cambiado los escenarios y se busca que haya más acercamiento entre proveedores de servicios asistenciales y pacientes, pese a las limitaciones de forma. Pero la burocracia obligada en las clínicas de primer contacto y la dificultad para ingresar en los hospitales de atención secundaria o terciaria, aunadas a la saturación de la demanda en países pobres como el nuestro, no ayudan a encontrar soluciones óptimas.

Lo que cabe esperar, antes que hundirnos en el maniqueísmo de una sociedad demandante y beligerante como la estadounidense, es que los enfermos vayamos exigiendo más de nuestros médicos, y que el respaldo tácito de las instituciones hacia su personal se configure más en la intervención de un juez imparcial que en esa función de solapar hechos y personas que todos hemos sufrido.

El camino no es fácil, pero varias organizaciones de pacientes y, en contraparte, algunas directivas gubernamentales han empezado a surgir en el horizonte asistencial para augurar una dinámica distinta a la compleja relación médico-paciente-institución. En América Latina, el apego a las leyes brilla por su ausencia, así que no será un proceso que se acate desde un gobierno más benévolo o populista, sino más bien dictado por la exigencia —cada vez más informada, cada vez más anhelada— de quienes vemos la salud como un derecho y no como una prebenda.

En la medicina privada el panorama es distinto. Los pacientes acuden a consulta con más elementos de juicio y, como es obvio, a pesar de los "terceros pagadores" dispuestos a exigir resultados por su inversión. Aun cuando esta premisa parece diluirse bajo el dominio de los seguros de gastos médicos o las organizaciones mutualistas, el paciente sabe lo que quiere y espera una solución universalmente válida para su problema de salud.

Sin embargo, siguen acudiendo conmigo numerosos enfermos que han sido seducidos para someterse a una operación, con la promesa de que se librarán de su padecimiento definitivamente. Los casos habituales son cirugías laparoscópicas que, por ser de "mínima invasión" (como si se pudiera minimizar la entrada al cuerpo), se promocionan como soluciones absolutas y sin mayor riesgo. Debo decir que una de ellas, la colecistectomía simple (extracción de la vesícula biliar con ligadura del conducto remanente), cuando se hace sin experiencia suficiente, dejando por ejemplo una fístula o un muñón biliar mal cerrado, es una de las complicaciones más graves de la cirugía gastroenterológica y motivo de prolongadas hospitalizaciones en el afectado.

No se trata de satanizar el abordaje quirúrgico y darle relevancia a los tratamientos médicos, en general más conservadores y accesibles. El asunto, precisamente, es que cada problema médico tiene su indicación y que existen numerosas evidencias, decantadas en ensayos multicéntricos o en consensos avalados (en Estados Unidos los Preventive Services Task Force [PSTF] o las normas gubernamentales en otras latitudes), que apuntan cuándo y cómo debe realizarse una cirugía o un determinado manejo.

Es evidente que tales normativas no están disponibles para todos los problemas de salud que pueden afectar a un ser humano, pero sirven de sustento para aplicarse en condiciones análogas cuando no se cuenta con directrices específicas para el trastorno en cuestión. La interconsulta de un colega más experimentado o con una especialidad que permite abundar en información puede ser una alternativa, algo que el gremio médico ha cultivado como un cuestionable poder arcano a lo largo de la historia. Pero no puede ser que en pleno siglo XXI un solo doctor, erigido en poseedor de la sabiduría absoluta, imponga su criterio a un enfermo sin discutirlo y consensuarlo. Eso es abuso de poder y no sólo paternalismo.

Antes que admitir que los "terceros pagadores" o la burocracia de cualquier ideología nos imponga el epíteto de clientes y proveedores, como se estila en la jerga legal estadounidense, recuperemos la relación médico-paciente en un acuerdo de confianza y transparencia, en apego a Hipócrates, pero antes que nada, en beneficio de todos.

Viñetas clásicas y momentos musicales

BEETHOVEN

Un brillante creador, aún en plenitud, Ludwig van Beethoven notó que perdía la agudeza auditiva hacia los 28 años. Obstinado y embebido en las armonías que le interrumpían el sueño, siguió componiendo pese al confinamiento gradual al que lo sometía su sordera. Para los 44 años, su deterioro auditivo era total, de modo que un músico de su orquesta hubo de girarlo ante el público para recibir el aplauso nutrido cuando estrenó su *Sinfonía Coral*.

Para entonces sus rasgos faciales se habían endurecido: la frente prominente y la mandíbula ensanchada enmarcaban un ceño perennemente fruncido. Usaba ya un corno auditivo que sujetaba a su cabeza engrosada con una banda, para dejar libres las manos a fin de conducir la orquesta con libertad. Hacia el final de su vida, siempre vibrante, estaba trabajando en una décima sinfonía, un quinteto para cuerdas, una sonata en Do menor y otros proyectos fragmentarios. Su última pieza publicada fue el cuarteto en La, opus 135, de 1826, que precedió a las diversas falsificaciones tardías que se le atribuyeron después de su muerte.

La autopsia, practicada el 27 de marzo de 1827 por el doctor Johann Wagner, asistido por el gran anatomopatólogo Karl von Rokitansky (entonces residente), la primera de más de 59 mil autopsias que realizaría en su larga carrera, dio con el diagnóstico. Beethoven no sufrió de otoesclerosis o de arteritis sifilítica, como algunas biografías aventuradas nos han hecho creer; desarrolló desde su juventud la enfermedad de Paget, que eventualmente comprimió el octavo par craneal y deformó sus facciones. Murió de cirrosis hepática e hipertensión portal, acosado por el alcoholismo para vencer la intensa melancolía que le causaba su sordera, alejándolo del mundo y aislándolo en su reducto interno, estruendosamente prodigioso.

Canción

A la distancia, mezclado con el olor húmedo del jardín en junio, se escuchan las notas del adagio del *Concierto número 2 para piano* de Karl Vilhelm Stenhammar.[1] Como pasa a veces con la música nórdica, los acordes parecen marcadamente influidos por la naturaleza —mar, viento, nieve— con algún tinte trágico y nostálgico. Pienso en *Ithaka,* su aria concertante de 1904, oída a contratiempo con el poema egregio de Cavafis, o en su *Canción,* su última gran obra, que nos trae reminiscencias del *Fausto* de Goethe y que, representado por una joven tímida, habla del espíritu de Suecia.

Afectado por su pobre función cardiovascular, Stenhammar se recluyó poco después de completar su *Canción* y murió víctima de un accidente vascular cerebral el 20 de noviembre de 1927, a los 56 años, en el pueblo de Jonsered, cerca de su amado Gotemburgo, que lo venera todos los años con el deleite de sus sinfonías y sus fantasías concertantes.

Esta mañana, repetidas entre las pausas del adagio, evoco unas estrofas de Cavafis: "Ruega entonces que el camino sea largo. / Que sean muchas las mañanas de verano, / [...] Mantén siempre fija a Ítaca en tu mente. / Llegar allí es tu meta última. / Pero no apresures el viaje para nada..."

Voces íntimas

Jean Sibelius, que fuera un aceptable violinista, escribió un buen número de piezas para cámara en su juventud, pero sólo un cuarteto para cuerdas en sus años maduros. Intituló ese cuarteto, el opus 56, *Voces íntimas,* quizá buscando una respuesta poética a un periodo intensamente doloroso, cuando sufrió su primera operación de cáncer laríngeo en el invierno de 1908-1909.

En sus cinco movimientos, el cuarteto anticipa en tonalidad a la *Cuarta Sinfonía,* y sugiere la característica de diálogo que ocasionalmente tienen las obras para cuerdas. En el caso de Sibelius, parece aludir metafóricamente a ese diálogo interno que se veía amenazado por la mutilación quirúrgica. Una búsqueda espiritual se adivina en el eje de la obra, seguida de la incertidumbre del adagio, en el que destacan tres notas aisladas en Mi menor, que se alejan de las armonías previas. Sobre estas notas secuenciales que dulcifican la temática, Sibelius escribió de puño y letra *Voces íntimas* en la partitura de un amigo, como una referencia personal que resignificó para siempre este hermoso cuarteto.

[1] http://www.youtube.com/watch?v=lnOaK2uJR0k&feature=related

Prometeo encadenado

Tras sufrir la muerte de su madre —la pianista Lyubov Shchetinina, aquejada de tuberculosis—, antes de cumplir dos años de edad, Alexander Nikolayevich Scriabin se interesó apasionadamente por la música. Desde los siete años construía pianos de juguete con pedales y teclas improvisadas, en una búsqueda fantasmal que conjugaba brotes periódicos de angustia y melancolía. Abandonado también por su padre, quien emprendió una carrera diplomática en Turquía, el pequeño Sasha se sumergió en el aprendizaje febril del piano. Su nana y tía solterona, homónima de la madre, lo encauzó para estudiar piano bajo la tutela del tiránico maestro Nikolai Zverev, quien lo tuvo como alumno favorito. Su compañero de estudios fue nada menos que Sergei Rachmaninoff, a quien llamaban el "émulo ruso de Mozart", en contraste con Scriabin, de quien se decía que era "tan brillante como Chopin". Su primer trabajo formal fue el *Étude en Do menor* (opus 2) de 1886, pieza que muestra ya una prodigiosa musicalidad, en pos del fuego de los dioses.

A fuerza de constatar su pasión por el piano, que parecía consumirlo, lo aceptaron a los 16 años en el Conservatorio de Moscú, con instructores de la talla de Anton Arensky y Sergei Taneyev. Otro de sus maestros, Vasily Safonov, solía decir que pocos placeres eran comparables a escucharlo mientras improvisaba.

Siempre competitivo y frágil, Scriabin se lastimó la mano derecha practicando la *Fantasía de Don Juan,* de Liszt. Su tenacidad hizo que se recuperara componiendo una sonata en La menor (opus 6), como un grito en contra de Dios y del destino. Las diferencias temáticas con Arensky, quien se negó a firmar su certificado, le permitieron graduarse en 1892 como pianista con medalla de oro, pero le impidieron alcanzar el grado de compositor que tanto anhelaba. El tiempo lo rescataría como compositor simbolista y creador de tonalidades multicolores sin paralelo.

Al incorporarse al cuerpo docente del Conservatorio de Moscú, Scriabin pudo dedicarse a componer en medio de su habitual ansiedad, asolado por sus migrañas y su tendencia a refugiarse en el alcohol, además de la lectura pródiga de Schopenhauer y Nietszche. Un rechazo amoroso lo arrojó de bruces a componer sus *Études* (opus 8), que perviven con la sonoridad emanada del enigma del fracaso y su restitución. Un matrimonio fallido, cuatro hijos a los que escasamente dedicó tiempo y su relación vitalicia con Tatyana Schloezer, quien supo cobijar el espíritu vulnerable del compositor, completaron el entorno emocional que lo hizo adentrarse en el misticismo.

Como muchos de sus coetáneos, para Scriabin la música era la forma más elevada del quehacer humano. El ideal prometeico de acarrear la luz divina para el resto de los mortales, arrebatar el conocimiento espiritual y hacerlo inteligible, fueron sus motivos y su pasión constante. Alguna vez le comentó a un amigo: "al escuchar el poema del Éxtasis (opus 54, estrenado en Nueva York en diciembre 1908), ¡mira directo al ojo del sol!" Únicamente un estudioso de la sinestesia como él podría captar la tonalidad melódica y visual del universo para articularla en un lenguaje musical, tan nutrido de colores, y traducirlo a sus congéneres. Uno podría invocar ese narcisismo secundario que sólo una madre ensoñada puede ratificar.

Entre sus obras más célebres, *Prometeo o el Poema del Fuego* (opus 60), Scriabin intentó la fusión de colores con las complejas notas de un poema sinfónico, emitidas por un teclado policromático o *tastiera per luce* que proyectaba imágenes sobre la orquesta. Vale decir que se anticipó en muchas décadas a la trascendencia escénica de diversas óperas contemporáneas o conciertos de música popular. Invariablemente más osado que otros compositores de su época, Scriabin exploró diversas sonoridades en sus sonatas y arreglos sinfónicos, en abierto contraste con Rachmaninoff, ceñido al virtuosismo de sus conciertos y adaptaciones. La versatilidad lírica de Scriabin puede constatarse en el andante de su *Concierto para piano* (opus 20) —que evoca la dulzura de una canción de cuna— o en la fuerza indómita de los metales reclamando al cielo de su *Prometeo*.

Poco antes de morir, Scriabin se dedicó a fabular su obra cumbre, a la manera del *Finnegan's Wake* de Joyce. Completó solamente diversos apuntes del *Mysterium* que debería presentarse en el Himalaya, con gran despliegue mediático y sonoro. Lo impidió un furúnculo mal cuidado en el labio, que derivó gradualmente en septicemia y le arrebató la voz y la vida con su purulenta pequeñez, como todo aquello que se pudre de muerte desde el inconsciente.[2]

Los dedos crispados

En octubre de 1832, cuando ensayaba esa obra tan demandante que conocemos como la *Hammerklavier sonata*, publicada por su colega Beethoven, Robert Schumman advirtió que su mano se contraía hasta impedirle ejecutar con soltura.

[2] E.T. Rietschel, M. Rietschel, B. Beutler, "How the Mighty Have Fallen: Fatal Infectious Diseases of Divine Composers", *Infect Dis Clin North Am* (2004) 18: 311-339.

"Estoy manteniendo la muñeca más alto —escribe el día 13— como Caroline de Belleville [una intérprete prodigiosa de esa época], aunque me falta su línea grácil." Tres doctores certificaron en sucesión que se trataba de un proceso de parálisis parcial, quizá debido a su condición apoplética, como se decía en el periodo romántico. Para ser más preciso, el doctor Brachmann escribió que "si algo lo podía eximir del servicio militar, era la congestión de sangre en la cabeza que... podría provocar un episodio cerebrovascular cuando empuñara un arma".

Como Schumman solía quejarse de intensos dolores en el brazo, es plausible suponer que habría desarrollado una tenosinovitis de los flexores como resultado de su pasión por el piano. Su apartamento parecía una farmacia —según escribió a su madre— y se sometió a una terapia alternativa, sugerida por un cirujano de Leipzig, que consistía en sumergir el brazo en las entrañas de un animal recién sacrificado para absorber su calor.

El siguiente verano se derrumbó. Apremiado por su madre y atravesado por la culpa y la hipocondría, desistió de visitar a su hermano Julius, quien murió de tuberculosis en Zwickau, el hogar familiar. Tampoco acudió a las exequias, quizá atormentado por el recuerdo de su padre muerto y el suicido de su hermana, y a cambio se hundió en la depresión. Se encerró en sus aposentos, aduciendo fiebre y fatiga intensa, inmerso en el alcohol y justificado por el añejo diagnóstico de malaria que había descrito el doctor Moebius al debutar el siglo XIX.

La muerte, en octubre, de su cuñada Rosalie, a quien quiso entrañablemente, lo puso al borde del precipicio. Confesó sus rumiaciones suicidas a su madre en una carta, que reproduzco tal cual:

> En lo que concierne a estas últimas semanas, nada. No he sido más que una estatua, ni fría ni caliente; forzándome a trabajar, he regresado poco a poco. Pero estoy aún voluble y nervioso, y dado que no puedo dormir cuando estoy solo, he aceptado (como compañero de cuarto) a un alma realmente buena... ¿Puedes creerlo? No tengo el valor de viajar a Zwickau sólo por temor a que algo pudiera ocurrirme. Tengo alternancia rápida de bochornos, miedos vagos, pérdida del aliento y desmayos momentáneos, aunque menos que en los días previos. Si tienes una noción apenas de las profundidades de la melancolía en la que duerme mi alma, seguramente me perdonarás no haberte escrito.

Esta apelación, seguida de reiteradas súplicas de amor ese mismo invierno, vaticina la naturaleza de su devoción y su lucha por Clara Wieck, quien inspiró la *Sonata* opus 11 y la *Fantasía en Do* opus 17, en medio de la pérdida de su madre y su infatuación por la joven pianista.

"Lo más variable de la pulsión es el objeto", afirmaba Freud.[3] Con eso se refería sin duda a la mutabilidad de los afectos y la necesidad de polarizarlos en función del amor propio y sus vicisitudes.

Freud se percató de que el deseo sexual discurre por ciertas etapas donde la amenaza de perder el objeto amado es determinante. De ahí se colige la represión de las fantasías incestuosas, la castración como salida negociada del Edipo y la elección de pareja, como sucedáneo. Pero no en todo ser humano la transición es tan pródiga o tan disciplinada; más bien tiende a lo contrario. Como corresponde a toda gesta ambivalente, esas deliberaciones discurren entre el ensayo y el error, con un costo afectivo para el sujeto y su temperamento.

¿Qué suscita la rabia y el abandono que se adivinan en los episodios de manía y depresión, respectivamente? Un eco sin respuesta. Una alternativa que vuelve a las entrañas mientras se desangra, pidiendo lo imposible: aquello que debió cederse pero que se afianza como un derecho inalienable, al que no se está dispuesto a renunciar.

La enfermedad de Schumman, pese a la insistencia de que se trataba de una neurosífilis (que la transcripción de su autopsia, descubierta apenas en 1973, no ratifica), podríamos diagnosticarla —en la jerga psiquiátrica contemporánea— como un trastorno bipolar tipo II.[4]

Las fluctuaciones de ánimo del compositor se extendieron durante dos décadas, mezcladas con su apego —a veces simbiótico, otras aprehensivo— hacia su amada Clara. En tanto, su profusa creatividad lo mantenía a flote. Debatiéndose entre las voces internas que lo reclamaban al abismo, compuso *Kreisleriana,* la sinfonía *Primavera,* muchas de sus *lieder* y la obertura *Manfred*. Su angustia creciente derivó en un episodio maniaco en febrero de 1854, que lo torturó varios días, acechado por sus fantasmas. Tal psicosis culminó con la inminencia de tornarse agresivo contra Clara y, finalmente, arrojarse al Rin detrás de su argolla de matrimonio, en un desesperado intento por darle coherencia a su delirio.

Al inicio de marzo, por recomendación de su médico, se internó en el Asilo Psiquiátrico de Endenich a cargo del doctor Franz Richarz, el mismo que realizaría su autopsia. Pasaron dos años para que volviera a

---

[3] Sigmund Freud, *Triebe und triebschicksale*, Standard Edition, Londres, Vintage/The Hogarth Press, 2011, trad. de C.M Baines, 1915, pp. 109-140.

[4] El detrimento de las funciones cognitivas y de relación se describen en este artículo, muy cuadrado: http://altcancerweb.com/bipolar/cognitive/cognition_bipolar.pdf

ver a Clara, quien lo visitó acompañada de Brahms. Ambos se conmovieron profundamente por ese cuerpo vacío y reducido a la nada; quizá también por su alma vagabunda y presa de tantos anhelos... sólo dos días antes de su muerte.

El romance yace en el corazón

En Weimar, hogar del más grande de las letras alemanas, destacaba en los años del romanticismo un virtuoso del piano, Johann Nepomuk Hummel. Precedido por la fama que habían tenido su concierto para piano opus 85 y su quinteto opus 87, fue nombrado Kapellmeister del ducado de Sajonia, posición que disfrutaba pese a limitar su creatividad. Su técnica era reconocida como el epítome de la sofisticación pianística y para entonces su reputación —opacada solamente por la popularidad de Beethoven— se extendía por Europa.

Presa de un cansancio creciente, Hummel notó que su respiración se tornaba "laboriosa" a partir del verano de 1836. Tenía dolores en las piernas, así como dificultad para incorporarse y mantener la marcha, de modo que tuvo que abandonar su nombramiento y dejó de ofrecer recitales de piano. En la primavera de 1837 viajó a Viena con mucha dificultad, para ofrecer algunas improvisaciones y, pese al estruendoso recibimiento que obtuvo de la aristocracia austriaca, se retiró gradualmente a los baños termales de Bad Kissingen afectado por mareos y lipotimias.

Al inicio del verano cayó en anasarca, además de aquejar angina inestable, que intentaron tratar sin éxito con hojas secas de *Digitalis purpurea*, dado que seguía consumiendo líquidos y cada vez más afectado por la congestión venocapilar que ocasionaba su falla cardiaca. La opresión torácica y la plenitud de las venas del cuello y piernas le impedían concentrarse en el arreglo para piano de ciertos cuartetos de cuerdas de Beethoven, que no pudo concluir. Una semana antes de morir, en octubre de 1837, le preguntó a un amigo cómo había fallecido Goethe, cinco años atrás. La respuesta fue lacónica: "durante el día". Hummel vio cumplido su deseo de emular al poeta y —como el cuadro de Egon Schiele— dejó que la muerte lo envolviera en sus alas cuando amanecía.

Además de las notorias anormalidades fisiopatológicas que conocemos en el proceso de la insuficiencia cardiaca congestiva —el verdugo de Hummel—, ciertos hallazgos recientes han cambiado nuestra perspectiva del padecimiento. Una anormalidad crucial en la falla cardiaca es el manejo defectuoso de los iones de calcio por los cardiomiocitos. En el corazón sano, el potencial de acción conlleva un aumento del calcio intracelular —con la sístole resultante— mediante dos mecanismos: a saber, el calcio entra en las células miocárdicas a través de los canales tipo L y el aumento de su concentración abre los receptores ryanodine tipo 2, con liberación subsecuente del calcio desde el retículo sarcoplásmico. El fenómeno recíproco ocurre durante la diástole. Lo que entra en juego es una ATPasa selectiva, la SERCA2a, que es determinante para prevenir arritmias y distensión de las fibras miocárdicas. Su deficiencia en animales de experimentación se asocia con daño cardiaco atribuible a la falla inotrópica progresiva.

Estos y otros hallazgos moleculares han permitido, mediante la medicina genómica de la última década, discernir y especular acerca de posibles alelos relacionados con las enfermedades cardiovasculares. Seguramente las intervenciones con vectores antisentido tendrán un futuro en la prevención secundaria de la enfermedad coronaria, las cardiomiopatías y la insuficiencia cardiaca, sobre todo en aquellos individuos que no puedan corregir sus hábitos de vida antes de que los alcance el destino.[5]

Una herencia del romanticismo es el lema *Sturm und Drang*, acuñado por el filósofo Johann Georg Hamann, que significa literalmente "turbulencia y urgencia", dos elementos que subyacen a las enfermedades cardiacas. En honor al "prometeo" de Goethe y a *Los ladrones* de Schiller, quizá por ello el estrés es un signo de nuestros tiempos.

---

[5] http://www.nejm.org/doi/pdf/10.1056/NEJMra1105239

Aquello que arrebata el sueño

Lo que intranquiliza, lo siniestro; estos términos pretenden abarcar la nutrida semántica del concepto *das Unheimliche* que Sigmund Freud elaboró en 1919 para referirse a todo aquello que emana de nuestro inconsciente y nos sacude por inusual o extraño, casi ajeno. Freud se refiere específicamente a algo inefable que causa angustia y terror, que emerge de la intimidad pero se desconoce. Y precisa: "Lo familiar es algo que apunta en la dirección de lo ambivalente y coincide con su opuesto, lo siniestro".[1]

Emplea para ilustrarlo el cuento de Ernst T. A. Hoffmann (1776-1822), "El hombre de arena", en el que su personaje central, Nathaniel, se enamora de Olimpia, una muñeca avistada a distancia que no sabe si está viva o inanimada. Esta ansiedad se proyecta en Coppelius, el impertinente abogado que visita a su padre de noche, a quien asimila al hombre de arena —ese que roba los ojos a los niños mientras duermen y se los lleva a la luna para alimentar a sus voraces habitantes—. En el recuerdo de Coppelius se funde el comerciante italiano Coppola quien le da, o le quita, los ojos, "bellos ojos" a su amada inane. Tal enigma siniestro lo amenaza hasta la locura y el precipicio.

Es pertinente señalar que lo más amenazante para la integridad humana tiene que ver con la sexualidad. Si bien la angustia primigenia de perder el objeto amado (la madre, como garante de vida y sustento) provoca desorganización mental, la neurosis de ansiedad —más tardía en su inserción durante el desarrollo psicosexual— es su equivalente cuando debuta la rivalidad con el padre (aquí, el que sustrae tal cariño incondicional) y prescribe la castración como un paso madurativo ineludible. Freud y sus sucesores propusieron que esas imágenes internalizadas de

---

[1] Sigmund Freud, *The Uncanny*, Standard Edition, vol. XVII, pp. 217-256, Londres, Vintage/The Hogarth Press, 2001 [1919].

objetos de deseo o de venganza, sufren numerosos desdoblamientos y puede reflejarse —por virtud de la fantasía o la identificación— en otras personas que representan un alter ego, una versión que experimenta el Yo en el otro.

La repetición de estas imágenes, sus designaciones o sus representaciones se configuran como un artilugio tan familiar como siniestro, que aplasta el alma en su afán de retaliación y de castigo. Así, la idea del doble que encarna lo siniestro se reproduce, como en una sucesión de espejos e imágenes interminables, tan comunes y a la vez tan extrañas. En tal contexto, la máscara, la réplica, los gemelos y los espectros nocturnos son figuras justificadamente inquietantes. El delirio del doble desencadena un círculo vicioso que se perpetúa, porque al tratar de extirpar el significante amenazador, la persona repite una y otra vez el conjuro hasta que lo hunde en su vórtice de ansiedad.

Con estas observaciones, Freud dio con el fenómeno de "compulsión a la repetición", un mecanismo psíquico que subyace a todo principio de destrucción, a toda intención de sabotear o abandonar el tratamiento.

En medicina, con menos suspicacia que en psicoanálisis, vemos esa compulsión a la repetición en múltiples facetas. El adicto que vuelve una y otra vez por la misma senda, aparentemente ajeno a su derrumbe, que resulta tan obvio para quienes lo rodean. El paciente que se niega a aceptar un diagnóstico del que tendría que hacerse cargo, para conocerlo y ayudar a sanarse, mientras recorre uno y otro consultorio, buscando la reafirmación paradójica de su negación. El médico que insiste en una estrategia terapéutica que ha fallado en otras manos, sin respaldo científico o siquiera consensual, como un mérito narcisista que sólo perjudica a sus pacientes, y se va quedando solo, extrañamente solo, en sus embates. La madre que insiste en que su hija repite su sintomatología como fruto de efluvios genéticos que nadie descubre, sin advertir la identificación histérica que refrenda lo que ella es incapaz de deslindar.

También el mundo medicalizado que hemos fabricado tiene algo de ese desdoblamiento en su dinámica siniestra. Las compañías de seguros dictaminan, con patente rezago de conocimientos, quien debe y puede recibir tal atención. Es un lugar común ver cómo fragmentan los diagnósticos en entidades cuasi independientes que el paciente debe acreditar en cada reclamación, como si se tratara de un nuevo sujeto ante un nuevo inquisidor. No sorprende que se vean repetidamente engañados y atrapados en una red de observaciones falaces, porque lo que está detrás es la decepción para obtener el beneficio pecuniario. Más acá está la industria farmacéutica que, si bien ha mejorado sus códigos axiológicos, está movida por la capitalización monetaria y la competencia insaciable. Como peces voraces, los laboratorios supranacionales engullen a otro y a otro, eliminan piezas, elevan precios, juegan en la bolsa financiera y eligen —como en un abanico de naipes— qué fármaco será en esta temporada el más redituable, en función del mercado de enfermos que lo requieren.

En medio queda el paciente, preguntándose quién lo cuida, quién investiga para ampliar el panorama fisiopatogénico, quién vela genuinamente por su salud. Y a su vera, el médico, aliado habitual pero ajeno, que recoge sus incertidumbres y extrañezas, indagando en el otro lo que falta en el escenario íntimo, siempre a merced de aquello que no es familiar pero tampoco acierta. Esa es la naturaleza humana, insondable, condenada como Sísifo a la repetición, hasta no verse frente al espejo roto y reconocer con humildad que sólo el amor recíproco devuelve el hambre sin saciarla.

Morir en la raya

Esta expresión, que evoca las peleas de gallos en la tradición mexicana, se usa para referirse a una muerte valiente, haciendo alarde de temeridad y de osadía. Podría bien aplicarse al ejercicio de la medicina, a partir de los desvelos que enmarcan la formación académica y la entrega —no siempre refrendada— que debemos a los enfermos.

La primera muerte bajo nuestros cuidados tiene ese halo sobrecogedor que puso a prueba la humildad y la impericia, la falta de conocimientos, la juventud y la bravura ante lo desconocido. Se queda como una marca indeleble: aquellos ojos inertes, el gesto lívido y, sin duda, la impotencia. Asumir la responsabilidad de ese golpe original, de esa expulsión del paraíso, de esa castración, tiene profundas implicaciones en el ejercicio profesional del médico, porque determina su grado de compromiso con la vida y con la muerte.

En la actualidad, los profesionales de la salud nos guiamos por resultados. La recuperación de un paciente, su incorporación a las filas de las estadísticas más confiables (es habitual que sean aquellas emitidas por instituciones de prestigio o estudios multicéntricos debidamente avalados), indica que cumplimos con el deber y resolvimos un acertijo diagnóstico o terapéutico, para bien de sus allegados y de un inevitable narcisismo que se nutre de tales pequeños triunfos. El enfermo se incorpora —metáfora bíblica aparte—, deja atrás la connivencia con lo ominoso al emprender sus primeros pasos o tomar su primer alimento y sonríe con gratitud desvelando el misterio de nuestro poder carismático. Damos las instrucciones de seguimiento, nos alejamos de su cama y, como una neblina imperceptible, la rutina nos envuelve de nuevo en otras preocupaciones, otros desatinos.

De igual manera ocurre, por fortuna con menos frecuencia, que el espectro de la fatalidad se ubica en la cabecera del enfermo. Que luchamos con denuedo, cambiando indicaciones, buscando consensos y recursos en el entorno, rasgando la piel y las vísceras para desterrar lo siniestro... y al final perdemos la batalla. Muchas páginas y anécdotas se han recogido en la literatura médica que describen esta sensación de fracaso. Aquí recomiendo algunas memorables.[2]

Enfrentar el deceso de un paciente con el que nos hemos visto involucrados, afectivamente por supuesto, es un proceso doloroso que despierta rabia e incertidumbre y que pone a prueba nuestro bagaje de heridas narcisistas. Las más de las veces nos sumergimos en una defensa negadora, que es una forma un tanto precaria de llevar el luto por dentro, aislados, rumiando el error y la vergüenza, alejados de las miradas de nuestros colegas, que devienen acusadoras en su complicidad.

Otras veces pasamos simplemente la página, movidos por la estupefacción y el peso de la derrota, mientras damos, y nos damos, explicaciones de lo que pasó, de lo que omitimos o perdimos de vista en el camino hacia la muerte. Nos conforta hasta cierto punto refrendar que elegimos esta profesión de riesgo, que la agonía y el éxtasis nos acompañan siempre, ante cada paciente y cada excursión diagnóstica; que la naturaleza humana es insondable y que pone a prueba nuestra falibilidad ante cada empresa. Endeble justificación.

Ante la inminencia del desenlace, oscilamos en un extraño compás afín al pesar de la familia, que reclama tanto como ruega con los ojos que salgamos triunfantes de este sueño indigno, que despertemos a otra realidad donde no haya muerte ni tragedia. Pasan largas horas que se antojan dilatadas por la espera, distorsionadas por eso que hay que sufrir sin remedio. Nos situamos por un instante en el trashumar de todos aquellos

---

[2] Sherwin B. Nuland, *How We Die: Reflections on Life's Final Chapter*, Nueva York, Vintage, 1995. Michael A. LaCombe y Christine Laine (eds.), *On Being a Doctor. III: Voices of Physicians and Patients*, American College of Physicians, 2007. Ranjana Srivastava, *The Art of Letting Go*, en http://www.nejm.org/doi/pdf/10.1056/NEJMp068278. Ruy Pérez Tamayo, *El médico y la muerte*, en http://www.facmed.unam.mx/eventos/seam2k1/2002/ponencia_ago_2k2.html

casos perdidos: los discernibles de terapia intensiva; los terminales que se van desmoronando día tras día; los súbitos, que son a la vez venganza y testimonio del orden natural; los asumidos, que nos acompañan tanto como los acompañamos en su declive, y los precoces, una helada en primavera, que nos paraliza de impotencia y encono.

El paso por patología, la disección de cadáveres y, ante todo, las autopsias, nos entrenan la convicción y el temple; nos forjan contra imprevistos e imposibles, pero no nos inmunizan. La muerte de un ser humano sigue siendo el paradigma del quehacer médico, el que marca su destino y su resolución, el que evoca su propia finitud frente a la tarea caprichosa que escogió para conocer y desenredar la trama de las enfermedades.

Por eso resulta fatuo alardear de tal o cual posición frente a la eutanasia y el suicidio asistido. Los cuidados del moribundo han tenido un lugar esencial en la cultura desde sus orígenes, y encierran todo el misticismo y la veneración que sirve de sustento alegórico a las religiones. Pero la agonía de un enfermo desarma, irrumpe en el inconsciente como una daga que explora y diseca lo irracional del médico en su afán por "salvar vidas", cuando apenas puede —como cualquier mortal— descifrar sus propios fantasmas.

Cuando muere un paciente (y decimos con razón: "cuando se nos muere un paciente"), algo muere también en nosotros. Acaso un dejo de superioridad o de certeza, quizá la veta narcisista que nos hace levantarnos todas las mañanas como caballeros audaces, ungidos de nuestra armadura contra todo lo aciago y lo funesto que entraña nuestra profesión. No, supongo más bien que muere la apatía, la desidia, la falta de sinceridad con uno mismo… y volvemos a la carga, menos ciegos pero quizá más deslumbrados.

Una lectura paranoica de nuestro tiempo

Castas y privilegios

Entendido en el contexto de la teoría crítica racial, el papel del ideal, tal como lo concibió Freud en *Psicología de las masas*[1] e *Introducción al narcisismo*, supone un tipo de identificación que nos ayuda a explicar la supremacía racial y de clases en algunas sociedades urbanas.

De acuerdo con Freud, los grupos existen articulados por lazos libidinales que mantienen a los individuos juntos. Desprovistos de la energía afectiva de las pulsiones sexuales, una colección de individuos sería solamente un despliegue de seres desconectados arbitrariamente. Puesto que los grupos humanos se cohesionan por vínculos libidinales, se puede inferir que se subliman en actividades sin contenido erótico que se expresan como funciones de autoridad, escalamiento, respeto o consideración para los miembros del grupo, tales como vocación de servicio o deseo de sacrificio en virtud de los principios aceptados como su cuerpo axiológico.[2]

Sin embargo, el lazo libidinal entre los miembros del grupo no explica su integración, como señala Freud, y depende de la carga afectiva que se le adscribe al líder como objeto externo catequizado por las identificaciones individuales de sus prosélitos. Tal identificación provee una relación emocional compleja entre el líder y cada individuo perteneciente al grupo, que lo ancla por necesidad y le brinda cohesión emocional con sus pares.

En algunos casos, la identificación con el objeto reemplaza al Yo co-

---

[1] Sigmund Freud, "Psicología de las masas y análisis del yo. XI. Un grado en el interior del yo", en *Obras Completas,* t. XVIII, Buenos Aires, Amorrortu, 1997 [1921], pp. 123-124.

[2] Sigmund Freud, *Group Psychology and the Analysis of the Ego,* Standard Edition, vol. XVIII, pp. 65-143, Londres, Vintage/The Hogarth Press, 2001 [1921], pp. 79-81.

mo decantado estructurante, pero en la formación de grupos, el objeto toma el lugar del ideal.[3] Es el heredero del narcisismo original que presupone la adherencia amorosa al propio Yo, esencial para satisfacer la autopreservación. A medida que el niño madura, las demandas impuestas desde el exterior al Yo no pueden ser satisfechas. El ideal surge así como una instancia que incorpora esas demandas y despliega una relación ambivalente con el Yo, de suyo insatisfecho: si coinciden en el deseo, será una fuente de satisfacción intensa del sujeto; pero, en otro sentido, ejercerá un arquetipo de culpa y de monitoreo conspicuo. Dado que se origina a partir de la inadecuación del Yo, será frecuente fuente de conflicto. Es el censor del lenguaje, una forma insobornable de conciencia moral, el que dicta los estándares de oro, el encriptador de los sueños, parafraseando a Freud.

Cuando el grupo social identifica a su líder como el ideal, le adjudica ese papel crítico y deontológico en suspensión de su propia conciencia moral. El objeto así internalizado no puede dañar, y nada que se haga con el favor o en pro de él será censurado por la conciencia. Este reemplazo induce un cambio afectivo de notoria significación en el individuo ante el grupo, que le confiere identidad gregaria al tiempo que le sustrae libertad, independencia, originalidad y habilidad intelectual. Al pertenecer al grupo, cede su individualidad y el grupo pasa a regir su condición de individuo. Mediante el otorgamiento de la vigencia del ideal al grupo, el individuo se siente validado por el grupo para desatar sus pulsiones más crueles y brutales, y es así como los miembros de una secta harán aquello que no intentarían siquiera en lo singular.[4]

Freud afirma que el líder es esencial para el grupo, pero deja entrever que una premisa ideológica puede sustituirlo. Una idea abstracta, aglutinadora, puede conseguir todo lo que el líder en carne propia, es decir, proporcionar los enlaces libidinales que entretejen al grupo reemplazando con ello sus instancias individuales. "El odio hacia una persona en particular o hacia una institución opera del mismo modo unificador y decanta los mismos lazos emocionales".[5]

Con estas premisas, los señalamientos de Freud son ilustrativos de la identidad racial discriminatoria. La supremacía genética, étnica o racial se articula en una ideología que permite reemplazar la conciencia mo-

---

[3] Sigmund Freud, *Ibid.*, p. 134.

[4] Sigmund Freud, *Ibid.*, p. 79.

[5] Sigmund Freud, *Ibid.*, p. 100.

ral que de otro modo suprimiría los impulsos de la secta. Sus miembros comparten un criterio discriminatorio que se adjudica a ciertos rasgos corporales, color de piel, procedencia o estratificación social. Aquí basta recordar la frase emitida repetidamente por la radio oficial de Rwanda: "¡Hay que cortar los árboles más altos!" que precedió al genocidio de tutsis por los machetes hutus en 1994 (revivido en menor proporción en Kenia y el Congo en fechas más recientes). La creencia se erige como mandamiento ideológico en el grupo, lo unifica con un renovado sentido de preservación y exaltación. El estandarte ideológico le significa al grupo su ideal, al que se aúnan sus miembros libidinalmente, que permite la identificación colectiva y que le confiere sus trazas distintivas.

Dado que la idea de supremacía racial suplanta la conciencia moral, sus promotores pierden el sentido crítico para estimar su devoción al ideal y las actividades perpetradas en su servicio. La predisposición para el odio étnico que tiene su asiento en los impulsos inconscientes, no encuentra obstáculo para su expresión y validación colectiva. La hostilidad inmanente que suscitan las diferencias físicas connotadas con ciertos atributos de poder o ventaja social (o sus contrapartes negativas), se constituyen así en los rasgos que son vilipendiados para justificar toda acción lesiva.

En las sociedades urbanas contemporáneas, puesto que tal supremacía racial se destaca como precepto ideológico de los grupos extremistas (en particular con tintes nacionalistas a ultranza o refrendados por ciertas denominaciones religiosas), puede darse como "natural o políticamente aceptable" para aquellos individuos que comparten esas características raciales sin que les afecte en sus vidas cotidianas. La indiferencia que se hace patente en el discurso de esos individuos, favorecidos tangencialmente por compartir atributos y virtudes públicas con el grupo hostil, se ha descrito con relación al régimen nazi y su estado benefactor.[6]

Freud sugiere, para deshacerse de falsos candores, que la implementación del racismo debe ser ampliada más allá de esos supuestos grupos radicales. El desdén que acecha como predisposición inconsciente es universal: da cuenta de la diferencia y de la cualidad del deseo. Esas tendencias discriminatorias no pueden erradicarse, salvo que se controlen las circunstancias para contenerlas (un régimen que impone leyes o mantiene la paz social) o para darles libre expresión (declaración de gue-

[6] Götz Aly, 2005, *Hitler's Beneficiaries. Plunder, Racial War, and The Nazi Welfare State,* Nueva York, Metropolitan Books.

rra, instigación al genocidio).[7] Virtualmente todas las relaciones humanas contienen un elemento de hostilidad, lo que sugiere que el odio racial es mucho más prevalente de lo que admitimos. "No nos sorprende que mayores diferencias conduzcan a una casi insuperable repugnancia, tal como la que los galos sienten por los alemanes, los arios por los semitas y las razas blancas por la gente de color".[8]

Ese desprecio puede, y bajo el yugo civilizatorio, debe ser reprimido. Pero la ausencia de delitos flagrantes no significa que la hostilidad étnica se ha erradicado de lo inconsciente, sólo sugiere que los ciudadanos hemos encontrado vías para resolver los conflictos evitando la agresión directa.

En Europa, América del Norte y las comunidades urbanas del Tercer Mundo, los avances tecnológicos y la diversificación social han transformado la supremacía racial en un despliegue de beneficios que son patentes para las poblaciones autóctonas de piel más clara *(fair-skinned*, como se suele indicar sugerentemente). Lo "políticamente correcto" es desmerecer estas diferencias sustentadas en rasgos étnicos y crear un clima ingenuo de asimilación social que apuntaría, con cierto solapamiento del fenómeno discriminatorio, a una concordancia genética reparadora. Nada de eso se ve en las oportunidades de trabajo, en el ascenso académico, en la admisión a espacios públicos o en la elección de pareja, para citar unos pocos ejemplos.

El orden normal del mundo, tal como lo perciben las clases privilegiadas, es uno que permite la exclusión de aquellos individuos que carecen de las ventajas raciales o económicas que perpetuó el colonialismo. La aparente tranquilidad y seguridad con la que se mueven las personas de raza blanca en las sociedades urbanas mencionadas (en la actualidad pertrechadas por guardaespaldas que garanticen la inmanencia de ese espacio), les adjudica una ventaja desproporcionada respecto de sus contrapartes raciales. No es simplemente una cosa que los inmuniza contra las arbitrariedades que sufren los indígenas en América Latina o los negros en Estados Unidos, por ejemplo; es un estatuto social que se erige en privilegio con sentido acomodaticio.

En contraste con la supremacía étnica beligerante, el privilegio racial es una ideología reforzada en lo inconsciente, que vincula a los indivi-

---

[7] Sigmund Freud, *Thoughts for the Times of War and Death,* Standard Edition, vol. XIV, pp. 273-300, Londres, Vintage/The Hogarth Press, 2001 [1915].

[8] Sigmund Freud, 2001 [1921], *op. cit.*, p. 101.

duos de una sociedad en el mismo enclave identificatorio, al sustituir el ideal por una convicción colectiva de beneficios tácitos. En buena medida, la aparente naturalidad de este privilegio se vive como relevante sólo para aquellos que no gozan de él, como motivo de envidia o recelo. En el discurso político se extiende como una presunta liberalidad del individuo en ventaja respecto de los demás, que aduce sus buenas intenciones sin advertir que es una opción sólo cuando no se está oprimido racialmente.

Habrá que reconocer, con Freud, un elemento reprimido que subyace a la convicción de supremacía racial. Es decir, la envidia *vis à vis,* la atracción sexual que producen los miembros de otros grupos étnicos que comparten ciertos rasgos no accesibles en el grupo al que se pertenece (fuerza física, libertad erótica, volubilidad, etc., por citar algunos). La biógrafa de Anna Freud propone que quienes discriminan deben ser vistos como histéricos raciales, que requieren de lo étnico-otro para hacerlo depositario de sus deseos prohibidos.[9] La contaminación racial, tan temida, puede verse como la expresión latente de ese fantasma. Cuando el privilegio sectario reemplaza las funciones yoicas de censura, las demandas internas dejan de ser cuestionadas y se ponen al servicio de connotar y justificar tal supremacía. No hay examen crítico posible, la identificación narcisista prevalece, el orden del mundo ha sido establecido.

El alivio de los conflictos raciales (y por extensión, religiosos) que afectan al mundo en el Oriente, en el cuerno de África, en los Balcanes y en las calles o cinturones de pobreza de las ciudades contemporáneas, no es una empresa asequible: "el núcleo de nuestro ser, que consiste de deseos inconscientes, permanece inaccesible al entendimiento y la inhibición del preconsciente".[10] Más bien, se anticipa un equilibrio belicoso permanente salpicado de periodos de pacificación acordada o impuesta. El proceso puede adoptar diversas variantes, a saber, primacía sectaria, exterminio limitante, represión por brazos armados, asimilación parcial o flujos alternantes de sometimiento y rebelión. En todo caso, la discriminación racial está inserta como modo de significación de la diferencia en la estructura inconsciente de todo ser humano.

---

[9] Elizabeth Young-Breuhl, *The Anatomies of Prejudice,* Cambridge, Harvard University Press, 1996.
[10] Sigmund Freud, *The Interpretation of Dreams,* Standard Edition, vol. V, p. 603, Londres, Vintage/ The Hogarth Press, 2001 [1900].

La falacia de Dios en el mundo

> Cuando el pecado se convirtió en culpabilidad
> y los mandamientos divinos se transmutaron en una ofensa
> contra las leyes del hombre, algo fundamental se perdió.
>
> Jürgen Habermas

En la tradición ortodoxa cristiana, se mantuvo la unidad sustancial entre el texto y el cuerpo de creyentes, lo que permitía la interpretación conjunta de las Escrituras. Éstas pervivían a través de sus seguidores; es decir, la esencia de la vida religiosa era la comunidad cristiana en sí misma. El catolicismo vino a gestar una alienación radical: la entidad que media entre los creyentes y el texto sagrado fundacional es la Iglesia, que se asume como institución religiosa y adquiere autonomía ante todos los hombres. Sólo la Iglesia está autorizada para interpretar las Escrituras, tanto que el texto es leído en latín, para confusión de sus feligreses, que desconocen el idioma. Para el protestantismo, la única autoridad es el texto mismo, los mediadores desaparecen: cada creyente entra en contacto con la palabra de Dios a partir de la lectura bíblica.

Estas tres interpretaciones también suponen diferentes ideas respecto de la presencia de Dios en el mundo. La ortodoxia sostiene que el Universo creado refleja directamente la gloria de su Creador; toda la riqueza y la belleza circundantes son testimonio de su poder y su benevolencia. Sus criaturas, cuando no están corruptas, voltean sus ojos naturalmente hacia Él. En contraste, el catolicismo trueca tal concepción hacia una lógica de la huella mnémica: el Creador no está directamente en el mundo, es una ausencia, un anhelo perenne que se infiere en sus trazas por el mundo, discernibles sólo al que se aviene a los mandamientos y al rito. Por último, el protestantismo sostiene la ausencia radical de Dios en el Universo creado; lejos de este mundo falible y en penumbra, movido por un mecanismo ciego. Su gracia sólo se hace discernible cuando modifica el curso de los acontecimientos.

Sirva este preámbulo para anticipar el comentario que sigue acerca de la muerte psíquica y el parricidio entretejido en el discurso delirante del presidente Schreber.[11]

---

[11] Sigmund Freud, *Psycho-Analytic Notes on an Autobiographical Account of a Case of Paranoia (Dementia paranoides),* Standard Edition, vol. XII, pp. 3-83, Londres, Vintage/The Hogarth Press, 2001 [1911].

En su conspicuo ensayo *Masa y poder*, Elias Canetti afirma que Schreber ha construido una profusión de entes vociferantes emanados de su cosmogonía y que se funden en él, anunciando el fin de la humanidad, la suplantación de Dios, su propia asunción omnímoda. "Su delirio, bajo el disfraz de una concepción anticuada del mundo, que presupone la existencia de los espíritus, es en realidad el modelo exacto del poder político, que se nutre de la masa y se compone de ella".[12] El mito de Schreber, podríamos afirmar, es el de dar muerte al padre para adjudicarse ese poder absoluto, indisputable y enloquecedor, pero también fundacional, como anhelo político. El doctor Schreber creía que tenía una misión para redimir al mundo y restaurar a la humanidad su estado de gracia. En su incomprensión, Dios era el instigador del complot para sustraerle el alma y apartarlo de su destino redentor. El fantasma punitivo de la castración, esa amenaza reiterada en su infancia, proveyó la materia para que soñara con verse trasformado en mujer, y así consagrada por Dios. Frente a Dios —el representante del poder, el que funda y sanciona—, se yergue Schreber, afincado en su dialecto, apostando a ser el elegido. Schreber quedará como el último hombre entre una pila de cadáveres; en ello radica —nos dice Canetti— su más intenso ideal, la esencia de su paranoia.

Entonces, ¿cómo enfrentarse a Dios? ¿Se trata de un padre implacable que emascula y que sustrae sus dones arbitrariamente? O bien, ¿es un ser misericordioso que perdona, que merece ser amado? A partir del principio hegeliano de que la idea "Dios" está envuelta en un doble misterio (para nosotros y para Él mismo), la naturaleza de la justicia divina sólo puede ser la de negar la omnipotencia y la soberanía universales. Si Dios tiene la capacidad de permitir el mal en todas sus formas, entonces su acción es limitante en sí misma. La premisa plantearía que si un Dios permite el genocidio o la violación de menores, está destinado a ser finito o al menos contenido en sus actos, y tal restricción de su poder es indicativa de la densa inercia de su propia creación; por lo tanto, su contención se ve reflejada en sí mismo como ejercicio de su poder omnisciente.

¿Restringe entonces su poder para dejar voluntariamente espacio a fin de que los hombres ejerzamos nuestra libertad? ¿De modo que el mal que vertimos los hombres, unos sobre otros, es enteramente nuestra hechura y responsabilidad? Un Dios así, maniatado y finito, debe ser una entidad que sufre. No un Dios triunfante, que todo lo resuelve al final, aunque sus designios sean arcanos para el hombre; no un Dios que eje-

[12] Elías Canetti, *Masa y poder*, Madrid, Alianza Editorial, 2007 [1960].

cuta con mano fría, porque por definición siempre sabe lo que hace; sino un Dios agónico —representado por Cristo en la cruz— que asume con su sufrimiento la miseria humana en solidaridad. Como Schelling, quien propone, en su vena idealista, que "Dios es vida, no sólo un ser. Pero toda forma de vida tiene un destino y está sujeta al devenir y al sufrimiento. Sin el concepto de un Dios sufriente, toda la historia resulta incomprensible".[13]

Schreber, desde luego, no puede compartir esta representación, pero sí apela a un dios viviente, orgánico en su forma más cruda, con quien tiene relación directa. Está sujeto a los efectos de esa relación originaria, previa a lo que el mito paterno instituye como comienzo, inefable en su orden infinito. La condición de su existencia, por lo tanto, depende del lugar que ocupa ese Otro insondable cuyo discurso marca su sexo y la contingencia de su ser en el mundo.[14] Es un sujeto suspendido en el enigma de la voluntad del Otro, que descifra con su paranoia en un lenguaje cambiante, deseante hasta la fragmentación. Como apunta Melman: "El destino del paranoico se juega sobre el rechazo que le es significado por ese Otro: se encuentra frente a él en una posición en la cual asumir, de ahí en adelante, la cualidad de la alteridad, ocupa un lugar femenino. Dicho de otro modo, convierte ese rechazo *(rejet)* en su ley y se compromete con ella como si él mismo llegara a ser causa fundadora posible de un límite con el Otro".[15]

En el núcleo de la teoría lacaniana de la castración está la idea de que el esquema imaginario de la completud corporal desempeña un papel crucial en el desenvolvimiento de la competencia simbólica. El cuerpo imaginario/imaginado provee la organización inicial de una unidad/identidad de donde parte la función diferencial de la significancia lingüística. La *imago* del cuerpo funciona como una matriz estructurante donde se reconoce el Yo respecto del Otro. Así, el orden imaginario constituye el protocontexto donde se asienta la actividad simbólica. Forma el mito originario de la identidad humana, un paradigma indispensable de todo sujeto humano.

---

[13] Friederich Wilhelm Joseph Schelling, "Indagaciones filosóficas sobre la esencia de la libertad humana", en Ernst Behler (ed.), *Philosophy of German Idealism*, pp. 274-278, Nueva York, Continuum, 1987 [1809].

[14] Jacques Lacan, "On a Question Prior to any Possible Treatment of Psychosis", en *Écrits*, pp. 445-488, Nueva York, Norton, 2006 [1957].

[15] Charles Melman, *Nuevos estudios sobre la histeria,* Buenos Aires, Ediciones Nueva Visión, 1988 [1984].

Lo imaginario tiene, sin embargo, un estatus epistemológico peculiar: por un lado, es una función autóctona que surge de huellas perceptivas anteriores a todo conocimiento o juicio de atribución; pero al mismo tiempo, es esencialmente ficticio, porque atribuye una diferencia sexual que nada tiene que ver con la biología. La devastación cósmica de Schreber parece ser provocada por su toma imaginaria de una postura femenina (el Nombre-del-Padre excluido, diría Lacan, es convocado en ese lugar de oposición simbólica ante el sujeto, ni más ni menos que por su propio padre). Puede vivir, no obstante, a partir de ese lugar de mujer de Dios que le confiere el trueque de significantes, donde convergen los vectores de su transferencia. Dios en el mundo delirante de Schreber es un fantasma que articula su falta y su deseo, que él intenta reducir de su esplendor todopoderoso a una restitución sexual, complementaria.

El caso Schreber, reinterpretado a la luz de las aportaciones de Canetti, Freud y Lacan, sirve de fundamento para cuestionar la credibilidad de la figuración religiosa a partir de las fallas del aparato psíquico. Estamos ante una creencia que se obstina en sostener a un padre muerto. La identidad se sanciona a expensas de una idea de lo irrepresentable, lo perdido y eso sirve de basamento al orden moral, a la fe y a la identificación religiosa. Schreber nos muestra como la configuración de un Dios o su culto responden al vacío, al precipitado de lo incognoscible en la estructura de nuestro psiquismo. La telequinesis o las ideas de referencia se inscriben en la falta de una instancia paterna que regula, que estructura. No hay Dios oculto tras el delirio, el padre es una conjetura desde el apremio de la vida.

Por ello, todo Dios es una construcción semántica en la cadena de significantes del sujeto: tras su misericordia amaga el odio; bajo su justicia implacable, el hueco en la memoria, y más allá de su figuración inefable, descomunal, se insinúa el deseo del amor del Otro, que nunca es suficiente.

Distorsiones

Antes las distancias eran mayores
porque el espacio se mide por el tiempo.
Jorge Luis Borges

Mediante la medicalización de nuestra cultura, hemos descartado la fantasía y la magia como elementos de juicio, para imponerle racionalidad a todos los actos humanos y sus consecuencias. Hemos empobrecido el lenguaje, hemos cercenado la imaginación y estamos —nunca podremos del todo— abdicando de los sueños como un recurso profundamente informativo del devenir de cada sujeto.

La capacidad para figurar y representar en la fantasía es un requisito fundamental del desarrollo psicosexual del individuo, que nos permite construir un mundo imaginario ahí donde la presencia de la madre (y su calor nutricio) se mantiene, en tanto su desaparición no se prolongue mucho. Con base en la experiencia clínica, especulamos que existen tres tipos de realidades: la material, que constituye el entorno verificable, el fenómeno de los pensamientos intermedios, que abarcan el campo de lo psicológico, y la realidad de los deseos inconscientes y su manifestación, es decir, lo fantasmático.

Tendemos a recurrir a la ficción para explicar nuestra historia personal, porque lo traumático o lo simbólico se empañan con la culpa y la vergüenza en cuanto debutamos sexualmente en el mundo social. Creamos escenas que se acomodan a la vaguedad de los recuerdos y con ello encubrimos aspectos de nuestro erotismo que serían poco salvables en la contienda moral con los otros.

Tomemos la seducción, por ejemplo. El trauma sexual que aduce un paciente puede ser desglosado en secuencia. La escena de seducción en la que un niño es sometido a un acercamiento sexual por un adulto no despierta necesariamente una excitación, porque el menor no tiene aún los recursos psíquicos para calificar estos avances como representaciones somáticas que anudan una experiencia erógena. La facultad de lo sexual radica en el otro, el adulto que agrede o manosea. Es la evocación en la pubertad de estos roces, tal vez suscitada por un evento poco significativo en apariencia, que los connota y los llena de angustia, como se puede ver en el análisis de la histeria, las fobias o las perversiones. La reminiscencia de esa seducción original desencadena la excitación sexual y toma al Yo desarmado, incapaz de recurrir a sus mecanismos de defensa y, por ende, obligado a caer en una defensa patológica —un proceso primario póstumo, como se suele afirmar—, que reprime el recuerdo.

El esquema explicativo —que Freud denominó *proton pseudos* (un término basado en los silogismos aristotélicos, que señala una conclusión errónea a expensas de premisas falsas)— es de gran valor para considerar el sentido de la fantasía y la sexualidad humanas. El despertar erótico, que adjudicamos a la pubertad, es un reencuentro —no una novedad— y adviene en forma de fantasías, somatizaciones o como un cuerpo extraño que hace implosión en la subjetividad. Sin demeritar el crimen que implica el abuso de menores en nuestra sociedad, la doctrina de un mundo inocente en el que la sexualidad es sólo perpetrada por adultos perversos es mera ilusión. O más bien un mito que sucumbe a sus propias contradicciones. El infante ya está impregnado de un autoerotismo y un germen de sexualidad, lista para ser despertada mediante estímulos externos. El niño o la niña ya conciben embrionariamente su existencia, diferenciada de los otros, en la dimensión de lo sexual.

De ahí las fantasías y las ensoñaciones, el carácter de lo edípico y la dialéctica de la identificación masculina o femenina, que tanto nos asombran mientras se van desplegando en nuestros hijos y sobrinos (a falta de capacidad para reconocerlo en nosotros mismos). Los sueños no son simplemente materia de los psicoanalistas, ya sea que protruyan como ficción en la imaginería diurna o que develen memorias encubiertas, son el escenario de los síntomas, su contenido latente, el candado que cierra la entrada al verdadero origen del entendimiento humano. ¿Cómo acceder a una mujer que sufre de frigidez o a un hombre que claudica en todos sus trabajos sin explorar sus fantasías? ¿Cómo creer que un episodio de angustia que nos hace huir de una reunión social o renunciar a un viaje anhelado tiene solamente explicaciones circunstanciales?

Aprovecho un ejemplo clásico de Sigmund Freud para insistir en este punto. En su trabajo de 1915, *Un caso de paranoia,*[1] describe a una mujer que deliraba que había sido fotografiada cuando yacía con su amante.

[1] Sigmund Freud, *A case of Paranoia Running Counter to the Psycho-Analytic Theory of the Disease*, Standard Edition, vol. XIV, pp. 261-272, Londres, Vintage/The Hogarth Press, 2001[1915].

Aseguraba que oía un ruido, el *click* de una cámara. Detrás de este relato, Freud intuyó la escena primaria: es el gemido de los padres teniendo relaciones sexuales que despiertan a la niña, pero también el sonido oculto que la niña pretende apagar para no ser descubierta al espiarlos. No es un ruido accidental, es una nota que se graba en el inconsciente donde se articula el miedo, la excitación sexual y la figuración sensorial que le da significado. El discurso de los padres, los secretos compartidos o escindidos, los dichos, las voces y —por supuesto— los gemidos animales, son imágenes acústicas que el sujeto impregna de significado de acuerdo con su experiencia psicosexual.

Como en el teatro onírico, al que acudimos todas las noches aun sin saberlo, la función de las fantasías es la *mise-en-scène* del deseo. Pero tal puesta en escena estelariza lo prohibido, oculto tras el telón de la represión. Muchos de los recuerdos incestuosos, que tomamos como genuinos, son deseos que se gratifican en la fantasía. Resulta fascinante que no somos por ventura solamente yo y la circunstancia que nos rodea. ¡Qué pobre quien limita su horizonte a eso!

En el entramado de nuestra historia personal abundan las creencias, las rectificaciones y las verdades a medias. Somos una invención, un decantado de identificaciones, un ser deseante —por insatisfecho y cargado de anhelos— que se sorprendería de lo insondable de ese mundo interno que damos por sentado, al que nunca asistimos conscientes. La mayoría de nosotros evita enfrentar esos fantasmas que acechan de noche y en los actos fallidos, pero no por ello vivimos vidas menos trágicas y urdidas por el deseo.

Preservar la salud

En el lenguaje médico, el concepto de "combatir infecciones" adquiere ese tono beligerante que no pocas veces da pie a excesos, como en toda guerra. El uso indiscriminado de antibióticos ha cobrado muchas vidas, además de producir engendros tales como el MERSA (por sus siglas en inglés, *methycillin-resistant staphylococcus aureus)* o enterobacterias secretoras de ESBL, que causan muchos dolores de cabeza, sufrimiento y costos económicos a la sociedad.

La era de la antibioticoterapia, que se atribuye a Sir Alexander Fleming y su descubrimiento por serendipia, relativo a la inhibición concéntrica ocasionada por el hongo *Penicilium notatum* en 1928, estuvo claramente precedida por los avances en antisepsia, analgesia y terapia de abrasión tisular que datan del siglo XIX, así como los avances logrados en salud ambiental para combatir la tuberculosis y la sífilis tras la Gran Guerra (1914-1918).

Pero la llegada de recursos farmacológicos, reproducibles y de pronta accesibilidad para grandes poblaciones, hizo que la industria farmacéutica creciera exponencialmente a partir de 1940. Las sulfas, hoy tan denostadas, fueron durante varias décadas el medicamento que salvaba de infecciones puerperales, intestinales y respiratorias en gran escala, utilizando dosis que hoy nos resultarían casi homeopáticas. Las primeras reacciones anafilácticas debutaron en aquellos mismos años y, con la aparición concomitante de antihistamínicos y esteroides, se libraron las primeras batallas inmunológicas en el terreno de los pacientes, al tenor de salvar vidas pero causando daño inevitable —si se quiere, alejándonos así del legado de Hipócrates.

El oficio de sanador se vio empañado por la convicción social de que habíamos perdido el control de nuestros recursos terapéuticos. Los gobiernos y organizaciones sociales descubrieron que los médicos somos falibles, veleidosos y propensos al artilugio, además de que sólo hasta hace pocos años aceptamos una regulación interna de nuestros quehaceres, después de haber causado bastantes atropellos.

Con esa premisa se decidió que los medicamentos deben ser administrados con un diagnóstico de certeza, siempre que sea posible y no apremie la muerte, en dosis proporcionadas y verificadas mediante metanálisis, con número suficiente de pacientes aquejados por padecimientos comparables al que ocupa al enfermo en cuestión, y con la certificación de conocimientos que rige cada especialidad. Por supuesto, al terminar de leer esta última frase, coincidirán conmigo en que tales condiciones ideales se cumplen en muy escasos encuentros terapéuticos y que la mayoría de los seres humanos nos debatimos entre la creencia, la ingenuidad y la buena fe.

No deja de sorprenderme —todos los días y a toda hora— la cantidad de recetas que se generan sin un diagnóstico, la imprecisión con la que se dosifican los fármacos y, en particular, el exceso con el que se administran los antibióticos en pacientes sanos o en procedimientos asépticos que no ameritan más que cuidados elementales.

Las lecciones que supuestamente debimos aprender de la epidemia de influenza en 2009, dada nuestra tendencia a reprimir lo traumático, parecen letra muerta. La gente sigue comiendo de más, el lavado de manos se está olvidando y los doctores han vuelto a prescribir macrólidos, fluoroquinolonas, cefalosporinas y aminoglucósidos en trastornos virales, cirugías no invasivas, procedimientos armados y endoscopías en quien no está inmunosuprimido. De ahí que nos detengamos a extender un recordatorio para tenerlo bien presente y cotejarlo con el médico antes de que empiece a redactar su próxima receta:

1) Los antibióticos no son inocuos. Causan reacciones alérgicas, daño en diversos órganos (riñones, hígado, tubo digestivo) y numerosas interacciones con otros fármacos.

2) La prescripción de un antibiótico es sólo aceptable cuando se tiene un diagnóstico certero, se han tomado cultivos para confirmar la presencia de una infección BACTERIANA y se cuenta con una historia clínica completa que destaque los antecedentes, reacciones alérgicas y medicamentos en uso del paciente.

3) No hay ninguna razón epidemiológica para administrar antibióticos en infecciones respiratorias o intestinales sin documentar gérmenes en personas previamente sanas. La terapia empírica se reserva para condiciones de urgencia, cuando se está esperando confirmación microbiológica o clínica, en enfermos graves o en pacientes inmunosuprimidos. Lo demás es iatrogenia pura y dura.

4) El empleo de antibióticos en cirugía tiene indicaciones muy precisas. Los riesgos de contaminación por piel (sobre todo estafilococos) acarrean tal vez 300 mil hospitalizaciones innecesarias al año en nuestro país, así que se ha estandarizado la profilaxis con cefalosporinas o vancomicina ante la sospecha de resistencias. En cirugías limpias, el riesgo de infección es menor de 5 por ciento, con lavado exhaustivo del personal en quirófano, pero aumenta a más de 20 por ciento (¡una de cada cinco operaciones!) en cirugías contaminadas (cirugía intestinal complicada, abscesos, heridas sépticas, abrasiones, etcétera).

5) La indicación de profilaxis en cirugía consiste en administrar el antibiótico treinta minutos antes de la incisión, y repetir las dosis hasta 48 horas después de finalizada la operación. La evidencia científica no ha demostrado utilidad más allá de ese lapso, salvo cuando la herida se contaminó inesperadamente o el paciente está inmunosuprimido por enfermedad o medicamentos. Pueden verlo en este vínculo con detalle: http://dig.pharm.uic.edu/faq/antimicrobial.aspx

6) El exceso de antibióticos contribuye significativamente a causar resistencias, infecciones oportunistas por hongos y alteraciones del funcionamiento hepático o renal que suponen riesgos adicionales en cualquier persona, y con mucho en recién operados, enfermos crónicos o quienes toman distintos medicamentos.

7) Por ejemplo, la principal causa de toxicidad en el hígado por medicamentos actualmente es producida por la combinación de amoxicilina con clavulanato (Augmentin, Clavulin) que se receta en México sin ton ni son.

Preservar la salud en nuestros días implica mantener un estilo de vida activo, eliminando grasa, sal, azúcar y harinas (las cuatro muertes blancas de la medicina tradicional china) y otros recargos de la dieta, pero ante todo, acercándose a su médico e instándolo a actualizar sus conocimientos y a tener paciencia, esa forma de sabiduría tan olvidada cuando se cree que se sabe todo.

Toc, toc

—Llega puntual a su cita.

—De hecho, catorce minutos antes —aclara, mientras me sigue por el pasillo. Revisa meticulosamente el espacio de mi consultorio, librero, escritorio, una mirada furtiva a mis cuadros y se sienta, después de recorrer perceptiblemente el índice izquierdo sobre el respaldo—. Humm —como aprobando apenas la asepsia del lugar—. Nœud, abogado —al tiempo que desliza la tarjeta hasta mi alcance.

Me relata enseguida que lo refiere la Embajada de Bélgica por un problema de larga evolución, con numerosas vertientes e incontables visitas a médicos aquí y en Amberes, donde reside su familia, extrañada debido a su insoportable padecimiento [*sic*]. Vive solo en un departamento, no fuma ni bebe y acude al mismo centro social, a la misma hora cada martes, donde juega backgammon —exactamente tres partidas— frente a una taza de café, que deja enfriar, "para no despreciar al mesero".

Lo que le angustia es un dolor pélvico, literalmente como si le salieran filamentos del pene, que le irritan al orinar y condenaron su vida sexual hace ya muchos años. Tras varias cistoscopias y diversos estudios de imagen, se sometió a una resección de nervios pudendos que sólo agravó el cuadro. Una determinación bimestral de antígeno prostático en estos tres años ha sido abrumadoramente normal.

Ante mi intriga del porqué acude conmigo, dice con cierto desprecio:

—Alguien me insistió que lo viera, para conocer su opinión, aunque ya no creo en los doctores.

Molestias genitales, rasgos obsesivos —anoto mentalmente y dejo vagar la memoria en torno al Hombre de las Ratas. Ese caso emblemático que dibuja la psicopatogenia de la neurosis obsesiva, que leí cuando conocí a un personaje como el señor Nœud, enredado en su fiebre de detalles, presa de la ambivalencia hacia el padre e incapaz de comunicarse fuera de su lenguaje atávico. El tratamiento de Ernst Lanzer (1907-1908) convenció a la posteridad de que la "manía dubitativa"[2] puede curarse con psicoterapia. Se caracteriza por la sucesión de fenómenos compulsivos que esclavizan al sujeto: rumiación, ideas reiterativas, rituales y actos que previenen otros actos, como en un interminable juego de espejos. La historia clínica describe a un enfermo aterrorizado por la obsesión de que una tortura con ratas (como había escuchado que ocurría a los prisioneros en Oriente) le sería impuesta a su padre por sus deseos ambivalentes. Mediante una meticulosa deconstrucción de sus rituales y conjuros, Freud fue hilando la madeja que mantenía preso a Lanzer en su atribulada vida. Fruto de este análisis, el paciente encontró un empleo, algo que no había podido sostener hasta entonces, y por esos imperativos del destino, fue reclutado por el servicio militar, capturado por el ejército ruso y murió en noviembre de 1914, quizá en la soledad de sus meditaciones.

En la neurosis obsesiva, la incertidumbre del recuerdo empantana los síntomas, donde la aniquilación del padre, el legado de autoridad y el deseo inextricable mezclado con el temor por infringir la prohibición y el castigo resultante, se maquinan en la trama del pensamiento para crear un lenguaje a base de arquetipos y reiteraciones que sólo el sujeto es capaz de enunciar. Sin la disposición de la escucha terapéutica, uno resiente al momento la incomodidad que producen estos personajes, aludiendo a lo sexual de manera velada y enigmática, atribuyendo a los otros funciones poco verosímiles, perseguidos por sus fantasmas que los asedian a toda hora y en todo lugar. Mirando de reojo, escudriñando...

La psiquiatría, tan propensa a los fármacos y los encajonamientos, ha descrito el llamado trastorno obsesivo compulsivo sin poder desmenuzar qué tanto de carácter o delirio revisten estos enfermos, prestos a llenarse de inhibidores de recaptura de serotonina o antipsicóticos. El colmo es la escala Yale-Brown para medir obsesión y compulsión, publicada en 1989, que les muestro en esta deslucida fotocopia.[3] En ella se categorizan obsesivamente los rituales comunes de tales "trastornados" para adjudicarles un valor predictivo en el diagnóstico y apuntalar el tratamiento. La

---

[2] Sigmund Freud, Standard Edition, vol. X, pp. 151-327, Londres, Vintage/The Hogarth Press, 2001, [1909].

[3] http://www.brainphysics.com/research/ybocs_goodman89a.pdf

versión más actual, sin apartarse del encuadre de lo médico, advierte de una serie de conductas que caracterizan a estos sujetos —como piezas de filatelista— en su afán por desenredarse del maniqueísmo que los aflige. Propone terapias cognitivas, técnicas de relajación, farmacoterapia escalonada y ¡hasta neurocirugía![4]

Desde luego, el erotismo anal, el sufrimiento y el deseo reverberante del sujeto no aparecen ni entre líneas. ¿Cómo se puede llegar al fondo de un conflicto que sucumbe al ideal, que establece sus propias leyes, que titubea con perversa ambivalencia hacia todo encuentro sexual y ante cualquier compromiso? Si de lo que se trata es de encontrar la dosis óptima del antidepresivo y acallar los misterios, quedará en la penumbra aquello que originó el drama y se olvidarán (por represión y no por cura) los entresijos de la historia que trajo al enfermo a solicitar ayuda, sin quererlo pero pidiéndolo a gritos soterrados.

De acuerdo con Freud, el verdadero significado del ardid es que el síntoma obsesivo yuxtapone dos tendencias contradictorias —a saber, amor y odio—, que deben ser satisfechas simultáneamente. El enfermo, no obstante, permanece ignoto del componente de odio y justifica sus acciones mediante racionalizaciones, reprimiendo con ello su aversión y su miedo. La conducta anal, retentiva, que ciertos colegas suelen magnificar y tergiversar en una propensión hacia la homosexualidad es, como Jacques Lacan apuntó, sencillamente "un síntoma articulado en el proceso".[5]

Lo que destaca es el resurgimiento en marañas (porque su comprensión escapa del todo a la conciencia) de algunas vivencias intensamente eróticas en la infancia que se conjugaron con la irritación de ciertos orificios, por ejemplo, el ano, la vulva, el meato urinario o la boca. Tales impresiones en la metáfora del cuerpo remiten a las fantasías acerca de la ingestión (devorar), la excreción (excluir) y el nacimiento de los rivales edípicos, tanto como al temor de contaminación por caca... o por odio. La limpieza exhaustiva se puede rastrear en estos componentes para mantenerse aséptico de aquello que mana como putrefacción desde el inconsciente.

Nuestra primera entrevista es un desastre, pero algo intangible queda, que

[4] http://www.sci.sdsu.edu/classes/psychology/psy760/ocd.pdf http://www.nejm.org/doi/pdf/10.1056/NEJMcp031002

[5] Jacques Lacan, *Écrits*, Nueva York, Londres, W.W. Norton & Co., 2006 [1959].

lo hace regresar y buscarse, más que reencontrarme. Tenemos un largo camino por recorrer. Construir un puente de confianza, descifrar uno a uno los significantes entresacados de su historia, tan reinventada, y volver juntos a ese pasado donde se quedó anudada la verdad, por intolerable que resulte.

Los signos cardinales

En los últimos días, ha venido a colación la importancia de la semiología en medicina, una destreza antaño muy aplicada y que hoy se ve avasallada por la profusión de estudios de gabinete y pruebas de laboratorio de todo tipo y color. Los estudiantes parecen desdeñar el lenguaje clínico, la exploración minuciosa, la facultad de vertebrar signos y síntomas en un bosquejo sindromático que oriente y, desde luego, que haga más expedito el diagnóstico, para bien del enfermo y para reducir costos.

Si bien la disponibilidad de imágenes reconstruidas por computación permite rastrear lesiones que escaparían a cualquier rudimento de exploración física, la práctica hospitalaria está dejando a un lado el interrogatorio, la articulación de datos objetivos y subjetivos, el seguimiento de la evolución de un padecimiento, para estructurar otro lenguaje: el de las cifras y las reproducciones visuales, que demuestran que el paciente cabe en un diagnóstico presuntivo hasta que las máquinas no apunten lo contrario.

Poco se pregunta, apenas se toca para localizar y confirmar después, casi nadie ausculta y se están olvidando los sonidos, sinuosidades, crepitaciones y texturas que hacen del cuerpo el mapa y la aventura de todo quehacer médico. La industria biomédica absorbe y deslumbra a los doctores, que piden estudios necesarios e innecesarios en una vorágine de gastos que nadie alcanza a cubrir. Y en el fondo, el enfermo —como un naúfrago— cubriendo las cuotas de su aseguradora, viendo cómo van y vienen las pruebas y las rectificaciones, sin ser visto ni escuchado, a merced del cúmulo de datos que lo connotan y lo salvan... o lo hunden más en su odisea.

Pese a ello, seguimos creyendo en la falibilidad de nuestras destrezas, en la voz que se queja, en la verdad del cuerpo, en la paciencia y la inducción, y habrá enfermos que se sientan atendidos, a quienes otorgaremos el tiempo para explicar qué se hace y qué se espera, sin dejarnos engullir por la tecnocracia; quizá en un afán romántico, quizá por simple fidelidad al trabajo y a la academia, o tal vez por la poesía que se descifra en cada acto médico.

Aquí les presento una suerte de brújula, que pretende rescatar el valor de algunos signos (o síntomas, indistintamente), esas señales que permiten inferir el origen y la forma que va cobrando un padecimiento, que ayudan sin duda a orientar un diagnóstico y un tratamiento a tiempo. Los denomino "signos cardinales" en alusión a las coordenadas (norte, sur, oeste, este) que rigen los viajes y la orientación vital.

NORTE: Signos normalizadores. Son aquellos cuya aparición responde a un mecanismo fisiológico u homeostático, o bien que proveen una señal de alarma respecto de una invasión o una descompensación del metabolismo. Por ejemplo: la fiebre, típicamente resultante de un desequilibrio entre la generación de calor por un proceso inflamatorio o infeccioso, y su tendencia a balancear la temperatura mediante sudor, escalofrío o respiración acelerada. La diarrea o la tos, cuya función es expulsar al parásito mientras se reproduce con vehemencia y acuden otros mecanismos más eficientes para eliminarlo o contrarrestarlo (es decir, la inmunidad adquirida o los antimicrobianos). La taquicardia, la sed y la diuresis profusa son otros ejemplos de signos que buscan nivelar el funcionamiento del organismo.

SUR: Signos súbitos. Son con harta frecuencia los que ponen en peligro la vida o dejan secuelas importantes. Pérdida de conciencia, dolor torácico que oprime, síncope, convulsiones, sangrado agudo, falta de aire. Cualquiera de ellos nos indica la necesidad imperiosa de acudir a una sala de urgencias, porque traducen lesiones o disfunciones que afectan órganos vitales (corazón, cerebro, pulmones, troncos arteriales).

OESTE: Signos ominosos. Menos comunes, los que no auguran nada bueno y pueden ser el heraldo de un cáncer o la pérdida gradual de un sistema orgánico. Habitualmente, la disminución de la sensibilidad, la pérdida de peso, la palidez progresiva, el edema (acumulación de líquidos en sitios declive) o la ascitis (acumulación de líquido en el abdomen), el aumento pertinaz de una masa que protruye u obstruye, el deterioro cognitivo, el dolor de pared o más profundo que crece sin respetar horarios… todos ellos señalan algo que invade, como el cáncer, que extiende sus garras en el interior, usurpando, corroyendo.

ESTE: Signos episódicos. Aquellos que aparecen o progresan de forma gradual o intermitente. Son los que fácilmente se descifran, aunque no siempre indican algo de fácil resolución y merecen ser vistos bajo la lupa del médico de confianza. Les muestro algunos ejemplos que contrastan: *a)* Urticaria: indica un fenómeno alérgico, que a veces no puede discernirse sin pruebas cutáneas o serológicas; por su obviedad y su forma de presentación, nos trae a consulta sin dilaciones. *b)* Neuropatía periférica (adormecimiento de una o más extremidades): la causa más común es la diabetes mellitus, pero puede ocurrir por atrapamiento de nervios, por intoxicación de fármacos o metales, e incluso como una manifestación paraneoplásica (vinculada a un tumor oculto). *c)* Dolor de cabeza: una cefalea episódica tiene muchas vertientes, como tensión, cambios vasculares y aumento de líquidos cerebrales. Si se localiza en un punto, se torna abrupta o se acompaña de deterioro neurológico, pasa del Este al Oeste, y requiere atención inmediata. *d)* Hemorragia: un signo que no puede descuidarse, porque indica disminución o alteración de los mecanismos de coagulación, ya sea en sus componentes formales (plaquetas, precursores hematopoyéticos) o en la cascada de factores que cierran las heridas. *e)* Inflamación de músculos o articulaciones: puede tratarse de un proceso reactivo, como el que suscitan ciertas infecciones virales (mononucleosis, rubeola o exantema súbito) o parasitarias (triquinosis), pero también —cuando persiste— indica una enfermedad potencialmente destructiva y que produce deformidad e incapacidad.

Como pueden deducir, una observación hecha con agudeza y oportunidad permite acercar al médico a ese puerto seguro que es el diagnóstico. Sin las coordinadas vitales —la semiología—, la travesía se convierte en un desatino que surca los mares de la adversidad y el azar bajo la misma penumbra.[6]

---

[6] Les ofrezco dos artículos igualmente válidos, que reflejan la diversificación de nuestra medicina. La genómica de los microorganismos y su repercusión en la salud http://www.nejm.org/doi/pdf/10.1056/NEJMra1003071. En contraste, los signos y síntomas del cáncer para legos o preocupados http://www.cancer.org/Cancer/CancerBasics/signs-and-symptoms-of-cancer

El estrépito de las torres caídas

Ese martes de septiembre, cerca de las ocho de la mañana, me encontré a un colega boquiabierto en el pasillo hacia nuestro consultorio.

—Acaba de chocar un avión contra el World Trade Center de Nueva York —me dijo con voz entrecortada.

Parecía una pesadilla o la escena de una película siniestra. Caminamos en silencio hacia la televisión más cercana, colgada en una esquina de la sala de espera contigua. La escena mostraba la cortina de humo que emergía de la torre norte hacia la cima de sus 110 pisos, mientras nos tratábamos de explicar cómo podía haber ocurrido un accidente tan absurdo, en una ciudad rodeada al menos por tres aeropuertos y una seguridad aérea cotidianamente probada.

En esos instantes difusos, apenas pasadas las 9:03 a.m., un Boeing comercial de American Airlines entró frenando los motores a la torre sur, en un deliberado ataque de destrucción masiva. Un largo suspiro y los distantes gritos de horror de millones de televidentes se congelaron con esa imagen. Vimos aterrados cómo saltaban algunos ocupantes de las torres al vacío, ángeles que se desplomaban a una muerte segura pero lejos del infierno que consumía ambas Torres Gemelas.

Escasamente media hora y una hora después, sin que nos hubiésemos apartado del televisor, las torres se desplomaron. Una multitud corría en desbandada, cubierta de polvo como lo mostraban las cámaras cercanas: espectros despeinados, con heridas sangrantes, automóviles destruidos, desolación y muerte, muerte a gran escala.

Conforme se fueron derramando las imágenes en esa mañana, entendimos que se alzaba el espectro de la guerra, que el ataque de comandos de Al-Qaeda (ni siquiera sabíamos que connotación gregaria tenía ese grupo) era el resultado de una acumulación de desaciertos y golpes de suerte que acabaron con la vida de más de cinco mil inocentes. La cara de George Bush, incrédulo en un aula escolar de Miami, mientras le susurraban los pormenores del atentado. ¿Quiénes estaban en Nueva York en ese momento? ¿Quiénes se quedaron varados en Terranova, Moscú o Shangai, sin poder acceder al espacio aéreo que se había cerrado en el país más poderoso y más visitado del mundo?

Era predecible suponer que dos consecuencias directas emanarían del ataque y destrucción de los edificios del WTC. Por una parte, enfermedad pulmonar intersticial y bronquiolitis crónica en quienes estuvieron más tiempo expuestos a la emanación de polvos en la zona cero. Diversos reportes, algunos francamente amarillistas, sucedieron a la vigilancia clínica de los bomberos, policías y otros trabajadores que se dieron al rescate de cadáveres y sobrevivientes de la tragedia. Me temo que más con fines políticos que con apego a la verdad. Uno de los pocos estudios serios que rescatan la magnitud del daño pulmonar que sufrieron estos héroes anónimos retrata una neumonitis por metales, carbón y sílice, como era de esperarse ante una exposición tóxica de esa magnitud.[1]

El segundo efecto, quizá el más exacerbado, fue el estrés y la paranoia que suscitó este ataque en un país acostumbrado a estar en la inopia, por seguridad y uniformidad social.

Un sondeo rápido hecho a lo ancho de Estados Unidos demostró que cerca de la mitad de los adultos sufrían algún tipo de indefensión o temor derivado del impacto mediático lanzado esa mañana de septiembre. Se pueden revisar los resultados, bastante predecibles por cierto, publicados dos meses después del ataque.[2]

El último número de la revista *The Lancet* reseña diversas cohortes estudiadas para discernir los efectos deletéreos de la exposición a dioxinas, bifenilos e hidrocarburos aromáticos que derivaron en un aumento de 19 por ciento en la incidencia de cáncer entre los bomberos que se entregaron a salvar las pocas vidas que quedaron bajo los escombros. Además, casi una cuarta parte de los 27500 rescatistas entrevistados nueve años después de los ataques mostraban depresión, ataques de pánico y algunas consecuencias respiratorias atribuibles a trastornos psicosomáticos.[3]

La afrenta despertó odio, belicosidad y una suspicacia exagerada hacia los ciudadanos de origen árabe, o hacia cualquier extranjero que no

[1] http://ehp03.niehs.nih.gov/article/fetchArticle.action?articleURI=info:doi/10.1289/ehp.0901159

[2] http://www.impact-kenniscentrum.nl/doc/kennisbank/1000010389-1.pdf

[3] www.thelancet.com/themed-911

comulgara con el espíritu vindicativo que alentaba el gobierno de Bush. No hubo tregua ni tiempo para reflexiones. En pocos meses, la sociedad estadounidense estaba dividida entre quienes reclamaban justicia militar (celebrando los bombardeos de Iraq como festines de fuegos artificiales) y aquellos que, conscientes del sacrificio histórico que habían significado cuatro guerras sangrientas en el siglo XX, proponían una respuesta más programada contra esos enemigos silenciosos de Al Qaeda en Pakistán y Afganistán. Se formó un frente "aliado" arrogándose la denominación que hace eco a las fuerzas militares que destronaron a Hitler, en una especie de cruzada contra los infieles. Se inauguró el término *pre-emptive strike* que designa una acción bélica sin justificación por represalia; más bien, "para eliminar al enemigo antes de que ataque". A ese respecto, recomiendo leer un sesudo análisis del doctor Lawrence Freedman, profesor de estudios de guerra en el King's College de Londres, que sugiere que el concepto de acciones bélicas preventivas tiene implicaciones devastadoras en la búsqueda de soluciones a los conflictos internacionales.[4]

No hay duda de que nuestra perspectiva cambió desde el 11S: la legitimación de la "guerra santa", el asesinato de jóvenes (muchos de ellos reclutados por necesidad) y civiles, la masacre sistemática y el desmoronamiento de la sociedad en Iraq, la venganza nunca consumada. Cambió con ello la prioridad científica, el refinamiento y la calidad de la atención médica, la incidencia del estrés postraumático que afecta a incontables veteranos inmaduros, muchos de ellos con la vida rasgada para siempre (un ejemplo elocuente se ve en la película *In the Valley of Elah* que protagonizan Susan Sarandon, Charlize Theron y Tommy Lee Jones.[5]

Entre otras cosas, se crearon nuevas agencias para supervisar el terrorismo biológico y el daño causado por los conflictos bélicos en varios continentes. El gobierno estadounidense se atribuyó la calidad de gestor y vigilante mundial de las sublevaciones y los ataques de cualquier facción de corte islámico, sin importar la legitimidad o la naturaleza de sus motivos.[6]

Un inquietante reporte emitido hace cinco años por las asociaciones de psiquiatras y médicos denuncia que la prohibición expresa de participar en interrogatorios por parte de los profesionales de la salud está sien-

---

[4] http://www.thewashingtonquarterly.com/03spring/docs/03spring_freedman.pdf

[5] http://www.rottentomatoes.com/m/in_the_valley_of_elah/trailers/

[6] http://www.scientificamerican.com/article.cfm?id=how-research-was-changed-by-september-11-terrorist-attacks

do vulnerada por las directivas militares en Estados Unidos. No debería extrañarnos, esa es la naturaleza humana, regida por el odio y la retaliación. Lo grave es que no haya mecanismos sociales que impidan que los prisioneros de guerra se conviertan en objetos de tortura para extraerles información a cualquier costo.[7]

Algo más que nuestra fe en un mundo que busca entendimientos en lugar de agresiones se cayó hace diez años con el estrépito de las Torres Gemelas. También se perdió la confianza en que los médicos sabremos delimitar nuestras obligaciones éticas para cuidar a los indefensos y curar a los que sufren, nada más… sin adherencias fanáticas o sed de venganza.

Los visitantes de la noche

La historia de la humanidad está plagada, en efecto, de plagas. Desde que las tribus nómadas se asentaron en comunidades, domesticaron animales y acumularon objetos para facilitarse la vida, las pulgas y liendres tendieron su lecho justo al lado de los nuestros. En el libro IV de su *Historia de los animales,* Aristóteles (384-322 a.C.) distingue dos tipos de animales, los que tienen sangre (vertebrados) y los que carecen de ella. En este último grupo sitúa a las chinches, termitas y arañas que asolaban las casas de su tiempo. A él debemos el término entomología (del griego εντομος que significa "lo que puede cortarse en pedazos") y de ahí la idea de insecto, que nos acompaña tan seguido.

Se conocen más de 1.3 millones de especies de insectos, divididos en órdenes (abejas, coleópteros, lepidópteros, etc.) que constituyen las dos terceras partes de los organismos que habitan la Tierra. Si consideramos que su origen data de hace 400 millones de años, es obvio que ronden en nuestros cabellos, colchones o desagües todos los días.

La primera descripción pictórica de estos compañeros nocturnos la debemos a Jacob Hoefnagel (1575-1630) quien escribió el tratado *Diversae insectarum volatium icones ad vivum accuratissimè depictae per celeberrimum pictorem.* Algo tan elocuente como "insectos voladores claramente desplegados a partir de los dibujos del más celebrado pintor"… y se refería a su padre, quien había sido comisionado por el emperador Rodolfo II para ilustrar los prodigios del reino. Es probable que este atlas haya servido de base a la *Micrographia* de Robert Hooke publicada en 1665 y que haya estimulado los estudios de sus contemporáneos Marcello Malpighi y Anton van Leeuwenhoek, quienes contribuyeron con la descripción del

[7] http://www.nejm.org/doi/pdf/10.1056/NEJMp0806689

sistema respiratorio del gusano de seda y con minuciosas observaciones bajo el microscopio, respectivamente. Desde entonces, la entomología se ha sofisticado con clasificaciones, fisiología, genética y muy diversas aplicaciones para beneficio de la humanidad. Baste recordar que el descubrimiento del ADN y de las proteínas de estrés se debe a la saliva de *Drosophila melanogaster*, esa mosquita que espantamos de los fruteros en verano.

Por cuidadosos que seamos en nuestra limpieza, los insectos encuentran la manera de acceder a los hogares. En este vínculo ofrezco una guía práctica para considerar el control de plagas en casa, pero tomen en cuenta que las fumigaciones no discriminan, *v. gr.* no son del todo inocuas para las mascotas y las personas.[8]

Además de causar comezón y urticaria, los insectos suelen ser vectores de enfermedades serias, tales como artritis, neuroborreliosis, fiebre amarilla, dengue, leishmaniasis o peste bubónica. Por fortuna, las condiciones de diseminación de estos graves padecimientos dependen en gran medida de la falta de higiene o las circunstancias que facilitan la infección. En las escuelas, por ejemplo, la situación es menos inquietante. Las liendres que se alojan en los cabellos de algunos niños se transmiten por contacto y basta incentivar las medidas de higiene personal, el cambio de ropa y la fumigación ocasional de las aulas, para eliminarlos.

Algunas medidas básicas son: *a)* recoger de inmediato todos los líquidos derramados (especialmente si contienen azúcares, que atraen moscas y hormigas), *b)* sacar la basura diariamente y limpiar los botes de residuos al menos una vez por semana, *c)* mantener la fruta madura en el refrigerador (eso evita que merodeen insectos), *d)* guardar a presión (o en plástico resellable) todos los alimentos que queden fuera de la alacena o el refrigerador, *e)* aspirar con frecuencia, sobre todo si hay mascotas en casa, *f)* sellar con silicón las rendijas y bajo-puertas para evitar que se deslicen los insectos hacia la atmósfera más caliente del hogar, *g)* el aire acondicionado y la calefacción son fuente habitual de microbios, y a veces se nos olvida que deben limpiarse (ductos y rejillas) idealmente después de cada cambio de temporada, *h)* es recomendable asegurarse de que la leña, los desechos y la vegetación densa estén lejos del exterior de la casa, para evitar que aniden ahí las plagas, *i)* la humedad en cualquiera de sus variantes es el medio idóneo para la proliferación de los insectos, hongos y otros bichos oportunistas; ese debe ser el primer foco de atención ante una plaga, *j)* los colchones y alfombras suelen albergar chinches, pulgas y

---

[8] http://cru.cahe.wsu.edu/CEPublications/eb0472/eb0472.pdf

ácaros, sobre todo cuando no se limpian o cambian periódicamente, *k)* los insecticidas hechos a base de ácido bórico o jabones de ácidos grasos son la alternativa para colocar en rendijas o rincones, dado que no son tóxicos para los mamíferos. Desde luego, las precauciones para minimizar la exposición a cualquier pesticida son esenciales.

Como pueden ver, la pandemia de artrópodos, hemípteros y sus congéneres llegó para quedarse. En cualquier caso, el hombre es quien invadió su nicho ecológico a falta de recursos para coexistir en desventaja numérica.[9]

Mi cuerpo se ha vencido

Durante años, un motivo de consulta inusual, pero consistente, ha sido la fatiga, el agotamiento. Acaso puede ser el heraldo de una infección o un cáncer, pero lo cierto es que algunos pacientes se quejan exclusivamente de fatiga y por más estudios que se practiquen buscando la causa, nada resulta coherente con tal síntoma.

Médico y paciente se miran atónitos sobre la hoja de resultados y las placas radiográficas: uno porque no encuentra resonancia afectiva a su calvario, otro porque se pregunta qué hacer con ese sufrimiento, inefable, inasible.

Contrario a quienes afirman que es un mal de nuestro tiempo, presa de la rutina o carente de significados, la fatiga es un trastorno que ha surcado los mares y las épocas. En la tradición china se le conoce como *shen-jin-shui-rue* y se han empleado tratamientos de acupuntura y herbolaria para mitigarla, sin dejar de lado los cuidados personales para quien la sufre. Al finalizar el siglo XIX, en Europa, el médico inglés George Beard describió la neurastenia, un síndrome de características vagas que afectaba sobre todo a las señoras de sociedad y consistía en una disposición abúlica y un encierro melancólico.

En su momento, Sigmund Freud caracterizó la distinción entre el duelo y esa forma de depresión oculta tras la queja y el sometimiento.[10] Hablaba de una retracción narcisista en la que el amor perdido cae como una sombra sobre el sujeto, que engulle en la fantasía inconsciente tal pérdida como si se tratara de algo intrínseco, de un desmoronamien-

---

[9] Para quienes temen encontrarse con estos visitantes en alguno de sus viajes, les sugiero consultar la página www.traveldoctor.co.uk/insects.htm, que ilustra con mucha claridad qué esperar y qué hacer ante un invasor de otras latitudes.

[10] Sigmund Freud, *Mourning and Melancholia*, Standard Edition, vol. XIV, pp. 237-260, Londres, Vintage/The Hogarth Press, 2001 [1915].

to propio. La consecuencia es que aquel amor fallido se revierte en odio contra sí mismo, rebajándose, abusando y —¿por qué no?— mermando sus capacidades físicas y su deseo de vivir.

Existe sin duda una consonancia semiológica y cultural entre aquella neurastenia y el síndrome de fatiga crónica (SFC) como lo ha documentado el psiquiatra de Harvard, Arthur Kleinman, a pesar de que sus observaciones han caído como plegarias en el desierto.[11] Quizá porque se trata de un padecimiento que tiene connotaciones vitales tan relevantes y la medicina contemporánea está empecinada en desentrañar sus causas moleculares, aunque no existan. En la fatiga crónica se invocan eventos negativos (42%), dificultades en la vida (40%), evidencia de problemas psiquiátricos familiares (52%) y abuso en la infancia (44%) como causas subyacentes, pero aun así se indaga una etiología viral.[12]

Resulta llamativo que, en aras de alcanzar esa quimera, una fundación de Nueva York haya donado recientemente diez millones de dólares a tres prestigiosas universidades para investigar qué se esconde debajo de la queja y el martirio.[13]

Hace pocos años, se publicó un trabajo alentador donde se identificaba un retrovirus de roedores, el XMRV, vinculado al SFC, pero sus resultados no fueron ratificados en otros laboratorios.[14] ¿Qué debemos entender entonces por fatiga crónica? ¿Cómo abordar este síndrome, si nada parece definirlo?

Durante el desarrollo psicosexual, el cobijo de amor de la madre (que se vive como ratificación) sirve para apaciguar las necesidades del cuerpo. El hambre, el frío y el cansancio no son sino gradientes de orden similar en la difusa experiencia somática al principio de la vida. Esas percepciones se ligan al crecimiento del infante en la dialéctica del placer-displacer y no pueden significarse hasta que aparece el lenguaje. Mientras tanto, el llanto las anuncia y sirve de reclamo para exigir su mitigación. Como cabe suponer, la falta o exceso de respuesta en esta etapa tan frágil deja una huella confusa respecto del vínculo con los otros y con el mundo interno

---

[11] N.C. Ware y A. Kleinman, "Culture and Somatic Experience: The Social Course of Illness in Neurasthenia and Chronic Fatigue Syndrome", *Psychosomatic Medicine* (1992), 54: 546-560.

[12] K. Fukuda, S.E. Straus, I. Hickie *et al.*, "The Chronic Fatigue Syndrome. A Comprehensive Approach to its Definition and Study", *Ann Intern Med* (1994), 121: 953-959. http://www.ncf-net.org/patents/pdf/Fukuda_Definition.pdf

[13] http://news.sciencemag.org/scienceinsider/2011/09/family-puts-10-million-int

[14] Consúltese el *Virology Blog* de Vincent Racaniello, MD, quien discute ampliamente las evidencias de este virus: http://www.virology.ws/page/5/

regido por las pulsiones. Dicho de una manera más simple, todo es demanda, no hay espacio para la reflexión.

Gradualmente el aprendizaje de la sucesión de gratificaciones y frustraciones instaura el deseo y la fantasía, ese universo imaginario que acoge la capacidad para hundirse en sí mismo cuando los semejantes no están disponibles. Podríamos decir que se trata de una solución depresiva, que concilia la falta con la añoranza. Pero de manera fisiológica, tal posicionamiento ante la vida exige un gasto de energía: para recuperar lo que se da por perdido, se tienen que generar recursos afectivos —apetencias, movimientos, gesticulaciones— que apelen al otro que no escucha, que se aleja. Queda así la impronta de insatisfacción, que puede negociarse más o menos a través del pasaje edípico, cuando debuta la sexualidad en forma de zarandeos ante el orden moral, y se requieren otros recursos, más sofisticados, para obtener los beneficios de la reciprocidad.

Aquí es donde el cansancio y la indiferencia hacen su aparición como un llamado de desvalimiento, parecido a los gemidos infantiles en cuanto al reclamo y a la queja, pero orientados a despertar el deseo en el otro, como una especie de imagen en espejo, para que convoque lo que se añora, pero sin esfuerzo. Como ven, es una trampa, porque cae en el pozo de la insatisfacción: mientras más se otorga, más hambre despierta. Lo que sigue es la consternación y el desacato, no hay remedio. El fatigado crónico se lamenta, exige constatar su padecimiento de manera objetiva, recurrir a pruebas de laboratorio, consultar a "todos los especialistas". Como si se tratara de un problema indescifrable, que está en los genes o en los priones; es decir, afuera, escapando a la consciencia y al trabajo de pensar. Nada certifica más esa dicotomía que la convicción de que el asunto es del cuerpo, nunca del alma.[15]

"No descanso, no puedo pensar, no sirvo para nada", dicen los cansados crónicos. Pero siempre apelan a otro que venga al rescate, que descifre el enigma, que los ampare ante el agujero negro que los somete diariamente. El médico, más que el curandero —quien al menos lo intuye—, está predestinado al fracaso. No hay exámenes, discernimientos clínicos, fármacos o consejos que alivien una fatiga crónica sin sustrato mórbido. Es inherente a la queja misma, es su sustancia y su continente, es el hálito que la hace vivir y expresarse.

Por eso un virus extraño, proveniente del éter filogenético, es un can-

[15] Una visión contemporánea en China, se puede leer en http://hub.hku.hk/bitstream/10722/45318/1/73169.pdf

didato idóneo para atribuirle su origen. Nadie lo ve, su inconsistencia imaginaria responde como anillo al dedo a ese arquetipo que está en el deseo del otro, elusivo pero intensamente anhelado. La fatiga crónica es así: se pierde en el abismo de lo que se persigue, se devora y se delimita por sí sola; no hay quien lo entienda como quien la sufre. Se perpetúa, se diluye en el océano oscuro de su propia tragedia.

¿Cómo sobrevivir a las catástrofes naturales?

Recordemos que hace unos años (en agosto de 2009) salíamos del susto de un brote insospechado de influenza A cuya variante H1N1 se tenía por desaparecida desde 1960. Lo más inquietante de esta pandemia fue la muerte —por síndrome de insuficiencia respiratoria aguda— de mujeres y hombres jóvenes, previamente sanos, cuyo único factor de riesgo era el embarazo o el sobrepeso. Su respuesta inflamatoria, lejos de estar inmunocomprometida, parecía exagerada y, como tal, sugería ser la causante de esa fatal progresión en la función pulmonar.

A fuerza de modelar tal escenario microbiológico, el grupo del doctor Michael Oldstone, afamado virólogo de la Fundación Scripps en La Jolla, demostró en 2011 que las células endoteliales, por mediación del receptor S1P1, son las orquestadoras de dicha agresión. Un hallazgo esencial, porque abre la puerta para buscar opciones de tratamiento en quienes han rebasado los antivirales y se precipitan, impelidos por los arietes de la infección, hacia el punto de no retorno. Se puede leer el resumen en la revista *Cell*,[16] es un trabajo sobresaliente para entender qué enciende nuestros pulmones ante procesos inflamatorios.

Hablando de fatalidad, nos topamos con la noticia de que aquel famoso meteorito que se relaciona con la desaparición de los dinosaurios, hace 65 millones de años, parece haber diezmado también a la población de aves prehistóricas. Un estudio publicado en *Proceedings of the National Academy of Sciences* insiste en que las variantes ornitológicas no eran muchas antes de aquella hecatombe y que las pocas especies que sobrevivieron son los ancestros de las que rondan los cielos y los jardines en la actualidad. Una noticia fresca para rememorar y llenar de trinos la mañana.[17]

---

[16] http://www.sciencedirect.com/science/article/pii/S009286741100941X

[17] http://www.pnas.org/content/108/37/15253

Of mice and men

Como en la novela de John Steinbeck, los sueños de los hombres se desvanecen bajo el peso de las circunstancias. Tres noticias médicas nos recuerdan esa aparente futilidad que traen los hechos de la vida.

La primera es que la FDA anunció, después de algunos jaloneos y culpas asumidas, en su boletín semanal de julio de 2011, que la vacuna contra la influenza aprovechará las mismas cepas durante dos años seguidos (2010-2011); es decir, la cepa California A H1N1 de dudosa fama tras diezmar las vidas de muchos jóvenes con su inesperada reemergencia, y las dos australianas (H3N2 y B), propias de la influenza estacionaria. ¡Cuánta agua ha pasado bajo el puente desde ese insólito abril de 2009![18]

La segunda nota es producto de un estudio pequeño, pero sólido y bien controlado, publicado en *The Lancet,* que demuestra que dos antidepresivos (sertralina y mirtazapina) empleados comúnmente para mejorar los síntomas cognitivos y depresivos de enfermos con Alzheimer, no son mejores que el placebo. Es una revelación triste, porque habíamos cifrado nuestras esperanzas en que los moduladores del ánimo pudiesen modificar un ápice la ominosa caída que induce este padecimiento.[19]

En contraste, el *Canadian Medical Association Journal* publicó, en julio de 2011, un artículo que demuestra que las personas casadas acuden a urgencias justo a tiempo ante un dolor precordial, lo que resulta en mayor sobrevivencia tras un infarto, comparados con los solteros, divorciados o viudos. Parece obvio que el amor y la constancia cuidan el corazón.[20]

Como reza el poema de Robert Burns que inspiró la novela referida en el subtítulo: *The best laid schemes o' mice n'men / Gang aft agley* (los mejores diseños de los ratones y los hombres se salen de las manos).

---

[18] http://www.fda.gov/NewsEvents/Newsroom/PressAnnouncements/ucm263319.htm
[19] http://www.thelancet.com/journals/lancet/article/PIIS0140-6736(11)60830-1/abstract
[20] http://www.cmaj.ca/content/early/2011/07/18/cmaj.110170.full.pdf

Edipo tirano

Este es el título original de la tragedia de Sófocles, estrenada en 429 a.C. quizá como consecuencia de recrear la peste que devastó Atenas un año antes. La obra es un dechado de metáforas, aunque tendamos a reducirlas al mito del incesto en nuestra versión contemporánea.

Al huir de Corinto, advertido por el oráculo de que desvirtuará a su genealogía, Edipo se encuentra en el camino a Tebas a su verdadero padre, Laio, a quien asesina en su disputa por la preeminencia del paso. Con esa carga sobre su destino, Edipo traza su autonomía y, lejos de la sombra del padre, parece dispuesto a enfrentar todos los retos en su horizonte. De suerte que resuelve el acertijo impuesto por la esfinge para sojuzgar al pueblo de Tebas, un símbolo del sometimiento a lo indescifrable, a lo arcano de la vida.

Impelido por la victoria pírrica, accede al poder y, con la ceguera que éste otorga, se enlaza sexualmente con Yocasta, la reina viuda y apetecida. Tras las plagas que sobrevienen a Tebas, como un castigo divino —leamos aquí la metáfora universal del orden moral—, la culpa se interioriza y Edipo aprende por fin que es el verdugo de su padre y el amante de su madre. Queda sólo la mutilación, la flagelación, el destierro de la luz: Edipo se arranca los ojos y se exilia para siempre.[1]

Sófocles nos deja con la idea de que el parricidio nunca se expía del todo; peor aún, se concatena a otros delitos carnales, fruto del impulso y de la rabia. En todo tiempo la falta de visión es el vehículo: el intento de sacrificar al hijo, la volatilidad de las pasiones, el acceso a la tiranía, la advertencia forzada del profeta ciego, la búsqueda del origen —tan distante y tan cercano a la vez.

Como estudioso de la mitología, Sigmund Freud reconoció en esta

[1] http://records.viu.ca/~johnstoi/sophocles/oedipustheking.htm (e-text)

obra la virtud de prohibir el incesto y proteger la ascendencia, como garante del orden estatutario en la civilización. Habría por cierto que proteger y prodigar de manera análoga a la descendencia y, desde las formaciones tribales más incipientes, se sabía que la exogamia garantizaba la continuidad de la estirpe. Eso lo vieron nuestros ancestros, pero tuvo que venir Freud a formularlo como una teoría psicogenética para que nos reconociéramos y lanzáramos el grito de alarma o indignación.

La restricción de la sexualidad —y, más particularmente, del placer sexual— es un imposible que subyace a todas las doctrinas religiosas. Su fundamento está precisamente en la regulación de un orden social que contenga la seducción, que promueva el legado de los estratos que la componen y que certifique la vigencia de ciertas leyes, expresadas desde la cristiandad como "no matarás, honrarás a tu padre y a tu madre, no desearás a la mujer del prójimo…" Por ende, la llamada liberación sexual no es más que la extensión natural para probar la flexibilidad de tales límites, y todas las generaciones y todas las culturas lo han intentado de uno u otro modo. En un mundo interconectado como el nuestro, la profusión de imágenes sugestivas, de desnudos o de "transgresiones de la norma" no es tan sorprendente como queremos creer.

Así, podemos colegir que la esencia del dilema de Edipo no es lo exclusivo del vínculo paterno en pos de la madre, sino la función de la estructura edípica como sostén del desarrollo psicosexual de todo ser humano. Freud mismo nunca estableció de forma sistematizada lo que hoy popularmente se exhibe como "el complejo de Edipo". Data de una carta de poco más de 115 años (15 de octubre de 1897) dirigida a su interlocutor, Wilhelm Fliess, donde le escribe, después de relatarle algunos detalles oníricos :

> Una sola idea de valor general me surgió. He encontrado —en mi propio caso también— el fenómeno de estar enamorado de mi madre y celoso de mi padre, y ahora lo considero como un evento universal de la infancia temprana, excepto en aquellos niños que se han hecho histéricos, donde es aún más temprano (similar a la invención de la paternidad —el romance familiar— en la paranoia: héroes, fundadores de la religión). Si esto es así, podemos entender el poder atenazador del Edipo Rey, a pesar de todas las objeciones que la razón eleva contra la presuposición del hado...[2]

[2] *The Complete Letters of Sigmund Freud to Wilhelm Fliess (1887-1904),* edited by Jeffrey Moussaieff Masson, Cambridge, Harvard University Press, 1985, pp. 269-273.

La referencia a la leyenda y al linaje son cruciales en este pasaje, porque Freud reconoció desde el principio la noción de que toda ley y todo atisbo de estructura social debe tomar en cuenta este "enamoramiento ambivalente". Con el debilitamiento de la figura patriarcal y el arribo de otras instancias sociales que ofrece el papel protector del Estado, la necesidad de un padre solemne y autoritario se quedó en un deseo histérico. Desde ahí, Jacques Lacan se opuso a la falacia que suscribe el anhelo filial, y sostuvo que es el deseo desmedido de la madre hacia su hijo el que gesta la fantasía edípica. Es, en efecto, una trama especular la que sostiene el hito: "en respuesta a tu amor y a tu convicción de poseerme siempre, yo te amo, mamá, y recelo de mi padre, que se interpone".

Hoy podemos afirmar que la figura paterna como la definió Freud en su teoría del Edipo no es el núcleo del problema en la resolución del sujeto neurótico, sino su idealización. La distribución operativa que resulta de ese arreglo (mamá en contraposición a papá, para regocijo del hijo) le ofrece al individuo una creencia que le da sustento a sus afectos y a su fragilidad. Una vez que el padre primordial se instala, puede emprender su lucha por una autonomía tan errática como indeseable. Nunca conquistará a la madre, le queda acaso el espejismo de la redención en otra mujer que suplante lo real por lo imaginario, y restañe el orden simbólico en su propia paternidad, tan cuestionada.

CONSULTE A SU MÉDICO... *MALGRÉ TOUT*

La medicina sin médico es una ópera cómica en un acto representada por primera vez hace 180 años en París. Obra del compositor Louis Ferdinand Hérold (1791-1833), quien fuera famoso por sus impromptus, óperas y conciertos para piano, convoca a los enfermos de su tiempo a buscar la sanación por ellos mismos, evitando la iatrogenia.

Quizá debemos entender la premisa. Nuestro quehacer médico se ha convertido, a pesar de las mejores intenciones del gremio, en una empresa gobernada por intereses propios del capitalismo neoliberal y bastante lejos de su cometido humanitario.

Hasta cierto punto predecible, una labor que se dedica a promover la salud, alargar la vida de los seres humanos y cuidar de los enfermos en todas sus vertientes quirúrgicas y clínicas, tiene un costo social y, desde luego, un valor de cambio. Eso lo vio a su debido tiempo la industria farmacéutica, los inversionistas en biotecnología y el fisco, con igual magnificación aunque con distinta lupa. Los pacientes y sus médicos no pudimos —ni podremos— sustraernos a la ecuación mercantil que pende sobre nuestros encuentros, por humanos y humildes que nos parezcan. En muchos países (con Estados Unidos a la vanguardia), la administración de la salud ya no depende del gremio médico sino de empresas que se dedican a extraerle jugo a la relación terapéutica y reducir costos en la medida de lo posible. Las compañías aseguradoras son la *coda del allegro,* porque se han convertido en los intermediarios obligados de todo encuentro que entrañe la restitución de la salud o la vigilancia de cualquier enfermedad crónica. La sensación que transmiten mis pacientes cuando no han pagado su seguro de gastos médicos o cuando la cobertura excede sus ingresos es típicamente de indefensión, como si la madre nutricia los abandonara.

De aquella imagen bucólica del médico que nos visitaba a domicilio o al que acudíamos en su consultorio privado, con una reiterada familiaridad, queda muy poco. Los hospitales han absorbido en gran medida a los "trabajadores de la salud", a quienes emplean o les alquilan espacio para ejercer su profesión. Este arreglo pecuniario le confiere al médico la investidura que su carisma ya no es capaz de ceñir, como solíamos fabular antaño. Hay detrás de ello una acreditación, es cierto, pero se diluye el tono familiar que nos daba confianza de inmediato. Algunos médicos nos hemos vuelto suspicaces del padecimiento genuino del enfermo, tanto como algunos pacientes dudan de la destreza y la solidez moral de otros muchos doctores. Y ambos por consenso o experiencia personal descreemos de la protección que ofrece la seguridad social, de la calidad de los medicamentos o de las intenciones de los terceros pagadores. ¿Cómo no sospechar de la medicina misma, si todo tiene el signo de pesos y el proceso terapéutico queda sumergido en un mar de sargazos?

Lo cierto es que la medicina vale porque tiene un respaldo científico, con frecuencia basado en evidencias, las más de las veces como resultado del cúmulo de eventos que le dan peso estadístico, y las menos, por la experiencia labrada con años de esfuerzos cifrados en el ensayo y el error. No puede ser perfecta, porque transita en las mareas de los fenómenos biológicos, de suyo cambiantes y erráticos. Pero es y puede ser perfectible, en la medida en que quienes la ejercen con criterio moral y apegados al producto de la investigación objetiva van sumando conocimientos y lineamientos que nos sirven a todos por igual: médicos, pacientes y terceros pagadores. Eso del conocimiento objetivo nos obliga a retomar la afirmación de Karl Popper, quien decía que toda hipótesis científica debe ser enfrentada bajo la premisa experimental de desaprobarla, en un intento de darle validez y objetividad al resultado.

Pensar así en medicina es no creerse las falacias que resultan de la observación, sino indagar, inferir, reflexionar y cotejar frente a la información vigente todo aquello que nos aporta el paciente antes de arañar la primera receta o emitir una lista de exámenes para probar nuestra hipótesis en torno a su padecimiento. El ejercicio de la medicina no puede ser resultado de impulsos o corazonadas, se trata de vidas humanas y lo que está en juego es un imperativo categórico: hacer el bien y evitar el mal, respetando la autonomía del enfermo sobre la base del cuidado óptimo, en las mejores condiciones de trato humano y respeto por su dignidad y su persona.

Hérold murió unos meses después de estrenar su ópera cómica, consumido por la tuberculosis, medio siglo antes de que Robert Koch descubriera el bacilo que inauguró la microbiología moderna, esa rama de la medicina que, con sus antibióticos y sus laboratorios, ha salvado más vidas en la historia que ninguna otra intervención humana.

Este no es mi cuerpo

La experiencia sensorial es, como apuntan los psicólogos del desarrollo, un bagaje que se adquiere —por imagen en espejo— entre los seis y los dieciocho meses de vida. Esta noción es compleja, porque nos parece que la idea del Yo es algo inmanente a nuestra subjetividad. Lo cierto es que el recién nacido está desorganizado espacialmente: no sólo no ve bien, tampoco atina a discernir los sonidos, su olfato no es tan acucioso como el de otros cachorros y su sensibilidad táctil y térmica está magnificada por la falta de madurez neurológica. Está —como solemos decir— a merced de los elementos. Pero también naufraga en sí mismo, porque se desconoce. No tiene conciencia de su ser en el tiempo y en el espacio. Sus funciones corporales más precarias (sueño, hambre, movimientos digestivos, dolor) dictan sus ciclos de vigilia y descanso, así como su llanto o sus impresiones de placer.

Pese a las mejores intenciones de la puericultura, los afectos están discriminados tempranamente por el placer o el sufrimiento. No se trata aquí de la dimensión de metáfora que deriva de tal dialéctica, sino de padecer en el estricto sentido fisiológico.

Tal iteración de señales autonómicas, moduladas por la asistencia materna, terminan por adquirir un patrón: si la necesidad es satisfecha, deviene en deseo y adquiere un valor de cambio. En contraste, si la respuesta pacificadora es inconstante o meramente errática, lo que se gesta es ansiedad, entendida como angustia existencial ("siento que me muero" es la evocación por correlato en la adultez).

La extensión del cuerpo está delimitada por estos márgenes imaginarios, no por el conocimiento anatómico. A los médicos, con los años más que con el saber, nos resuenan los órganos, pero no dejan de ser extraños habitantes de un esquema aprendido, aunque podamos situar más fácilmente qué es un cólico o un dolor pleurítico.

Si bien introspectivamente familiar, es difícil subrayar cuál es la naturaleza de nuestra relación con el cuerpo. Tenemos un saber tácito de nuestros movimientos, por ejemplo, al tomar un lápiz o desplazar el *mouse* de la computadora, que no asumimos al mover la mano. O lo hemos incorporado, porque ya se nos olvidó cómo descubrimos nuestras manos y su versatilidad en nuestra primera infancia, con la misma sorpresa que observamos un objeto nuevo desde todos sus ángulos. Ya no meditamos en que los dedos vayan al teclado, o que el brazo se introduzca en la manga, sencillamente asimos el objeto y lo desplazamos, con impensado automatismo.

A diferencia de los objetos que palpamos, miramos o registramos con los sentidos, vertidos hacia el exterior, las sensaciones de nuestro propio cuerpo requieren otro nivel de apercibimiento. Nuestro cuerpo aparece desde dentro, porque la imagen que construimos de bebés frente al espejo (real o virtual, configurado por las caricias denotativas de mamá) no encaja con lo que sentimos al estirarnos, orinar o toser. Aprendemos a definir los límites de nuestra corporeidad mediante el proceso que se ha denominado *touchant-touché*, es decir, tocar y ser tocado, y que incluye la experiencia táctil de todos los días, el balance del dolor y las orillas del mundo físico, así como todo lo relativo al placer autoerótico.

Sin embargo, la observación demuestra, valga la paradoja, que somos poco observadores. Damos por sentado que las dimensiones de lo propio están ahí, no reconocemos la presión en las plantas de los pies mientras pisamos, a menos que se trate de una superficie extraña o modificada por un accidente geográfico. Usamos el cuerpo, pero no reflexionamos sobre él salvo en condiciones inusitadas.

El filósofo estadounidense William James (1842-1910) escribió al respecto que "nuestra posición corporal es algo que invariablemente acompaña la noción de todo lo que sabemos, por poco atenta que ésta sea" y, con más énfasis, agregó: "esa sensación de que nuestro viejo cuerpo siempre está ahí".[1]

En cualquier caso, tenemos presente nuestro cuerpo como un todo indiferenciado, a menos que actúe, a través de los efectores sensoriales o por las vías aferentes que registran posición, dolor, peso y temperatura. Además, los corpúsculos de Golgi y de Malpighi nos traducen la vibración, la textura y la humedad de aquello que nos merodea. Hasta aquí podemos concluir que nuestro cuerpo es un ente peculiar: por una par-

[1] William James, *The Principles of Psychology*, Londres, Holt and Co., 1890.

te, está presente de inmediato en el sujeto, pero aun siendo el objeto más permanente y primordial con el que contamos, también es el más elusivo a nuestra percepción.

No obstante —protestarían los fisiólogos— ¡está la interocepción! Un mecanismo autonómico que provee información acerca de las condiciones del cuerpo para regular la homeostasis y que nos dicta los balances del metabolismo y flujos de energía. Como todos sabemos, esto no ocurre de forma espontánea: reconocemos nuestro peristaltismo, sin duda, nuestros latidos discordantes, una contractura muscular, el espasmo esofágico, la distensión colónica y tantos otros desplazamientos internos que transgreden el umbral de lo tolerable. Porque lo estrictamente fisiológico navega en silencio. Nadie dice, por ejemplo, "tengo reflujo biliar, dilatación de ventrículo derecho o un quiste folicular en efervescencia", aunque sí reconocemos las anormalidades de nuestra superficie (piel, tejido músculo-esquelético y mucosas) o de los órganos huecos cuando se distienden.

En el terreno cerebral, las señales propioceptivas y nociceptivas se integran en la corteza somatosensorial, que Penfield y Boldrey (1937) describieron con la metáfora neuroanatómica del "homúnculo", pero se trata de una representación bastante distorsionada del cuerpo. Como seguramente recuerdan, una zona muy amplia está representada por las señales táctiles de la mano mientras que el torso está ubicado en una zona minúscula. Si a ésas vamos, las zonas erógenas deberían ocupar un segmento bastante amplio de nuestra corteza interoceptiva.

El homúnculo fue revisado por el propio Penfield y su colega Rasmussen para rastrear de nuevo la representatividad de sus observaciones mediante electroestimulación.[2] Estas rectificaciones han derivado en numerosos artículos que intentan reconformar el homúnculo mediante descripciones parciales localizando, por ejemplo, los genitales.[3] En todo caso vale destacar que, de ser así, los hombres no le damos tanto espacio mental al pene como solemos creer (o presumir).

De gran interés para nuestra argumentación es la revisión reciente de muchos de estos datos mediante resonancia magnética funcional, que exhibe varias discordancias somatotópicas con el modelo original de Wilder

[2] W. Penfield y T. Rasmussen, *The Cerebral Cortex of Man*, Nueva York, MacMIllan, 1950.

[3] C.A. Kell, K. von Kriesgstein, A. Rösler *et al.*, "The Sensory Cortical Representation of the Human Penis: Revisiting Somatotopy in the Male Homunculus", *Neuroscience* (2005), 25 (25): 5984-5987.

Penfield, como pueden ver en un artículo de la revista *Cerebral Cortex*.[4]

Un aspecto que sobresale acerca de la pertenencia o alienación del cuerpo son los síndromes neurológicos descritos en situaciones de daño o isquemia en la mencionada corteza. El más conocido es el del miembro fantasma, que se observa en pacientes amputados donde persiste la vigencia imaginaria de ese trozo de carne como una extensión perceptiva que nadie acierta a verificar. Otros fenómenos descritos en la literatura neuropsiquiátrica, algunos de ellos ilustrados con sabiduría por Vilayanur Ramachandran y Oliver Sacks, incluyen la somatoparafrenia, las disomatognosias (el llamado síndrome de Alicia en el País de las Maravillas), las diferenciaciones periféricas, los síndromes talámicos y la maltraída "experiencia de dejar el cuerpo". Esta última, la alucinación autoscópica, ha suscitado una diversidad de estudios tendentes a prefigurar la integración de la corporeidad en el sistema nervioso central.

El sentido de ubicación de lo propio requiere la puesta en escena de mecanismos neuronales específicos que se han localizado en dos áreas posteriores de la corteza, a saber: la unión témporo-parietal, que se encarga de la integración multisensorial, y la zona del cuerpo extraestriado, que responde selectivamente a ciertas partes del cuerpo.[5] Tal mapeo, por sofisticado que parezca, brinda sólo una idea esquemática de nuestra capacidad para integrar la compleja dimensión de nuestros socios en armas.[6]

Pero la dimensión imaginaria del cuerpo es insondable. Piensen por un momento en la ideación que muchos pacientes con trastornos de somatización o hipocondría tienen de sus esqueletos, órganos internos o sensaciones displacenteras. No hay correlato anatómico posible. Se trata de navegar sin brújula por un océano en penumbra, bañado por la bruma de los temores y las suposiciones. Parece entonces que la tarea del buen sanador parte de saber ofrecer un faro que guíe, delicadamente, esa nave del inconsciente a la deriva.

¡Cuántas veces nos topamos con el autoritarismo y el supuesto saber de tantos médicos o psicoterapeutas, que creen que pueden delinear el horizonte con su cartografía llena de presunciones! En aquello que está por conocerse, todos naufragamos.

---

[4] http://cercor.oxfordjournals.org/content/11/4/312.full.pdf

[5] S. Arzy, G. Thut, C. Mohr *et al.*, "Neural Basis of Embodiment: Distinct Contributions of Temporoparietal Junction and Extrastriate Body Area", *J Neuroscience* (2006), 26 (31): 8074-8081.

[6] O. Blanke, C.M. Mohr, "Out-of-Body Experience, Neautoscopy, and Autoscopic Hallucination of Neurological Origin. Implications for Neurocognitive Mechanisms of Corporeal Awareness and Self-Consciousness", *Brain Res Brain Rev* (2005) 50: 184-199.

Ahora bien, el cuerpo es nuestra habitación íntima. Con él transitamos, efectivamente, dándole uso y desgaste, hasta la muerte. Es el vehículo de todo nuestro hacer, querer y tener. No hay conciencia de vida sin el cuerpo. Desde los roces más tempranos que configuran nuestra extensión cutánea, visual y digestiva, hasta el último suspiro con el que nos aferramos a lo ansiado de la existencia, lo corporal nos perfila, nos contiene, nos extiende por el mundo físico e imaginario.

La donación de órganos, la conciencia de enfermedad, la imagen corporal (tan discordante en los trastornos de la alimentación), la mutilación y, por supuesto, cualquier padecimiento y la agonía, se escenifican en ese espacio privado como obras del teatro personal que denominamos Yo, sin reparar siquiera en la peculiar alteridad a que hacemos referencia.

Ver para creer

Los milagros y su ocurrencia en la tradición judeocristiana han despertado una reiterada discusión acerca de la certidumbre del pensamiento mágico y los límites de lo plausible en un mundo de evidencias.

Tendemos a refugiarnos en lo que conceptuamos como real, es decir, aquello perceptible a los sentidos, como si únicamente el afuera, la alteridad, dieran credibilidad a nuestros pasiones y emociones. El mundo circundante está configurado por la estrecha visión de lo posible, lo asequible, lo inmediato. Pero los seres humanos vivimos en función de creencias, sueños y fantasías, que constituyen lo más íntimo y, con frecuencia, lo más valioso de nuestro mundo interno.

Cuando emitimos un juicio, por ejemplo, estamos conminados por un decantado de impresiones e intuiciones que atañen al prejuicio de lo que estamos ponderando. Por lo tanto, la objetividad suele ser una falacia, construida a partir de los diversos elementos subjetivos y apreciativos que se ponen en juego frente a una situación dada. Para abundar en nuestro tema, tomemos un ejemplo más cercano a la experiencia clínica.

Un paciente de 42 años, previamente sano, acude a consulta presa de fiebre recurrente. Se hacen todos los estudios microbiológicos e inmunohematológicos necesarios, durante un periodo que excede seis semanas de vigilancia y, a la luz de la carencia de datos objetivos, se concluye que tiene "fiebre de origen oscuro" (el nombre lo dice todo) y se le propone hospitalización con miras, en el último de los casos, a hacer una laparotomía exploradora y, de paso, quitarle el bazo (quede ahí la rima sarcástica).

En la última década hemos acuñado una lista de nuevos padecimientos englobados en el fastuoso epíteto de "síndrome de fiebre episódica" que incluyen mutaciones o defectos de expresión génica (tales como el receptor tipo 1 de TNF, melavunato cinasa o criopirinas) que nos han permitido llevar al interior de la célula nuestra ignorancia supina. ¡Por lo menos ahí tenemos un antígeno, un componente nuclear, una aberración molecular de los cuales sujetarnos mientras se hunde el barco del acervo intelectual!

Nuestro paciente se niega a ser invadido, aduce miedo y falta de recursos; se refugia en su casa esperando la llegada inhóspita del escalofrío. Y así, como por arte de magia, la fiebre va cediendo por lisis, hasta que los síntomas se hacen imperceptibles y algo de normalidad se restablece. La visita de control ratifica la ausencia de marcadores de patología. Su familia se adhiere a la idea de que se trata de un milagro y el médico desecha de momento sus tratados y artículos de revisión para escuchar —y acaso entender— la naturaleza del prodigio.

Un lugar común es definir el milagro como la interrupción del curso natural de las cosas. Eso presupone que existe en efecto un orden natural, que permite catalogar todo aquello que se exceda o se desvíe de tal orden como extraordinario. Los ríos deben fluir, antes de que una fractura interrumpa su cauce.

Tomás de Aquino (1225-1274) fue más preciso al respecto: "Un milagro es un evento que excede el poder productivo de la Naturaleza", donde la naturaleza está representada por lo humano y lo concerniente a otras criaturas como nosotros. Por extensión, el milagro es un suceso que sólo ocurre por intervención de un agente desvinculado parcial o totalmente de lo natural, ejerciendo una violación de las propiedades del mundo físico.

Este último concepto pertenece a David Hume (1711-1776) quien, al implicar lo violatorio del milagro en términos epistémicos, le imprime la exigencia de ser autentificado para darle peso axiológico. Pero eso choca con la misma propiedad del milagro, que escapa a las leyes naturales para su comprobación. Los milagros anteceden históricamente al conocimiento natural —sustentable y verificable— del que hacemos uso racional en nuestro trabajo como médicos. Así pues, ¿qué leyes son violadas con la emergencia de los prodigios y las creencias humanas?

Que los muertos permanezcan así es un saber común, pero no obedece a ninguna ley natural, como podría ser el caso de la necrosis, la apoptosis o, para fines prácticos, de las leyes de la termodinámica en cuanto a la descomposición de la materia viva. Las apariciones son, en ese sentido, violatorias del saber común, pero no transgreden una ley específica. Lo que está en discernimiento aquí es una concepción metafísica de la Naturaleza, no un apego legítimo a su lógica y su devenir.

El apologista inglés Richard Swinburne argumenta con razón que un milagro es una contrainstancia irrepetible de una ley natural, lo que suena a un eufemismo para evitar el término de violación, aunque vale señalar que con ello trata de soslayar la creación de formaciones extraordinarias (ajenas a la explicación teológica del Universo) que den cuenta del suceso.

En suma, podríamos proponer que las leyes de la Naturaleza describen los modos en los que opera el mundo cognoscible —incluida la humanidad, por supuesto—, cuando se conduce sin interferencias. Un milagro ocurre cuando ese dinamismo natural no se atiene a sí mismo, porque algo distinto del orden natural (cabe decir: sobrenatural) incide en él.

Con estos elementos en mente, plantearemos la noción del prodigio como algo que es causado por una concatenación de eventos distintos de lo natural y que acusa una cierta significancia religiosa. Nos topamos aquí con el paradigma que subyace a toda experiencia milagrosa; verbigracia, que tiene consonancia directa con el orden teológico. Se trata de un suceso inusual que atestigua —pues su aparición es inconmensurable mediante esas leyes que damos como naturales— la mano de la Providencia, por impulso de un creador superior a los destinos del hombre y que refleja la voluntad divina por interposición de un agente invisible. Así pues, su comprobación es inefable y su veracidad se reduce a la experiencia subjetiva de quien(es) lo experimentan.

Si vuelven a leer el párrafo anterior, encontrarán una y otra vez que estamos ante un hecho no verificable, ajeno a toda voluntad comprensible y, por definición, incognoscible. Es decir, se cree o no se cree, dependiendo del grado de legitimidad que uno otorgue al interlocutor que lo promueve.

Mucha de la experiencia clínica transita por estos derroteros. El paciente sufre y la dimensión de su experiencia displacentera está matizada en gran medida por su vida emocional, su necesidad de apelar al otro y su capacidad para tolerar la frustración y la invalidez. Mientras más frágil se advierte y más desconocido es el síntoma que lo aqueja, su sensación de desamparo crece y el drama regresivo adopta características de indefensión original.

El médico se convierte en un salvador en potencia, porque acude al llamado de lo que se antoja ominoso o inexplicablemente destructivo.

Esa es la carga que le otorgamos al cáncer en cualquiera de sus formas, pese a que los haya muy curables.

La interpretación que damos a los fenómenos biológicos discurre por la fantasía hasta que nos topamos con evidencias objetivas que se repiten en más de un sujeto. De ahí la validez —a veces poco crítica— que le adjudicamos al método estadístico, porque la comprobación subjetiva queda en una experiencia aislada, irrepetible. Pero justamente esa es la extensión de lo humano, eso hace que el padecimiento sea un rubro único, que no puede reducirse del todo a mediciones o adjetivaciones, porque entraña la experiencia del individuo más allá de la dimensión nosológica que pretendemos imprimirle.

Podríamos argumentar que, de permanecer así, no habría avance científico, porque la investigación biomédica estaría atravesada por juicios de valor y apreciaciones de dudosa conectividad. En tal sentido es cierto que los médicos hemos aceptado recurrir a la búsqueda de evidencias que se repiten de un modo u otro en la mayoría de los casos para tejer un acervo de conocimientos que permitan encauzar la experimentación por vías tendentes a ofrecer el beneficio común. Pero en el camino hemos renunciado también a escuchar al enfermo que cuenta una historia propia, con meandros distintos a los de su hermano o del mejor cuadro clínico, y que podría —articulando ese saber ejemplar— enseñarnos a hacer más eficientes nuestras intervenciones terapéuticas.

En cualquier caso, toda narrativa del padecimiento contiene un prodigio. Es articulada como un drama personal, como una contrainstancia del orden natural (v.gr. la salud, tomada como principio homeostático) y entreverado con fantasías, creencias y capitulaciones de sueños o promesas.

Al escuchar a mi paciente, le creo, aunque mi pensamiento científico me inunde de interrogantes y escepticismo. Viene a mí para que lo tome en serio, para que asuma con respeto que nada de lo que ocurre es patrimonio común, que en su singularidad apela a un discurso que no comparte con nadie más y que sólo a él no le es ajeno. No puedo sustraerme a esta superstición, tendré que acceder con humildad a su relato y desenmarañarlo, ponerle nombres y adjetivos, buscarle un origen y ofrecerle vertientes alternativas. Juré primero no hacer daño. Creer en sus milagros y su pensamiento mágico es parte inherente de ese cuidado que apunta a su integridad, que ejerzo por su beneficio. Confiar en su versión es postular que todo lo que imagina y dice tiene cabida en la realidad que nos envuelve.

Los tiempos están cambiando

La frase alude a la mítica canción de Bob Dylan que ilustró las décadas de rebeldía en la segunda mitad del siglo XX. Desde la resistencia pacífica en las universidades hasta la abstención del servicio militar, pasando por la renuncia a los convencionalismos y ataduras heredadas de una generación atemorizada por las guerras y la globalización, hasta el empleo de psicotrópicos y la liberación sexual. Pese a que no han transcurrido bien cincuenta años de esa revolución social, hoy nos parece una época perdida y distante.

Podríamos sobresimplificar el paradigma que estamos viviendo como la era de lo virtual. Las comunicaciones son instantáneas y dejan huellas precisas, efímeras. El almacenamiento de información —fuera de las bibliotecas y centros de acopio (donde apoyan la investigación, que también se pulveriza una vez publicada)—, resulta obsoleto. Todo lo que necesitamos, o casi todo, en materia de conocimientos generales está disponible en una red nebulosa que nos envuelve con su inmediatez. Los expertos se han vuelto personajes relativos, porque su acervo puede ser cuestionado al momento con información enriquecida de otras latitudes, a las que una sola mente sería incapaz de acceder.

En un tren de Viena a Venecia puedo leer *The New York Times,* escuchar música "bajada" de mis aplicaciones y comunicarme con un colega en Mälmo y otro en Tokio simultáneamente. El paisaje soleado de los Alpes rasga, intermitente, la penumbra del vagón, pero no lo veo, estoy absorto en la pequeña pantalla de mi *smartphone*. En salvas, recibo mensajes mediante Whatsapp de mi hijo que estudia en Europa, de mi hija que se asolea en Yautepec y de mi esposa, que me espera en casa y me hace encargos de última hora. Un momento: ¿dónde estoy?

Un problema filosófico inmanente al ser humano y a la obligatoriedad de su condición transitoria. Con frecuencia, la noción del espacio y el tiempo se articulan con la identidad, porque ésta de suyo es virtual, confeccionada a base de fragmentos y atisbos de lo imaginario, y decantada de numerosas identificaciones que vamos recogiendo a lo largo de la vida. Vida que, en sí, "nos es vivida", mientras se escurre como un fluido entre las manos.

En este *impasse* me viene a la mente el texto *Diferencia y repetición* de Gilles Deleuze (1925-1995), en el que propone una nueva metafísica donde el concepto de multiplicidad reemplaza al de sustancia, el evento sustituye a la esencia y la virtualidad reemplaza a la posibilidad. Entendido en el devenir cotidiano, la traducción es que aquello factible se diluye en lo que está pero es intangible. El alcance de nuestros sentidos se proyecta en un mundo de ilusiones y expectativas, que resulta insustancial retener. Los sueños son el amasijo de la razón. Quizá conviene explicarlo en términos de cómo adquirimos la idea de lo material y lo imaginario.

La primera etapa donde se genera dinámicamente el sentido, el primer orden del lenguaje, se observa en el recién nacido. La experiencia neonatal es un tamizaje de cambios ambientales, temporales —construidos a base de secuencias que varían en intensidad—, v.gr. un sobresalto, una sacudida de luz o de sonido, la voz atenuante de quien protege, el cobijo, la erupción de una llamada autonómica de hambre. A partir del poeta Antonin Artaud esa experiencia sensorial graduada en intensidades la definimos como "el cuerpo sin órganos". Así, el primer orden del lenguaje constituye un no-sentido (luz, aire, calor, ruido, etc.), que estructura las precarias dimensiones de lo somático —que no lo corpóreo, cuyo concepto implica ya la deconstrucción perceptiva.

En medio de tal gama de impresiones, acude la voz de la madre, o su sucedáneo nutricio, como un registro distintivo. Mucho antes de que pueda reconocer los fonemas, el infante adquiere un lenguaje que lo presagia como sujeto, una voz que ya estaba ahí antes de su comienzo. Un segundo orden lingüístico, que alude a la alteridad, al referente en espejo. De ese flujo vocal, que se repite y se asocia con sensaciones somáticas de calma, placer y sustento, el bebé extrae los primeros morfemas y semantemas diferenciados, cuya carga afectiva los matiza. Pasarán largos meses de aprendizaje hasta que adquiera el tercer orden del lenguaje que incorpora la denotación, la manifestación y la significación. En tal proceso de creciente complejidad, se mielinizan las dendritas, las redes cognitivas se sofistican y la discriminación perceptiva tamizada por el sistema reticular activador (RAS, por sus siglas en inglés) eslabona el diálogo.

Es decir, que nuestras impresiones sensoriales son una mezcla elaborada a fuerza de repetir eventos, una multiplicidad de sucesos que conforman la experiencia objetiva y su gravedad específica. No nos sorprende así cómo es que retenemos imágenes, olores o números que hace años grabaron su acento en un predicamento cargado de emociones; tanto como olvidamos aquello que pasa y se disuelve en el anonimato de nuestro arroyo vital.

Asistimos a una era en la que la realidad está al contacto de un teclado o el sesgo de una pantalla —también virtual— que nos permite acceder a todo lo otro que discurre en nuestro entorno sin fronteras. Nada es nuestro, todo flota en la dimensión evanescente de una comunidad que lo distribuye y lo deja disiparse en el vacío. Quién soy y dónde estoy son aproximaciones parciales de ese éter que contiene mi historia, mi vida de relación y mi presencia.

Asegúrate de llevar flores en el pelo

En la fase más álgida de la guerra de Vietnam, tras la escalada a doscientos mil jóvenes soldados y la predicción de una victoria total de la que alardeara el general Westmoreland, la protesta hippie se expandió, atravesando las fronteras de California.

Para nosotros, que veíamos ese mundo psicodélico solamente en las portadas de los discos, preguntándonos a qué aludía la pimienta en la milicia o la experiencia de un tal Hendrix, la música antecedió a las drogas. Nuestro divorcio ideológico con las fuerzas armadas se acentuó un año más tarde, en el otoño de 1968, cuando la mariguana penetró oscuramente las calles de nuestras ciudades acallando furias y sollozos tras la represión de Tlatelolco.

Mayo de 1967. Un cantante casi desconocido, que venía de Carolina del Norte y que había renunciado a formar parte de The Mamas and the Papas, apareció caminando entre los sonámbulos habitantes de las comunas, prometiendo un viaje mágico a San Francisco.

El último agosto, a los 73 años y presa de las complicaciones de un Guillain-Barré, murió Phillip Wallach Blondheim, quien adoptó su nombre artístico por apariencia con un perrito escocés, y que dejó su apellido —impronunciable para sus fanáticos—, en los escenarios del festival de Monterey.

Su único éxito, que dio sentido al *flower power* mientras morían jóvenes negros y vietnamitas en una guerra absurda por la dominación del sudeste asiático, fue esa tonada pegajosa que atraía flores en el cabello y cobijó a una generación decepcionada del mundo hostil y sanguinario que nos negábamos a aceptar como herencia.

Descanse en paz Scott McKenzie y su efímera fabulación.[7]

POSDATA: por contraste, una fotografía de ese verano de 1967 muestra a dos campesinos ancianos detenidos e interrogados como sospechosos de apoyar al Vietcong.

[7] http://www.youtube.com/watch?v=SB2tYYYlwMc&feature=fvst

Mil novecientos cincuenta y tres

En la historia de la ciencia, pocos años han sido tan decisivos como aquel. Si hoy estamos ponderando el valor que redunda en las aplicaciones diagnósticas y terapéuticas de la secuenciación del genoma humano, si hablamos con tanta libertad de herencia y de transcripciones, es gracias a la articulación de la estructura helicoidal del ácido desoxirribonucleico (ADN) que James Watson y Francis Crick develaron en abril hace 60 años.[1]

Estos dos bioquímicos, no sólo tenaces sino obcecados, reunieron en su descripción los avances conceptuales de varios gigantes del conocimiento que los precedieron, pero que tuvieron menos introspección y, con ello, menos éxito. En su laboratorio del Instituto Cavendish, en Cambridge, acomodando recortes de cartón que simulaban la estructura de las bases nucleicas de acuerdo con el modelo de Chargaff,[2] dieron con la cadena helicoidal. Maurice Wilkins, su rival y después copartícipe en el Premio Nobel, les filtró los datos cristalográficos que indicaban que los fósforos se ubican dispuestos en la periferia, con impecable simetría. El ADN es una hélice de dos cadenas, conectadas como escalones por puentes de hidrógeno. Las bases se aparean siempre en orden espacial (A con T, y C con G) y antiparalelo, lo que permite la replicación de las secuencias.

La nucleína (el componente proteico que forma el sustrato de nuestros genes) fue descubierta en forma incidental por el químico suizo Friedrich Miescher en 1869,[3] cuando estaba aislando leucocitos para extraer su citoplasma. Encontró que había una sustancia en el núcleo celu-

[1] J.D. Watson y F.H.C. Crick, "A Structure for Deoxyribose Nucleic Acid", *Nature* (1953) 171, 737-738.

[2] E. Chargaff, "Chemical Specificity of Nucleic Acids and Mechanism of their Enzymatic Degradation", *Experientia* (1950) 6, 201-209.

[3] R. Dahm, "Discovering DNA: Friedrich Miescher and the Early Years of Nucleic Acid Research", *Human Genetics* (2008) 122, 565-581.

lar, desconocida hasta entonces, que resiste la proteolisis y tiene un gran contenido de fosfatos. Su fascinante hallazgo fue retomado con interés sólo cuarenta años después por el bioquímico ruso Phoebus Levene, quien publicara más de 700 trabajos sobre la estructura proteica, incluyendo la característica de los nucleótidos (fosfato-azúcar-base) que sirvió para visualizar el ADN. Casi medio siglo después, la lucidez y el entusiasmo de Watson y Crick pusieron orden en el diseño tridimensional de nuestra unicidad.

Ese año, que disparó el futuro de la genética, fue el mismo en que se editó *El viejo y el mar* de Hemingway, que la televisión proyectó por primera vez ese Superman —más gordo que fornido— que volaba inmóvil y se cambiaba en una caseta telefónica. También fue el año de la muerte de Stalin, del fallido asalto al cuartel Moncada y del descubrimiento de la fase REM (movimientos oculares rápidos) del sueño. Ese 1953 en el que una jovencita cuyo *nom de guerre* era Marilyn Monroe ocupó las páginas centrales de Playboy.

Cada vez que vean su huella digital, su saliva o su cabello desprenderse, no reparen sólo en lo trivial de la vida, sino en esos dos extraordinarios investigadores, que armaron lo intangible, y a su vez la esencia, de nuestra especie.

En ese octubre, Paul Celan escribió así acerca de nuestra finitud:

Las dos puertas del mundo
están abiertas:
abiertas por ti
entre dos noches.
Las oímos golpear y golpear
y llevamos lo incierto,
y llevamos lo vivo a ese siempre.

El delirio en el cuerpo

Más allá de la hipocondría y de la histeria, hay un abismo. Un oscuro paraje donde el cuerpo se hunde en la podredumbre, ardiendo, miserable. Ocupa todo el territorio del deseo, nada escapa a su omnisciencia, siniestra, penetrante. Como un fantasma sin nombre ni límites, se despereza cada mañana y se agita, exudando sangre y hervores, llenando todo el espacio psíquico y apoderándose del orden y del destino. Por la noche es peor aún: se desliza entre las sombras, persigue y amaga, no hay descanso para su acecho, se transforma en cada dolor y en cada suspiro de angustia. Uno permanece callado ante su ataque, inmóvil, tratando de no enervarlo. Uno se muere un poco en cada jornada, para evitar que crezca o que se ensañe.

Inevitablemente, ese algo monstruoso se apodera del tiempo y del silencio. Profiere sus alaridos secos en forma de síntomas, repetitivos, que se endurecen en la piel y en la carne... más adentro, más lejos. Las voces ajenas se apagan, las caricias dejan de sentirse, porque todo está llagado y en penumbra. Quedan acaso el recelo y la rabia; un recuerdo sombrío e inerte, que de tanto en tanto emerge, como la náusea, como el vacío.

En la ausencia de relación objetal, se yergue la hipocondría —el primer tiempo del delirio— dado que la desinvestidura de la realidad exterior, inscrita en lo fantasmático, traza su huella por el sendero de devastación que conduce a la tierra de nadie.

En el léxico nosológico de aquella época, Sigmund Freud propuso que "la hipocondría es a la parafrenia, lo que las neurosis actuales son a la histeria y a la neurosis obsesiva".[4] En ese sentido, más que una pérdida de amor como sucede en la melancolía —que se retrae en el Yo, opacado por tal sombra ausente—, el delirio en el cuerpo es la expresión de una falla narcisista. Esta disfunción, este quiebre, que lanza en picada al sujeto hacia las fauces de su esqueleto, no tiene paralelo en otras patologías, porque el discurso subraya cierta coherencia fisiológica (mientras más se sabe, más hondo se cae). Es indispensable confirmarlo, ratificarlo, sentirlo; sin embargo, escapa a la razón porque no tiene asidero en lo real, es la tiranía de lo imaginario, que habla por sí mismo en su dialecto recurrente y lacerante.

Las fantasías arrastran la huella del instante, son fruto del escenario mutable del inconsciente que busca una explicación en las pulsiones, antes del lenguaje y la imaginación. Están laxamente enhebradas por el deseo de algo que se añora y que se anhela, trazadas hacia la polaridad del pasado y del futuro, oscilantes. El sujeto cede el terreno al universo fantaseado en desprecio (o despecho) de la realidad circundante, insatisfactoria y exigente como es. La angustia, ese vehículo de los embates autonómicos, se sirve de los fantasmas relegados de la consciencia para irrumpir en la experiencia, para rediseñarla y darle una coherencia única en el delirio.

Para Freud, el sustento fisiopatológico del fantasma está en su trabajo

---

[4] Sigmund Freud, *On Narcissism: An Introduction*, Standard Edition, vol. XIV, pp. 67-102, Londres, Vintage/The Hogarth Press, 2001 [1914].

"Pegan a un niño",[5] en el que describe las imágenes rayanas de ambivalencia ante el castigo de los pares. En tales memorias, reeditadas por ecuaciones complementarias de dolor y placer, está la génesis de la satisfacción sadomasoquista, en el nudo que forma la ensoñación incestuosa con el padre, al tiempo castigador y fuente de autoerotismo. En ese sentido, la inmersión narcisista en el cuerpo puede entenderse como una forma de autosatisfacción perversa en tanto que desiste del otro, en detrimento del mundo de los objetos y las relaciones.

El drama que acabo de describir lleva la mentalización hasta el exceso doloroso, poniendo en duda el cuerpo anatómico a expensas del sufrimiento, que parece no resentirse, sino alimentarse precisamente del desmembramiento y de la queja. En cualquier caso, los hilos de la depresión lo mantienen atado, como un títere —exangüe e inexpresivo—, para no perderse del todo en la efervescencia de la psicosis: el cuerpo es el ancla, cubierta de herrumbre, sumergida en su propio desecho.

En un proceso de deterioro tan crónico y tan "encarnado", los síntomas no se corresponden con fantasías inconscientes de una manera lineal, más bien dependen de una combinación de ellas, reprimidas o en ebullición. Se requiere destejer la madeja, donde la sexualidad del sujeto está aprisionada, y urdir de nuevo (hasta donde tal inquisición es permisible) la trama que compuso el impulso vital en rencor contra el cuerpo y condenó al enfermo a inmolarse a cambio de la angustia.

Volver al futuro

Hace unos días, en el marco de una conversación, caímos en el tema del control de peso. Alguien señalaba con gran tino que nunca será lo mismo la perspectiva del sobrepeso desde el trabajador que recorre en transporte público varias horas al día —desvelado y desmañanado—, para quien el consumo calórico es su sustento imperativo y, en contraste, la visión de quien ve en la dieta un recurso estético y, en segundo término, un beneficio para su salud, tan protegida y libre de amenazas.

Sin perdernos en lugares comunes, la repercusión sanitaria de la injusticia social es uno de esos paradigmas que no se pueden soslayar. Quienes tenemos la fortuna de habernos formado en universidades públicas y entrenarnos en hospitales del Estado, conocimos la patología de la pobreza y, casi sin darnos cuenta, aprendimos con respeto a distinguir aquellas

[5] Sigmund Freud, *A Child is Being Beaten: A Contribution to the Study of the Origin of Sexual Perversions,* Standard Edition, vol. XVII, pp. 175-204, Londres, Vintage/The Hogarth Press, 2001 [1919].

intervenciones que tienen una repercusión legítima en la calidad de vida de nuestros pacientes.

El médico aprende pronto a hacer malabares con los recursos, a inventar remedios artesanales (los colutorios del doctor Labardini, la saliva artificial de nopal, los cabestrillos, los antisépticos "naturales", etc.); en una palabra, a hacer la mejor clínica posible dadas las carencias. Decide y aprende también entre un medicamento u otro más barato, sin reparar en la farmacopea, a veces desatinadamente, porque salvar los escasos medios del paciente o su familia, cobra prioridad sobre el espectro farmacológico. Quizá con la aparición de los fármacos genéricos se ha facilitado el trueque, pero no deja de ser una enseñanza intangible de la medicina en México: lo más por lo menos y, ante todo, el paciente, desvalido y sin opciones.

Cuando por ventura o necesidad accedemos a la medicina privada, queda ese incentivo y ese deber —como un referente ético— y, sin falsa modestia, recibimos a los pacientes más necesitados con una mezcla de alivio y dedicación, porque nos hacen mirar atrás y restituirle a nuestro pueblo algo de lo mucho regalado.

Ahora se avecina un cambio: nos arrojan a los pies ese mundo convulso que fabricaron con su avaricia. Nos vendieron aquella promesa del crecimiento "para todos", como si de verdad alguna vez nos incluyeran en sus planes de amasar fortunas a expensas del capital de trabajo. En estos días se habla de una debacle del euro, de la expulsión de Grecia (¿de qué paraíso?), de una deuda impagable en Estados Unidos y sus satélites mercantiles, de un repunte insospechado de la gula china, de una ominosa vuelta al poder del PRI.

Pero ningún proyecto asimila a los descalzos, a los descamisados, a los que deambulan de noche, sin destino. Discutimos acerca de las reservas, los tipos de cambio, las deudas públicas, la insolvencia de los gobiernos y las empresas, pero el hambre y la sed arrecian en África, Latinoamérica o el Sudeste Asiático, y en los barrios marginales del Primer Mundo, donde no llega la luz ni el aire.

No es casual que cualquier análisis nos remita a *El malestar en la cultura,* donde Freud planteaba, sin excepción de épocas o sociedades: "Esa tendencia a la agresión, que podemos detectar en nosotros mismos y que justamente debe estar presente en otros, es el factor que altera nuestras relaciones con los vecinos y que fuerza a la civilización a un gran gasto energético".[6] La pulsión de muerte de las sociedades, expresada en su voracidad y su desigualdad, inherente a nuestra especie, tan depredadora y tan insaciable.

Quienes hemos jurado defender y promover la salud de las personas, estamos obligados a atender las necesidades biológicas y anímicas de los pacientes sin recursos. En algún lugar, en algún momento del día o de la noche, un enfermo que no puede acceder a la cúspide de las instituciones privadas, al remanso de los seguros médicos ni a los medicamentos de vanguardia, espera con paciencia infinita recibir una atención matizada por la decencia y la calidad profesional. Es, en estricta justicia, lo menos que le debemos a quienes trabajan en silencio para sostener la pirámide social.

[6] Sigmund Freud, *Civilization and its Discontents,* Standard Edition, vol. XXI, pp. 5 -145, Londres, Vintage/The Hogarth Press, 2001 [1930].

Un poco de historia y ficción

Tres disparos surgidos de las sombras. Un solo francotirador que no llegó a declarar sus motivos y del que siempre se dudó. Un magnicidio que cambiaría la percepción del orden social y de la historia.

Ese mediodía, recuerdo vívidamente cómo entraba con mi padre a la juguetería Ara de Insurgentes Sur para comprar el regalo prometido por terminar con éxito un ciclo de primaria. El radio, conectado a un altavoz, tronó con "¡Kennedy sufrió un atentado!" Cuando entendí lo que ocurría, una extraña melancolía me sacudió. El presidente más carismático de mi infancia, el galán que sedujo a Marilyn Monroe, el héroe de Camelot y a quien se disputaba —para bien o para mal— su participación directa en la guerra fría y la resolución de la crisis de los misiles, moría acribillado en una limusina durante una gira de campaña en Dallas, bastión republicano.

Con la lentitud y la imprecisión de las televisoras de entonces, seguimos paso a paso su traslado al hospital, la aprehensión de Lee Harvey Oswald, un oscuro personaje que se incriminó pasivamente, tan enigmático que no dio muestras más allá de ser cabeza de turco. En unas horas, bajo tintes grises, conocimos la tragedia después de varios intentos de resucitación. No sé si mi madre lloró, pero recuerdo cómo miraba acongojada a mi padre, como si este asesinato por sí solo anunciara el cataclismo.

Era el 22 de noviembre de 1963. Despuntaba la música de rock, Sean Connery llegaba *Desde Rusia con amor* y las chivas del Guadalajara —el equipo del orgullo nacional— se acercaban a su sexto campeonato de liga, después de haber perdido con el Oro en 1962. Nadie creía posible que el presidente del país más poderoso del mundo, publicitado como el "baluarte del mundo libre", pudiera caer acribillado en brazos de su esposa, a la mitad del día. ¿Cómo impedir un vuelco de tal magnitud en el orden cósmico?

Recordarán sin duda la emblemática película de Oliver Stone, *JFK*, estrenada en 1991, con las excelentes interpretaciones de Gary Oldman, Donald Sutherland y Tommy Lee Jones (Kevin Costner es, como resulta habitual, Kevin Costner disfrazado de fiscal de distrito). A mi juicio la película se pierde en especulaciones y termina conspirando contra sí misma en busca de una causa mayor para eliminar al estadista liberal (ni tanto), odiado por los "halcones de derecha" (ni tanto) y temido por los rusos y cubanos (ni tanto).

Hace unos meses, el autor de terror Stephen King *(Carrie, El resplandor, It,* etc.) publicó una fascinante novela[1] que no sólo invita a recorrer los pasos, la moda y los artilugios de los años sesenta, sino a incidir en el desenlace del mayor crimen político del siglo XX, aunque nosotros podríamos anteponer a Luis Donaldo Colosio, Álvaro Obregón o León Trotsky, entrados en gastos.

King utiliza a un personaje frágil, anodino, de nombre Jake Epping, que en el sótano de un local de hamburguesas en Nueva Inglaterra encuentra el pasaje secreto para regresar en el tiempo, al año 1958, con el firme propósito de revertir el curso de la historia e impedir el crimen de Kennedy. Se trata de un recuento situacional, plagado de anécdotas e incidentes de la época, donde el personaje principal hace alarde de conocimientos futuros y se tropieza con las limitaciones del pasado. En su búsqueda de Oswald se enamora, se topa con la ideología rígida y la sexualidad reprimida del suroeste norteamericano, se transforma en icono, en señuelo, en sospechoso de la paranoia propia de una sociedad suburbana que se resiste al cambio y a los sobresaltos.

La novela de King no propone soluciones al laberinto del crimen; parece acomodarse a un Oswald solitario, psicotizado por ese hombre lleno de carisma y dispuesto a cambiar —en aras de un incierto progreso— la vida placentera y acomodaticia del estadounidense de mediados del siglo XX. Un poco lo que nos han hecho creer del asesino de Lomas Taurinas, pese a nuestros anhelos por descifrar una conflagración de Estado.

El tumbo del tiempo, el tropiezo de nuestros deseos filiales y nuestra ambición creativa se topan ahí con el silencio entre cada uno de los tres disparos, para resignificar el destino, tan ilusorio y evasivo como aquello que nunca ocurrió.

---

[1] Stephen King, *11.22.63,* Nueva York, Editorial Scribner, 849 pp., 2011.

Vive la différence!

Desde el podio del estadio olímpico, la jerarquía nacionalsocialista vio esa mañana con incredulidad cómo un muchacho nacido en un pueblo de Alabama superaba y ridiculizaba a los espléndidos atletas teutones. En un arrebato propio de la histeria que caracterizó al fascismo (impúdicamente representada por Chaplin en pantalla), el dictador y sus mastines se retiraron antes de la ceremonia de premiación.

En ese momento, un radiante James Cleveland Owens no sabía bien que le había dado un triunfo a la humanidad, que su gesta deportiva reivindicaría con el tiempo a todos los jóvenes asesinados en campos de guerra o de concentración, y que serviría de paradigma para desestimar la supremacía racial desde cualquier perspectiva. Crecimos con esa imagen clásica de Jesse Owens, el espigado negro, arrancando para batir el récord de los cien, doscientos y cuatrocientos metros planos, además de ganar el salto de longitud y, al fondo, la mueca de disgusto de Hitler, Himmler y Goebbels, escupiendo a la certeza que los derrotaba.

Casi un año después, la exposición "Arte Degenerado *(entartete Kunst)*", en Munich, le daría otra bofetada al régimen nazi cuando fue visitada por millones de interesados en la pintura expresionista de Heckel, Nolde, Beckman y Kirchner que, junto a algunos dadaístas, fue todo un éxito; mientras la muestra del orgullo ario en Nuremberg apenas reunía suficientes visitantes para no clausurarla. Los cuadros estaban colocados sin cuidado entre slogans que vomitaban: "La naturaleza vista por mentes enfermas", "El anhelo judío por lo salvaje se revela a sí mismo", "En Alemania el negro es el ideal racial del arte degenerado", "Sabotaje deliberado de la defensa nacional", "La locura se hace método".

Al margen de lo panfletario, estas frases revelan la fractura entre propósito e inteligencia en la ideología fascista. La falta de reflexión y autocrítica es inherente a todo régimen dictatorial, que intenta uniformar y reprimir lo irrefrenable, lo espontáneo, lo incomprensible; como aquel intento de anular la teoría de conjuntos durante el gobierno de Videla. Pero los desplantes de propaganda del nazismo (y por imitación en lo grotesco, en la Italia de Mussolini) rebasaron cualquier límite.

Todavía en 1938, el afiche que invitaba a la exhibición *entartete Musik* en Dusseldorf muestra a un jazzista negro, saxofón en ristre y estrella de David en la solapa, como estigma de la intolerancia que auguraba ya la invasión de Polonia y la Solución Final. La Olimpiada de Berlín, que se inauguró el primero de agosto de 1936, evidenció la diferencia: un negro del deprimido sureste americano cruzaba la meta por delante de los corredores rubios y rapados, hurtando el fuego de los dioses arios.

En el México lacerado por el genocidio de las Tres Culturas, recuerdo el vuelo de Bob Beamon, ciñendo la raya virtual de los nueve metros pero, sobre todo, aquellos dos puños en alto de los atletas estadounidenses refrendando a los Panteras Negras.[1] La celebración deportiva que nos cautiva cada cuatro veranos tendrá siempre un halo político que pone de relieve la dificultad que tenemos para reconocer y aceptar las diferencias. ¿Quién es ese otro que nos arrebata el triunfo y los aplausos? Es feo, es distinto; comulga con otros ideales, otra religión, otras tendencias sexuales o veniales.

Las descalificaciones recientes que surcaron las pantallas (celulares y televisivas) en torno a la elección presidencial en México iluminaron nuevamente esas distinciones de clase y de credo. Se antoja difícil construir una democracia sobre la base del temor y el resentimiento social. Quizá tendremos que aceptar que, como en cualquier otra sociedad, somos extraños y de distinta estirpe, y tendremos que tejer la trama de un consenso ideológico que —mal que bien— dé cabida a las aspiraciones de la mayoría, por imperfecta que resulte a quienes no fuimos escuchados. Pero habrá también que aceptar que otros disientan y protesten, como parte de un reclamo legítimo por expresar verdades que incomodan frente a la ilusión acomodaticia de quienes se resisten a cambiar y apelan a un pasado revestido de supuestos e idealizaciones.

Vale decir que el destino de nuestra especie es buscar esa diferencia que nos separa del otro, porque la mirada apelativa que nos reveló el mundo de lo propio y lo ajeno nos hizo creer, allá en el origen, que somos únicos… y con esa fantasía nos prodigamos.

---

[1] Tommie Smith y John Carlos, oro y bronce en 200 metros.

Soñar no costaba nada

En esos días, la señal del televisor en gris nos iteraba la distancia abismal en que imaginábamos Los Ángeles. Esa ciudad idealizada y sembrada de encantos que todos queríamos visitar. Nos repetíamos que algún día conquistaríamos sus laderas en bicicleta para acariciar las letras de plata que protegían el bosque sagrado. A nadie se le ocurría aventurar que eran de otro material. En nuestros relatos, la falda ondulante de Marilyn tocaba cada fantasía y los coches de largos destellos surcaban las calles de Sunset Boulevard, entre palmeras gigantescas y olor de helados multicolores. La magia de Disney, por supuesto, tampoco estaba a nuestro alcance.

Nos sentábamos alguna tarde de otoño en casa de los tíos, que tenían la pantalla más grande, frente a una consola BlauPunkt con dos bocinas recubiertas de tela, para sumergirnos en el juego de béisbol, entre discusiones sinfín y efímeras palomitas. No había muchas opciones de rivalidad, por la escasez de transmisiones. Quien se sabía de memoria más ciudades, alardeaba de ser fanático de los Medias Blancas o los Mellizos, pero quedaba al descubierto cuando no podía nombrar a sus abridores o se olvidaba de deletrear las dos enes de Minnesota.

Ese mediodía salimos temprano de la escuela para alcanzar el juego entre los Cachorros y los Dodgers; ante todo para ver a nuestro ídolo, el pitcher zurdo nacido en Brooklyn, Sandford Koufax. Con ese aspecto de estrella de cine, Koufax era el emblema de mi generación. Algunos sabíamos que era judío, que había empezado como catcher y primera base en las ligas callejeras de su barrio natal, que tenía un codo con artrosis y que ese mismo año, en marzo, había dejado de lanzar debido a una hemorragia en el tríceps. Con menos que eso, ya era un héroe. Enfrentaba al abridor de Chicago, un atleta llamado Don Hendley que tenía una recta impecable, pero claro está, sin comparación con la curva de ráfaga que repetía Koufax entre muecas de gladiador. Nuestro admirado pitcher no ganaba un juego en las tres últimas semanas, desde que Juan Marichal golpeara a su catcher con un swing errático. En cambio, Hendley arrastraba toda la confianza del equipo contrario. Koufax estuvo sólido desde el arranque, generando flyballs y líneas sin fuerza por tercera o el short, pero nada parecía contrarrestar el perfil defensivo de los Cachorros, que hacían lo propio sacando cada turno sin problema. En la parte baja de la quinta entrada nadie se movía, ni siquiera osábamos ir al baño o distraernos con las repetidas llamadas a comer. Del mismo modo, ningún jugador había pisado la primera base.

Entonces ocurrió lo impensable: Hendley concedió una base por bolas al jardinero izquierdo de los angelinos, Lou Johnson, para romper la cuenta llena, quien avanzó enseguida a segunda con un batazo profundo de sacrificio. En el primer lanzamiento a Lefebvre, segunda base, el mánager de tercera ordenó a Johnson que se robara la base, señal inequívoca de que había que jugárselo todo en un juego sin concesiones. La raya de Krug, el catcher, presa de un súbito espasmo, techó al tercera base y ¡se perdió en el jardín izquierdo! Sin pegar un hit, sin producir carrera, los Dodgers estaban al frente por la mínima diferencia. Koufax seguía imbatible, aunque no sin dificultades, salvado en los siguientes dos episodios por ese fildeo de excelencia que sabemos que se va contagiando cuando el pitcher se sublima. En un alarde de grandeza, que todavía hoy me desborda de emoción y se repite, contenida —cuando leo, porque es difícil atestiguar más de una vez ese momento de gloria—, Koufax ponchó a los últimos seis bateadores y levantó los brazos como recibiendo de Yahvé, el elegido, ese juego perfecto, el más escaso de movimientos ofensivos que registre la historia. Había prodigado ciento trece lanzamientos, setenta y nueve de ellos fueron strikes.

Nos miramos. Creo que alguien lloró con cierta vergüenza y luego todos reímos por un rato largo, golpeándonos los brazos y la espalda, aventando los deslavados guantes de béisbol al aire, como si hubiéramos abierto por fin la gran reja de la vida.[2]

POSDATA: para quienes me acompañan en profundizar acerca de la sociología del juego y de esta leyenda viviente —Koufax se retiró a los treinta años, después de ganar la Serie Mundial y batir el récord de ponches, y se mantiene lúcido a los 76—, les recomiendo el delicioso libro de Jane Leavy, *Sandy Koufax: A Lefty's Legacy.*

Las leyendas que no conocimos

A unos pasos del cementerio donde yace mi abuelo, en el legendario Parque del Seguro Social, solíamos ir a regañadientes algunos domingos en la mañana a comer papas fritas y ver el juego de beisbol en turno. Siempre me pareció un edificio amorfo, con recovecos y laberintos que desembocaban en áreas inútiles, hasta que accedíamos al espacio abierto del diamante de tierra y la distante barda de los jardineros. Se respiraba un aire solemne pero democrático, sin preferencias de clase; los hombres y las

[2] Escrito dos días después de que el venezolano Félix Hernández, de los Marineros de Seattle, lanzara el vigésimo tercer juego perfecto de la historia. Koufax pichó el octavo en esa tarde de 1965.

pocas mujeres que acudían parecían ungirse de una curiosa hermandad. Mi padre nos presentaba ocasionalmente a un viejo con acento caribeño, que miraba con nostalgia la esencia del juego, haciendo comentarios furtivos sobre la estrategia de tal o cual equipo. Para nuestra sorpresa, no festejaban los jonrones, más bien disfrutaban los juegos cerrados; acaso una o dos carreras sacadas a contramano, mientras nosotros —ingenuos al fin— nos aburríamos con la preponderancia del pitcher, que no dejaba batear a nadie.

Entre los pasillos del estadio pululaban los vendedores de palomitas, refrescos y cervezas. En aquella época no existía el concepto de comida sana o bebidas dietéticas y nadie reparaba en engullir caramelos o productos chatarra mientras seguía la variedad de escenarios que se suceden en un buen juego de pelota. Las mascotas, el dug-out en penumbra donde se urdían los relevos y señales, el umpire de home objeto de reclamos irrefutables, los chicos que corrían tras las pelotas en tierra de nadie y el suertudo que —guante curtido en mano— cachaba el foul-ball como un profesional. Llegamos a conocer a algunos vendedores, con su eterno uniforme blanco manchado de picante o de espuma, que nos tuteaban con familiaridad como si de verdad fuéramos asiduos a tan enigmático deporte. Alguna vez compramos una camiseta o un gorro azul o rojo con la insignia del equipo ganador, que usábamos con desatino, temerosos de la burla de los contrincantes, a falta de una más dedicada afición.

La conversación de los adultos, que se suscitaba sin ningún preámbulo —como si todos hablaran un lenguaje arcano— versaba sobre algún ídolo desconocido, aquel strike-out que nadie recordaba con exactitud o el último "juego perfecto" que había cambiado el curso de la historia. Había quien seguía por radio de transistores en paralelo un partido de las grandes ligas: ahí entendimos que los clásicos sólo ocurren en otoño. Sin más, se giraba para decirle a mi padre que alguien se había robado la base o que el abridor había perdido su bola de tornillo. Pueden imaginarse que para un niño tales expresiones resultaban en fantasías caricaturescas e inolvidables.

Nombres como el Mago Septién o Beto Ávila y apodos como *Cochihuila, Cocaína, Naja* e *Indio* se repetían en alusión a lo que ocurría en el verde distante. De vez en cuando, un hit hacía que todo el público alrededor se incorporara —precisamente de golpe—, emitiendo voces de decepción o entusiasmo, para volver enseguida a la charla de remembranzas. ¡Qué curioso mundo ese de los adultos beisboleros! Nunca supimos bien a bien quién era el enemigo.

Quizá me engaña el recuerdo pero pudo haber sido una mañana lluviosa que obligó a cancelar el partido, en que mi padre nos llevó a la fonda de enfrente, cruzando Avenida Cuauhtémoc. Ahí nos contó la historia de Satchel Paige, atentos a su descripción frente a una limonada sobre mesas de metal y bajo un techo que se descarapelaba. "Un negro altísimo —despuntó su relato— que se hizo famoso en las ligas negras de Estados Unidos, cuya edad nadie conocía a ciencia cierta y que llegó a lanzar pelota caliente en República Dominicana y México antes de retirarse como relevista de los Cafés de Saint Louis en los cincuenta. Debutó el año en que nací con los Observadores Negros de Chattanooga —dijo pausadamente— y todavía ese nombre de locomotora en marcha resuena en mi memoria. Llegó a viajar hasta treinta mil millas en un solo año para lanzar por diferentes equipos en toda la Unión Americana, a fin de ganarse la vida con cierta dignidad en esos años de segregación racial. Se cuenta que llenó las bases deliberadamente sólo para picharle al gran slugger Josh Gibson y que en un solo juego hizo abanicar cinco veces a Rogers Hornsby, uno de los mejores bateadores derechos de la historia. Llevó a los Indios de Cleveland, en 1948, a la Serie Mundial y fue elegido para el Salón de la Fama en 1971, después de publicar su autobiografía con el flamante título de *Quizá lanzaré por siempre* (escrita con David Lipman en 1962)".

Entre sus frases célebres se incluyen aquellas seis reglas para mantenerse joven: *1)* evita las carnes fritas, que enfurecen la sangre, *2)* si tu estómago te rechaza, acuéstate y apacígualo con pensamientos sobrios, *3)* mantén los fluidos corporales en movimiento, tarareando mientras caminas, *4)* ve ligero con los vicios, así como con las parrandas y la vida social, *5)* evita andar de prisa todo el tiempo y *6)* no mires atrás: algo inesperado puede alcanzarte.

Disfruten esta noche el Juego de Estrellas, puede que atestigüen que nace una leyenda sin saberlo.

El apego a la legitimidad

Esta mañana, mientras escribía el diagnóstico de alta de un paciente, me vino a la mente la cantidad de falacias que rodean el quehacer médico en nuestro país. ¿Cómo es posible que no tengamos estadísticas confiables? Nos hemos acostumbrado a parodiar realidades de otros países (en general nuestros vecinos del norte) que apuntan y registran todos los eventos clínicos y epidemiológicos con acuciosidad, porque quieren conocer la realidad, porque se apegan a los hechos, porque reconocen el valor de la verdad en la práctica de la medicina.

Aquí, por contraste, nos hemos habituado a deslizar la verdad entre un caudal de mentiras. Las compañías de seguros decretan que un paciente está hecho de entidades fragmentarias ("o tiene hiperparatiroidismo o padece hipertensión arterial, pero se acreditan como diagnósticos excluyentes") y, antinaturalmente, por correspondencia, los médicos aprenden a sortear esta traba burocrática esgrimiendo vínculos fisiopatológicos insostenibles. De forma análoga, las estadísticas recogen generalidades, epítetos preconcebidos, lo que cabe en la hoja del paciente ("que no roce siquiera lo psiquiátrico, porque eso no se paga") o lo que las autoridades forenses aceptan como válido, pocas veces lo que en verdad ocurre.

Con este preámbulo aprovecho para hacer una breve disquisición de la verdad, que debiera ser un proceso natural en nuestras vidas, pero que tiene que aprenderse —Abraham Lincoln mediante— porque la realidad nos hace creer que podemos moldearla al tenor de nuestros deseos y fantasías.

Recuerdo un famoso experimento en la vena de la psicología del desarrollo que colocaba a niños pequeños *(toddlers)* de espaldas a un trenecito de juguete en una cámara de Gesell. La instrucción era precisa: "atrás de ti hay algo que no puedes ver, porque pierdes el juego y no te damos un dulce de recompensa. Así que quédate quietecito un momento, ahora vuelvo, y no voltees para nada". Como pudieron anticipar, el pequeño volteaba tan pronto salía el investigador del cuarto. Lo relevante del experimento en cuestión es que a la pregunta expresa de: "¿Me hiciste caso? ¿No volteaste a ver lo que hay detrás de ti?" La respuesta era siempre: No.

Desde luego, eso no indica que los niños expuestos así sean unos truhanes o sociópatas, sino que la naturaleza humana es curiosa por antonomasia y que las leyes impuestas por el orden superyoico son las que más comúnmente se infringen.

Entonces, ¿la verdad no es inherente al ser humano? La verdad se ha pretendido definir por el concepto de correspondencia, que analizaron los filósofos británicos Bertrand Russell y George E. Moore, en rechazo al idealismo alemán. Sostuvieron que aquello que creemos o decimos es verdadero en tanto se corresponde con los hechos de la realidad. Esto dejaría en el limbo las proposiciones falsas, que se identifican con hechos reales, pero los rebaten o los tergiversan. Russell (1903) fue más asertivo al sugerir que toda proposición no es sólo una amalgama de componentes, sino que entraña una unidad conceptual que se atiene a los hechos. Tal unidad se constituye en una creencia. Así, podemos reformular el silogismo como: una creencia es verdadera sólo si y cuando se corresponde con un hecho. Pero esta tesis irrumpe en su magnitud ontológica cuando decimos: una creencia es verdadera si existe una entidad apropiada —un hecho— que se corresponde con ella. La corrección no es trivial, porque numerosas fantasías y deseos encarnan en la realidad interna de los individuos y suscitan con frecuencia creencias que no tienen confirmación en la realidad circundante. Ese es, por cierto, el material de la semiología y, en particular, de la psicoterapia.

Las teorías filosóficas que analizan la verdad, discurren entre tal correspondencia y la coherencia, donde los hechos reales legitiman las creencias. Pero no pueden establecer leyes que impongan el adoctrinamiento de la verdad, porque la licencia ética que cada comunidad adscribe a sus preceptos, es tomada por los individuos que la componen como una entidad, que debe o no ser respetada por coherente y vigente. La democracia ofrece alternativas, pero no puede englobar todos los anhelos de los miembros de una sociedad sin dictar límites que los contengan en aras de privilegiar el bien común.

Así pues, lo verdadero en una democracia es la creencia mayoritaria expresada como coherencia trazada en beneficio potencial de quienes viven bajo su égida. Como pueden inferir de tal premisa, siempre habrá excluidos y detractores, como lo acabamos de vivir este último verano.

Pero volvamos a nuestro microcosmos clínico. La verdad en medicina es una creencia sostenida por un consenso, refrendada por los hallazgos más sólidos de la investigación, aprovechando los recursos más sofisticados para alcanzar el conocimiento y derivada de experimentación legítima y, en la medida de lo asequible, sin sesgos personales, mercantiles o utilitarios. En tal sentido, Popper tendría toda la razón al sugerir que para alcanzar la validez de una tesis científica, debe indagarse su refutación, no su confirmación.

Lo mismo puede decirse del sostenimiento de la verdad. Para blandirla, habrá que aceptar que prevalece a pesar de la refutación de los hechos, no por virtud propia.

Eso implica que todo diagnóstico, todo procedimiento, toda hipótesis experimental, debe ponerse a prueba en contra de los momios que la preceden, y que —en el curso de ejercerlos— redoblan su legitimidad porque se corresponden con los hechos y se extienden más allá de las creencias y las expectativas.

Cuando escribo el diagnóstico de mi paciente en el documento legal que antecede su egreso (llámese hoja de estadística, certificado de salud o acta de defunción) apelo a la verdad, a reserva de lo que creo y me conviene, porque contribuyo con ello al bien del conocimiento científico, al crecimiento de este país mancillado por mentiras y tergiversaciones. Aquí, donde ocultar la verdad se suele considerar inocuo y donde el saber no puede acreditarse —ni acumularse— porque se disipa en nudos burocráticos que atentan contra la vida misma. Por poco que sostenga esta verdad, reproducible y sin peros, devuelvo al éter público un granito de arena para que se construya un horizonte más limpio, con sueños realizables.

Quizá mañana o cualquier día, podamos abrir un archivo documental donde se asiente que los mexicanos perdimos mucho tiempo en inventar nuestra realidad, mientras perdíamos la oportunidad de registrarla verdaderamente para beneficio de las generaciones que nos sucedieron.

Hablando de excesos

Además del consumo abundante de carbohidratos, tan acendrado en la dieta urbana, el otro factor que se aúna al sedentarismo como promotor de obesidad es la ingestión de bebidas alcohólicas. Sin minimizar los riesgos que aporta en la salud psíquica de una sociedad y la enorme cantidad de accidentes de tránsito (hoy multiplicados por "textear" al volante), el consumo de bebidas embriagantes contribuye hasta en 174 kilocalorías por día en la población de 20 a 39 años según un censo publicado por el Center for Disease Control de Atlanta.

Como es de esperarse, la proporción es mayor en hombres y constituye 16 por ciento del total de calorías consumidas por día, similar al exceso de azúcar en la población infantil estadounidense y superior a las 150 kilocalorías que aporta una lata de Coca-Cola o Fanta.[1]

Con estos datos a vuelo de pájaro, podrán imaginar —basta asomarse a la ventana de un hospital cualquiera en el DF— el desmesurado consumo de antojitos, refrescos y golosinas que a todas horas ingiere nuestra población. Ya no sorprende ver abdómenes voluminosos, esteatopigia y gonartrosis en exceso.

Estamos cerrándonos las puertas: a falta de una educación dietética con rigor y mesura, a falta de programas asistenciales que ataquen de frente el problema de la obesidad en los mexicanos, no habrá hospitales ni centros de salud que alcancen para mitigar los estragos de la diabetes, las enfermedades cardiovasculares y la mortalidad vinculada al exceso de peso. Si de sumar se trata, la evasión favorecida por el alcoholismo tampoco ayuda, porque morir de pena o autodestruirse es más de lo mismo.

Hoy como nunca, la labor asistencial reviste un esfuerzo de orientación y disuasión de conductas dañinas, esa es nuestra responsabilidad si

[1] http://www.cdc.gov/nchs/data/databriefs/db110.pdf

queremos honrar la elección que hicimos como trabajadores para cuidar la salud.

La experiencia con agentes anorexigénicos (que quitan el hambre) para el control cosmético del peso ha sido uno de los grandes fracasos de la medicina moderna. Muchos de los medicamentos aprobados por la Administración de Alimentos y Medicinas (FDA, por las siglas en inglés de Food and Drug Administration), hubieron de ser retirados del mercado por sus efectos cardiotóxicos, inductores de hipertensión pulmonar o promotores de cambios de conducta que llevaban al suicidio. No es poca cosa, considerando que quienes buscan la quimera de la delgadez suelen estar bajo mucha presión emocional y han luchado largo tiempo contra su apetito y su imagen deformada.

Un texto publicado recientemente[2] hace un recuento de las consideraciones que la FDA ha anticipado para la aprobación de dos nuevos medicamentos que estimulan selectivamente receptores de serotonina y podrían facilitar la pérdida de peso a corto plazo. Se trata de lorcaserina (Belviq) que ya flamea en internet y la combinación de topiramato (un antiepiléptico suave) con fentermina (derivado de una de las drogas que causó daño valvular hace quince años), que se comercia como Qsymia.

Las autoridades reguladoras en Estados Unidos —sospecho que con más presión mediática y popular, que opciones— han sugerido que el balance de riesgo-beneficio, por periodos cortos, es favorable para conseguir una disminución de hasta 10 por ciento de peso corporal. Creo que, como muchos responsables de la salud, debo externar mis reservas.

El problema central del control de peso sigue siendo un desequilibrio entre la ingesta y el gasto calórico. Quien no se mueve, no puede quemar calorías suficientes si consume una dieta habitual en cualquier paisaje citadino que se les ocurra. Más aún, si es proclive a las pastas de noche y a los postres o a los antojos a toda hora, su hiperinsulinismo (aumento desproporcionado de insulina como respuesta al consumo de carbohidratos) lo llevará inevitablemente a ganar peso por mucho que se esfuerce en esconderlo. La fantasía de que la "tiroides anda mal" o que "el cuerpo se estanca por depresión", se cumple en muy pocos casos, porque el común denominador sigue siendo el exceso de nutrientes de bajo valor nutritivo asociados al sedentarismo de la vida urbana.

Si a esta ecuación le agregamos el nada infrecuente componente afectivo —llámese dependencia, ansiedad o melancolía—, se completa el

---

[2] http://www.nejm.org/doi/pdf/10.1056/NEJMp1211277

cuadro y el paciente vaga por los consultorios médicos y no tan médicos en busca de soluciones mágicas.

Estas nuevas opciones farmacológicas no serán la excepción. Que sean menos letales que sus predecesoras no garantiza su efectividad universal y no reducen la necesidad de ajustarse a una dieta sana, hacer ejercicio (por lo menos tres horas a la semana) y afirmar que, como primates, lo nuestro son los vegetales, aunque las golosinas simulen por un rato que la vida es todo dulzura.

Los gemidos que tragamos

Esta noche de media luna, mientras los clásicos se asoman a la Bahía de San Francisco, escucho a mi paciente relatar su larga odisea con diversas molestias intestinales. Ha transitado por dietas reducidas en lactosa, gluten y carbohidratos (los hoy denominados FODMAP o su equivalente en español, PODIMOFE, v. gr. polioles, disacáridos o monosacáridos fermentables), sin éxito. Recurrió a dietistas, hipnotistas, acupunturistas y otros deístas antes de saturar la gama de especialistas en medicina que me relata, con una colección de radiografías y endoscopías en mano.

—Un auténtico calvario —apunta, y sin duda despierta el eco de mi empatía. Pero no deja de evocar esa noción de que el sistema que nos relaciona en primera instancia con el mundo, además de la piel, sensible y delicado horizonte de nuestros afectos, es el tubo digestivo.

Con él mamamos el placer o la reticencia de los primeros tragos, expulsamos lo nocivo sin saberlo, migrando con su paso ruidoso por nuestras entrañas. Nos llenamos de gases en espera del sustento nutricio —y del amor o el desasosiego que viene apareado— y regurgitamos aquello que nos ofende o se precipita en desagrado.

Nuestra digestión es un dechado de metáforas acerca de lo aceptable o detestable del mundo que nos rodea y que nos toca desde la intimidad más amorfa, cuando apenas distinguíamos la luz y el calor, y quizá lo único que dirigía entonces nuestra atención era el olor identitario de esa otra piel que nos dio cobijo.

Habrá que preguntarse si el sufrimiento intestinal no tiene que ver con lo atávico de tales experiencias relativas al dolor, la distensión, la constipación o el reflujo; pensando en que comer y defecar fueron, allá en el origen olvidado, los entresijos de nuestras primeras palabras.

Para ponerlo en perspectiva, esta noche de otoño el *New England Journal of Medicine* publica en su último número un artículo en torno a los elementos ambientales y genéticos que se ponen en juego en la fisiopatogenia del famosísimo colon irritable.[3] Es una lectura interesante, pero elude por inefable la compleja interacción del afecto —como fuente de angustia y descarga autonómica— en esos largos metros de conexión con lo ajeno que imprimimos de saciedad y hambre algún lejano día.

Somos lo que comemos

Durante años nos hemos preguntado para qué sirve el chocolate, además de provocar adicción y placeres diversos. Se ha sugerido que produce cierta excitación neurosensorial, pero no nos atrevemos a recomendarlo por los efectos nocivos del azúcar y la grasa que contienen sus mejores especímenes. Aun así, nadie se sustrae a la seducción de un buen trozo de chocolate.

Un estudio recientemente publicado en el *British Medical Journal* analizó los beneficios —mediante estadísticas, en un metanálisis— del consumo frecuente de chocolate, por ejemplo más de tres veces por semana, en relación con la salud cardiovascular. Los autores, colombianos e ingleses muestran cierta cautela al presentar sus resultados.[4]

Esta investigación, que en realidad es una compilación de datos con cierta laxitud metodológica, demuestra que el consumo habitual de chocolate reduce la isquemia coronaria en 37 por ciento y la incidencia de eventos vasculares cerebrales en 29 por ciento, si bien no encontraron efecto favorable en la insuficiencia cardiaca.

Por supuesto, habrá que considerar otras variables para calificar tal valor como una evidencia confiable, pero sugiere —al menos en nuestra fantasía— que el chocolate, a buenas dosis y sin exceso, es una opción para sonreírle a la vida y mantener el corazón ardiente.

En la búsqueda de alternativas para el tratamiento de la glomerulonefritis (GN), una enfermedad potencialmente destructiva de la función renal, que afecta a niños y adolescentes, se han buscado diversas opciones al empleo de esteroides a dosis altas y a los inmunosupresores convencionales. Las razones son obvias: ambas estrategias causan tanto beneficio como iatrogenia, que se traduce en detención del crecimiento, obesidad, hipertensión y riesgo de infecciones concurrentes.

Este 2011, en la revista *Kidney International*, Peng y sus colaboradores hacen una aportación novedosa al tratamiento de la inflamación glo-

[3] http://www.nejm.org/doi/full/10.1056/NEJMra1207068

[4] http://www.bmj.com/content/343/bmj.d4488.full.pdf

merular. Estudiando un modelo murino de GN, inyectaron antes de la inducción del daño un polifenol derivado del té verde, que se llama (¡para recordarlo!) epigalocatequina-3-galato (EGCG), y notaron que en tales ratitas disminuía la proteinuria, no aumentaba la creatinina sérica y el daño histológico era considerablemente menor. Los autores proponen que la atenuación del estrés oxidativo inducida por este alcaloide del té verde puede ser una alternativa con menos efectos colaterales en el tratamiento de las enfermedades renovasculares.[5]

La idea no es combinarlos, pero comer un chocolate de tanto en cuanto y pensar que el té verde es potencialmente más que una agradable infusión, son dignas aportaciones de nuestros días, cuando la ciencia está al alcance de la mesa.

El concepto popular de que las vitaminas promueven la salud y previenen todos los males data de los años inmediatos a la segunda posguerra mundial (1945 en adelante), cuando la industria estadounidense, favorecida por el impulso bélico y relativamente indemne, se dedicó a buscar la panacea.

Por esos años, las empresas quimicofarmacéuticas en auge investigaban en detalle el contenido proteico y vitamínico de numerosos alimentos y se inició la era de la suplementación de cereales, panes y lácteos, con objeto de garantizar el "pleno desarrollo de los ciudadanos".

De ahí surgió el error numérico de adjudicarle una décima de más al contenido de hierro en las espinacas (que no es superior al de las acelgas o verdolagas, por cierto) y el mito caricaturesco de Popeye que nos acompañó con muecas y sonrisas durante la infancia.

En la medida en que se fueron estableciendo los requerimientos para distintas edades de las vitaminas y los minerales, se fundamentó lo que se denomina RDA *(recommended daily allowances),* que se puede ver en el dorso del empaque de muchos productos y que sirve de sustento para considerar el valor nutrimental de los alimentos que consumimos o importamos. Según esa misma tónica, la búsqueda de sustancias o nutrientes que pueden prevenir el cáncer, el envejecimiento o diversas enfermedades crónico-degenerativas siempre está implícita.

Como pueden suponer, lo que subyace a esa empresa monumental es el ideal de la inmortalidad y un cierto dejo de preeminencia racial que acompaña al genuino anhelo de vencer las enfermedades. Pero así somos

---

[5] http://www.nature.com/ki/journal/v80/n6/abs/ki2011121a.html?WT.ec_id=KI-201109

los seres humanos: excluyentes y proclives a las odiseas. En cualquier caso, muchos antioxidantes han probado cierta utilidad para reducir daño endotelial u oxidativo propio de la aterogénesis. El asunto de la prevención del cáncer es más endeble.

Un estudio enorme —más de 35500 sujetos seguidos de agosto de 2001 a junio de 2004 en Estados Unidos, Canadá y Puerto Rico— revela que la vitamina E no protege contra el cáncer de próstata y que incluso puede aumentar el riesgo estadístico de padecerlo.

La cohorte SELECT nació bajo el impulso de probar los efectos benéficos de las vitaminas y antioxidantes naturales, en particular respecto de ciertos tipos de cáncer que se han asociado al tabaquismo o a los procesos catabólicos que promueven radicales libres de oxígeno o aniones superóxido. En tal estudio de seguimiento, publicado en *Journal of the American Medical Association*[6] se demostró una incidencia relativa de 1.6 para desarrollar cáncer de próstata en hombres que consumen regularmente vitamina E (comparado con 0.8 para quienes consumen selenio y 0.4 contra placebo). Los autores proponen que debe revisarse con cuidado el uso indiscriminado de vitamina E en la población adulta.

Quizá estamos todavía bastante lejos de identificar el rudimento único que cure todas las plagas, un deseo tan propio de la humanidad como su sino.

En el periodo neonatal tardío, con frecuencia aparece cierta anemia que requiere suplemento ferroso (nada grato para el paladar de los lactantes). Con miras a prevenir esta conocida eventualidad, un grupo de investigadores suecos se dio a la tarea de probar si el pinzamiento tardío del cordón umbilical al nacer (más de tres minutos, contra lo habitual que es inmediato), favorecía un aporte sanguíneo de la placenta al bebé para mantener su hematocrito y evitar descensos de hemoglobina. A los cuatro meses los bebés a quienes les fue pinzado el cordón tardíamente, tenían 117 microgramos de ferritina sérica (contra 81 mcg) y una prevalencia mucho menor de deficiencia de hierro que sus contrapartes "acelerados" (0.6% *vs* 5.7%). El estudio parece convincente en cuanto a revisar nuestras prácticas neonatológicas, a fin de considerar esta "transfusión placentaria", sobre todo en casos de pobreza y desnutrición. Aquí incluyo el trabajo completo en pdf.[7]

---

[6] http://jama.ama-assn.org/content/306/14/1549.full

[7] http://www.bmj.com/highwire/filestream/541382/field_highwire_article_pdf/0.pdf

En contraste, un artículo reciente en la revista *Obesity* muestra que el producto de acumulación de lípidos (LAP), un nuevo marcador de riesgo cardiovascular, predice de manera confiable diabetes, síndrome metabólico y enfermedad coronaria en mujeres posmenopáusicas, y obliga a intervenir tempranamente para mejorar su calidad de vida. El estudio incluyó también a 2279 hombres de mediana edad y demostró que el LAP se asocia de manera independiente al desarrollo de insuficiencia cardiaca y mortalidad en diabéticos. El LAP se calcula fácilmente como (circunferencia abdominal 90 cm) x (triglicéridos en mmol/L) en hombres y como (circunferencia abdominal 85 cm) x (triglicéridos en mmol/L) para las mujeres.

Moraleja: tanto como apretarse el cinturón, habrá que diferir el corte del cordón.

De plagas y quimeras

Estamos invitados a considerar dos escenarios de investigación clínica que nos enfrentan con la realidad del universo adaptativo y con la esperanza que nos debemos como especie:

El tratamiento oncológico se ha refinado en las últimas décadas, al grado de que los efectos adversos y la especificidad de los agentes antineoplásicos siguen un curso inversamente proporcional.

El viejo escenario de los vómitos incoercibles o las recurrencias súbitas se han superado mediante una secuencia de dosis, vigilancia con PET o marcadores moleculares, y ratificación de la remisión tumoral con esquemas que neutralizan la proliferación celular y la angiogénesis desde distintos ángulos farmacológicos. Una de las inquietudes que subyacen a toda recurrencia de cáncer es la de qué mecanismos tendríamos que fortalecer para garantizar la remisión antes de que la enfermedad acceda al horizonte clínico.

El tema se ha desarrollado como *Cancer dormancy* (literalmente, letargo tumoral), que ha tomado en cuenta hipótesis inmunológicas, mecanicistas y, más recientemente, la vindicación de factores genéticos que influyen en el crecimiento y la simetría de las progenies celulares.

Otra vía de señalización para el arresto celular descubierto en *Drosophila*, la llamada vía Hippo, parece estar directamente implicada en el cociente de replicación celular necesario para que un cáncer recurra. Estas observaciones abren una puerta muy prometedora en la búsqueda de esa antigua quimera que fantaseamos médicos y pacientes por igual: la curación del cáncer.

Un asomo de este sueño puede verse en el último número del *Proceedings of the National Academy of Sciences.*[8]

Al inicio del verano de 2011, un brote de *Escherichia coli* enterotoxigénica conmocionó a Europa. Lo inusitado no fue sólo el número de muertos (48) para una infección enteral que se considera relativamente tratable, sino lo súbito de su agresividad (al provocar síndrome hemolítico-urémico) en un país, Alemania, donde los servicios sanitarios son eficientes y accesibles para toda la población.

Un grupo de investigadores de Maryland, California, y Dinamarca se dieron pronto a la tarea de descifrar el misterio. La razón microbiológica es que la bacteria adquirió, mediante un fago mutado, genes de toxina *Shiga* que le dieron una inesperada patogenicidad. Pudieron inferir además que tal mutación se vio favorecida por el uso de quinolonas, tan excesivas en México pese al control en la venta de antibióticos.

Se lee como una novela de aventuras, pero es producto del mejor esfuerzo humano por desentrañar aquello que amenaza desde el azar y que nutre la variabilidad del mundo natural que nos envuelve. Se puede leer en este vínculo electrónico.[9]

Ojalá sirva para que exijamos a nuestros médicos que receten lo apropiado con cultivos y pruebas de sensibilidad competentes. Hemos dejado atrás la era de los "tratamientos empíricos", que ya son sólo territorio de las emergencias, de los infectólogos o de quienes pecan de indolentes.

---

[8] www.pnas.org/content/108/30/12396.full.pdf

[9] http://www.nejm.org/doi/full/10.1056/NEJMoa1106920?query=TOC#t=articleDiscussion

El daguerrotipo de agua: objeto y encanto en la obra de Serge Leclaire

Qu'avais-je eu, en effet, à recueillir / De l'évasive présence maternel / Sinon le sentiment de l'exil et les larmes / Qui troublaient ce regard cherchant à voir / Dans les choses d'ici le lieu perdu?[1]
Yves Bonnefoy (2001)

A poco de cumplir sesenta años, pensionado con honores por el gobierno francés, Louis Jacques Daguerre se vio asediado por delirios apocalípticos. Sudoroso e intoxicado, le confió a un impaciente Baudelaire su deseo: captar un desnudo, la fruta perfecta, el sol y la luna, el amor perdido, un boulevard parisino desierto, al rey de Francia y una flor por discernir (la autodenominada "Lista del Día del Juicio Final"). Más que un antojo melancólico, Daguerre hablaba de inscripciones, la letra que trasciende el cuerpo, la huella mnémica que se evaporaba en sus arrobamientos mercuriales.

Como un daguerrotipo, atávico e iridiscente, la noción de placer se caracteriza en su esencia por la demarcación nítida que se impone en el lugar de la representación preñada del proceso de apaciguamiento de una necesidad. El objeto de la pulsión, en cambio, no está determinado específicamente, es lo más variable y no está ligado a ella de origen.[2] Se trata entonces de la experiencia de satisfacción que, al aplacar una tensión somática, se reconoce sólo en el *aprés-coup*, cuando la huella mnémica es pulsada nuevamente en su decantado de deseo *(Wunscherfüllung)*. El placer adquiere entonces una propiedad distintiva de la simple satisfacción de una necesidad: aparece en el desfase entre la satisfacción alucinatoria y el recuerdo, que se supone real. Es el propio despliegue del deseo el que pone en juego tal diferencia.

La incompatibilidad reiterada por Freud (Carta 52, 1896) entre conciencia y memoria da cuenta de un vector preferencial suscitado por la

---

[1] ¿Qué podría yo tomar, en fin, de la evasiva presencia maternal sino el sentimiento de exilio y lágrimas que empañaban esa mirada que buscaba, en las cosas de aquí, el lugar perdido?

[2] Sigmund Freud, *Instincts and their Vicissitudes,* Standard Edition, vol. XIV, Londres, Vintage/The Hogarth Press, 1964 [1915].

huella mnémica en respuesta a una inscripción perceptual, que Serge Leclaire recrea de forma fascinante al referirse a la pulsión escópica. "Recortar el objeto, aislarlo y distinguirlo dentro de un conjunto de detalles, requiere cierto trabajo; el placer interviene sólo cuando al regreso de la mirada interrogadora, aparece al ojo algo especificado".[3]

Leclaire precisa que de ninguna manera es la inscripción retiniana la que suscita el placer, sino el descarte, la diferencia donde se cierra de retorno el circuito pulsional. Emplea la analogía del anticuerpo que bloquea la ruptura, como una función aplicada a la diferencia erógena que instaura una nueva lógica en el inconsciente. Se trata de una especie de sutura, algo así como un *velcro,* que sella el lugar mismo donde se produce el distanciamiento. "La cicatriz de una fractura tisular es un símil adecuado para esta función de inscripción y fijación —añade Leclaire— sólo que, hablando con todo rigor, en el proceso descrito no deja ninguna huella in situ. Dicho elemento es abstraído (excluido, sacado fuera) del lugar del cuerpo donde ejerce su función de sutura y en ese sentido hay que considerarlo como escrito."

El desvanecimiento de esa diferencia erógena instituye la letra, y la paradoja de esta función literal es que al tiempo que inscribe en un lugar, borra en otro. No hay sustancia de sujeción, nos insiste Leclaire, las letras son, ni más ni menos, cualidades que aseguran lo uno distintivo. Articuladas en secuencia construyen el espacio metafórico que denominamos inconsciente, sin tiempo, en el gran volumen mnémico que antecede a todo sujeto. Asimismo, toda experiencia subjetiva está ordenada en función de tal literalidad inconsciente y es tarea del analista aprehender esa secuencia lógica en el discurso, por borroso que aparezca en transferencia.

En su delirio del fin del mundo, Daguerre mostraba esa falta de clivaje demarcado entre el cuerpo y el espacio literal: "Ya no distingues entre el espacio erógeno y el orden de las palabras, todo es goce" podría haber dicho apropiadamente Baudelaire al reanimarlo tras uno de sus desmayos. La locura es una seducción, atrae portentos y presagios, oscilantes reminiscencias de lo más amado. El mundo estaba imbuido de azogue vaporoso, de reflejos opalinos, precipitándose en un colapso donde Daguerre tendría impedido para siempre el acceso al placer. Louis Daguerre, apropiándose del invento de Nicéforo Niépce, nombrándolo en despojo, aceptando sin reparo las gratuidades del reino, pero al fin exiliado de la aristocracia y denostado por sus mujeres. Ahí donde se funden vanidad y

[3] Serge Leclaire, *Rompre les charmes,* París, InterEditions, 1981.

traición, reproche y paranoia, en el hueco incorpóreo que subyace al delirio y representa la falta, ominosa y dehiscente.

La función de la letra en la psicosis —señala Leclaire— se toma a pie juntillas; no hay demarcación discernible entre cuerpo y secuencia literal, la función alterna de la letra se remonta al horizonte cárnico, con lo que se anula dramáticamente el grabado de la alteridad misma.

La pantalla y la mascarada son el sitio de mediación de género. La fantasía es la pantalla que esconde algo más, a saber, la pulsión como falta de representación. Por tanto, la fantasía es la instancia mediática entre hombre y mujer, el velo es el recurso del encuentro sexual. Lo que se ama en el objeto es algo más allá de lo que es nada, que está adherido simbólicamente. Todo aquello que se proyecta en la pantalla es material del orden simbólico. Detrás de la imagen, la mirada, y todavía más oculta, como en la cámara oscura, la castración. La luz me mira: si hubiese una imagen en la pantalla, cuando surge la mirada, la luz se retrae y emerge el objeto.

Para Leclaire, la lógica inconsciente discrimina los artefactos y deja entrever, bajo la repetición de la narración consciente, una dialéctica inaudita donde la causalidad, la temporalidad y el principio de contradicción exigen sus propias reglas. Lo metonímico se hace literal y adquiere corporeidad. El proceso psicoanalítico se funda al considerar, sin prejuicios, los colapsos del discurso expresados a contramano como síntoma, sombra o sufrimiento. Tendremos acaso las palabras, refrendos de los relatos, hablados o escritos, que nos llegan por mediación del Otro, escapando a la lógica de los enunciados (la que se tiene por racional). En la medida en que las palabras registran una huella, la fijan privándola de su fuerza creativa, de su potencia de deseo que mana de lo inconsciente. Ordenadas en un discurso consciente pierden luminosidad y definición, hacen agua, como los daguerrotipos expuestos al entorno. Sólo si se las deja vertebradas con las huellas mnémicas inconscientes, pueden aparecer fecundas y activas, no como letras muertas en la inmovilidad de un saber abusivo, que se coloca por delante del sujeto, apresándolo en su transferencia.

El discurso inconsciente se revela como un entramado de encuentros singulares (de movimientos del cuerpo, de palabras robustecidas, de imágenes, de sentido y sinsentido) que producen entidades inasibles, efímeras como gotas de mercurio en la lámina de cobre, pero tan determinantes como el código genético o la mitología humana. El verdadero psicoanálisis adviene como tal únicamente "cuando el objeto, como índice sin nombre de lo real, es puesto en juego".[4] Lo real escapa, se sustrae del discurso, se traduce en muerte o castración, se desliza del orden simbólico y trasciende lo imaginario, lo que damos por vano y evanescente.

El objeto es, ante todo, el que tiene una función en la economía del deseo, un paraje en la estructura que se extiende alrededor del goce. Es menester distinguirlo de su acepción naturalista como aquello que satisface la necesidad manifiesta por la zona erógena; decir esto, por principio, niega el concepto de pulsión. Asimismo, el objeto no se devela mediante la sucesión de accidentes históricamente determinables para definir su elección o fijación. Eso conduce, apunta Leclaire, "a la reconstrucción figurada e ingenua de un embuste supuestamente traumático en el que el objeto aparecería para fijarse".[5]

En suma, el objeto se caracteriza parcialmente como un resto expulsado de la razón proporcional entre las letras. Así, el producto residual de la operación de ensamblaje literal, caído fuera de la cadena de significantes, puede considerarse como perdido. Se trata, una vez más, de la diferencia entre la huella y la experiencia de placer, un quebranto imposible de conciliar. El objeto mismo es evocado sólo como faltante. Desde esta perspectiva, el extravío se asimila a una precipitación en el vacío, en las brechas que deja el entramado literal. Lo relevante es que "ya no es posible deshacerse de él, nada más incómodo que este desecho que no puede asimilarse a ningún orden… tan perdido y tan presente como lo es para los suyos un muerto, por más ceremoniosamente que haya sido enterrado".[6] Lo esencial de nuestra relación con el objeto, por ende, estriba en esa conjuración ritual para exorcizar su presencia fantasmática. Pueden rastrearse ahí todos los ritos que arman la verdadera religiosidad. Se trata, pues, de abjurar uno a uno de todos los lugartenientes del objeto.

Desde Freud, el psicoanálisis ha enfrentado numerosas disyuntivas en torno al objeto de la pulsión. A partir de Melanie Klein el objeto, asumido como parcial, remite a partes del cuerpo, reales o fantaseadas, y a sus equivalentes simbólicos. Pero debemos precisar que el carácter parcial del objeto no supone una adición para gestar una unidad integradora, sino que en el objeto se basa la fantasía de la totalidad. Lo inconsciente no dirime entre una supuesta realidad subyacente y una representación que la valide. Por eso, aclara Leclaire, conviene evitar el desacierto teórico de

---

[4] Serge Leclaire, *Démasquer le réel. Un essai sur l'objet en psychanalyse,* París, Éditions du Seuil, 1971.

[5] *Ibid.*

[6] *Ibid.*

suponer que la instrumentación de la letra (el desciframiento de la cadena significante) equivale a alcanzar el objeto, que de suyo es inasible. Recurre a las categorías o "especies" de objeto que caben en el sistema literal (como los arquetipos de voz, mirada, seno, excremento), para evitar la ambigüedad de adscribir al mismo elemento función erógena y depositario biológico. Nos referimos, claro está, a la voz que alude y con-figura, la mirada que perfila y precisa, el pecho como paradigma de la falta y las heces como desechos y designios de lo pregenital. En última instancia, las diversas especies de objeto (parcial) están destinadas a ocultar el aterrador espectro de la falta, aquello innombrable que queda siempre desarticulado entre el entramado literal y lo ominoso del objeto, entre el verbo y la carne.

Para Louis Daguerre en otro tiempo, la muerte acudió en su sueño. Era apenas un muchacho, corriendo y clavando los pies desnudos, huellas fugaces sobre una larga playa en penumbra. El aire salado le laceraba los pulmones y huía de algo o de alguien. La playa se cerró en una estrecha cala a su paso y pronto sintió el agua oscura bajo sus pies. Un bote con luces tenues zarpaba hacia el horizonte y supo de inmediato que debía nadar hacia allá. Era su única opción, su morada. Se zambulló en el mar frío y nadó ansiosamente en su vasta oquedad. Entonces los sintió: fantasmáticos, ululantes, surgiendo de las profundidades como sombras amorfas que lo engullían. El agua helada, cortante, le inundó la boca. Se despertó exhalando sangre y saliva, dio un grito crispado y se supo vivo, como nunca antes, como nunca después.

El psicoanálisis, nos conforta Leclaire, es la única disciplina que pone de inmediato en juego al objeto, sea de manera directa, como una brecha intempestiva en el discurso, como una alucinación aislada que irrumpe para desencajar la literalidad o una cavidad insondable en el entretejido del recuerdo. Lo fascinante y lo insostenible, lo terrorífico y paralizante, son su más preciado augurio. La escisión de lo corpóreo en una cadena literal, como un repudio, como un fragmento o un despojo, lo hacen apenas visible entre las sombras. Un artilugio, una sinécdoque fuera de tono, la palabra anclada en una imagen elusiva, pueden ser pautas que se esbozan apenas en el discurso, sorteando y saboteando la literalidad del texto. La singular irreductibilidad de la representación es la que indica el lazo privilegiado con el objeto. Ese es el rasgo distintivo del armazón de letras que encubre lo real del objeto.

Ahora bien, una de las preguntas clínicas fundamentales en el quehacer psicoanalítico desde Freud estriba en discernir cómo se inscribe una huella mnémica que asalta la lógica inconsciente y se yergue ominosamente como síntoma o vacío. Lo que se designa con cierta frivolidad como trauma psíquico es una ruptura de la organización literal que rige el deseo, por "infantil" que parezca, nos dice Leclaire. En ese sentido, atestiguar la escena primitiva o desmentir lo genital puede entenderse como una catástrofe en la red de significantes, que provoca su dislocación abrupta. Como náufrago, el infante se aferra a lo que puede reconocer de esa imagen descarnada y discordante: "lo que se disloca en ese caso es una red literal, una cierta economía libidinal, y lo que aparece y se devela entre las fisuras de la red es lo innombrable, la falta intolerable; sin importar qué representación parcial advenga, siempre y cuando sea coherente y reconocible, un pedazo de cuerpo, pero también una pieza de vestimenta o de mobiliario, puede servir entonces para ocultar ese horror de lo innombrable, ese fragmento de coherencia literal es el que se 'fija', investido de todo el poder de conjuración de lo real (falta) del objeto".[7] Se constituye así en la épica inconsciente, en ese bote salvavidas que impide el hundimiento a lo insondable, en el éter de lo perdido. El problema clínico y crítico consiste, entonces, en denotar y demostrar el carácter miscible del objeto de la pulsión entre las líneas del dominio del sistema literal. Lo nulo y lo ausente, desde tal escucha, adquieren potestad más allá de la epifanía de las huellas inconscientes, más allá del principio de placer.

Por último, unas ideas sueltas respecto del problema del encantamiento en psicoanálisis, como lo discurre Leclaire. Nos recuerda que Freud (pionero empírico, lo llama) inventó un aparato conceptual, la metapsicología, que equiparó a una hechicera y que hizo de la teoría de las pulsiones, nuestra "mitología". Conminar al paciente a enunciar todo lo que irrumpa en su pensamiento, sin orden ni sugestión; como si dejara salir sus reminiscencias cenando solo en una vasta mansión, atendido por un valet en silencio. "Sobre todo entender, a lo largo del discurso, la repetición, la insistencia de los fonemas, palabras o figuras, para reconocerlos en su sintaxis inaudita, que procede de una lengua no codificada socialmente. Lo que culmina, como en el análisis del Hombre de los Lobos, en el aislamiento de una secuencia [...] para que ella lleve, por mediación de sus términos, a lo que se llama la cosa oculta".[8]

La práctica psicoanalítica, en su continuo desciframiento de fuerzas en conflicto, se nutre de esta dialéctica para animar sus nociones y teo-

---

[7] *Ibid.*

[8] S. Leclaire, *op.cit.*, 1981.

rías, pero se ve sorprendida una y otra vez, mofándose de sus construcciones y dogmas, como la lógica inconsciente, que no cesa de remedarse a sí misma. Más aún, la pareja analítica está atravesada por ese fenómeno que nos pre-escribe, a saber, la transferencia, que no es sino el efecto del registro, en el vínculo, de que el Yo se limita al estatuto de lo imaginario. Y que, sólo en su literalidad, articula compulsivamente el deseo del ser parlante, el referente de la castración y la abstrusa mitología del sujeto del inconsciente.

Pese a tan noble disposición, el psicoanálisis fracasa como empresa en los mismos usos que denuncia:

> el dispositivo psicoanalítico, concebido para ser un lugar de libre palabra, tiende a coagularse en un ritual coercitivo. El paciente no se abandona más que para recitar en él encantamientos erótico-teóricos, como respuesta al hecho de que el psicoanalista, imbuido de un pseudosaber, tiende a transformar su escucha en una lúgubre decodificación según una parrilla prefabricada [...]. La irresistible institucionalización del movimiento psicoanalítico es lo que instaura las formas [...] para reconducir las segregaciones, jerarquías y represiones que el psicoanálisis intenta deconstruir. Volvemos a encontrar en ellas lugares de poderes feudales y hasta religiosos, iglesias y magisterios celosos donde reinan feroces tiranías y terrorismos ideológicos; [...] donde florece con toda comodidad la indigencia de pensamiento.[9]

Ante los embates de una "neopsicobiologización" de lo inconsciente, que pretende reducir lo pulsional a una burda metaforización de gradientes de neurotransmisores y receptores moleculares, es preciso repensar la sexualidad para interpretarla en términos que convienen a un ser parlante constreñido entre su cuerpo y la literalidad de su discurrir psíquico. Se trata de defender, sin veleidades, un árbol teórico (y por ende, renovable) y un andamiaje clínico que correspondan a quien profiere y difiere; que lo historice, que lo remita y refrende en el orden simbólico que (lo) encontró al nacer.

Para nosotros, en fin, ¿será posible hacer del psicoanálisis un ámbito donde captemos la profusión de letras cual daguerrotipo de agua, sin memoria, sin deseo?

POSDATA: Louis Daguerre empleó extensamente los vapores de azogue durante su carrera fotográfica. El proceso consistía en exponer una placa

---

[9] *Idid.*

sensibilizada dentro de la cámara oscura durante largos periodos, llevarla a un cuarto en penumbra y pasarla una y otra vez sobre un baño caliente de mercurio. Millones de diminutas gotas de mercurio impregnaban la imagen, fijándola en permanencia. Así, el brillo del mercurio destella en los daguerrotipos y les brinda su lustre: una apariencia holográfica y resplandeciente, como de hechizo. Los objetos cambian con la perspectiva de quien los observa. Antes de morir en 1851, Daguerre sufrió numerosos síntomas derivados de su exposición crónica al cianuro de mercurio, al óxido nítrico y al cloruro de oro, impasible ante el daño que se infligía.

Freud y más allá

Weh spricht: vergeh!
Doch alle lust will ewigkeit-
Will tiefe, tiefe ewigkeit[1]
Friedrich Nietzsche, *Also sprach Zarathustra*

Parece mera tautología, pero la vida es una lucha perpetua contra el instinto de muerte. Es andar cuesta arriba para vencer los impulsos que nos inducen a la destrucción de todo cuanto amamos y hemos edificado.

Rosendo se incorpora en su asiento y mira en su derredor con ira, buscando sin saberlo un contendiente. Todas sus deudas impagas se le acumulan en un acervo que lo desborda y su cuerpo en tensión parece augurar la debacle que se avecina. Lo descubro con tristeza, empobrecido. Un náufrago en su propio mar de infortunios. Nada que hacer, se debate una y otra vez en su repudio a la vida, urdiendo su aniquilación.

Esa tendencia al retorno a lo inanimado, a un cociente nulo de excitación en el aparato de pensar (y por extensión —inefable— al cuerpo), deriva de la metáfora freudiana articulada en su ensayo "Más allá del principio del placer" de 1920.[2] Para muchos de sus contemporáneos, esta era una digresión de sus contribuciones teóricas adoptadas con reticencia por la comunidad científica, así que resulta pertinente retomar sus ideas aquí para intentar darles vigencia en nuestro tiempo.

La pulsión de muerte se origina de la tensión entre la concepción imaginaria del sujeto y aquello disuelto en el cuerpo que no puede alcanzar a representarse, según Lacan. No es pues un "instinto" en el sentido lato del término, porque Freud empleó la metáfora biológica sólo para darle sentido a su elaboración, justo cuando se expandía la microbiología. Tal error se ha extendido aun más allá del principio argumentado, y es lugar común escuchar todavía en el siglo XXI la refutación al efecto mecánico, en una reyerta contra Newton, como si se tratara de volver al pro-

---

[1] ¡Acaba! Pide el desconsuelo. Pero quiere todo placer eternidad, honda, muy honda eternidad.

[2] Sigmund Freud, *Beyond the Pleausure Principle,* Standard Editon, vol. XVIII, pp. 3-64, Londres, Vintage/The Hogarth Press, 2001 [1920].

yecto[3] para articular la psicopatología con la biología molecular.

La observación básica planteada ante esta tendencia hacia lo mortífero es aquello que Freud llamó *der Wiederholungszwang*, que significa compulsión a la repetición. ¿Por qué, contrariando todos los esfuerzos psíquicos por alcanzar el placer, los seres humanos tendemos al sufrimiento? Fiel a su método discursivo, Freud apeló a la dialéctica para inferir que, mientras la agencia inconsciente clama por la satisfacción de las demandas somáticas, el Yo reprime tales impulsos en una suerte de "masoquismo primario" que toca incesantemente la misma puerta cerrada. En sentido análogo, se entiende el planteamiento original de que toda fuerza motriz o impulso activo que tiende a disminuir la tensión psíquica es tributario de placer y, por el contrario, la acumulación o incremento de tensión emocional va asociada al sufrimiento. En la medida en que la pulsión de muerte se sostiene por la repetición, y bajo la misma óptica mecanicista, sirve para acumular tensión en la esfera psíquica. Pese a la tendencia a asimilar conceptos tales como autofagia, apoptosis o necrosis para darle coherencia biológica al proceso, la repetición no necesariamente implica regresión. De hecho, la idea se nutre de que los impulsos mortíferos son inherentes a la naturaleza humana y "peculiarmente resistentes a los estímulos externos", dice Freud.

La experiencia traumática consiste en la acumulación de energía que satura e inunda la capacidad de contención de los procesos de pensamiento. En ese tenor, el trauma es una forma de descompensación que deja cabos sueltos en el inconsciente, mismos que buscan —en la iteración— la forma de ser sellados o representados. En una reconsideración posterior, Freud plantea: "El propósito de Eros [como pulsión de vida] es establecer mayores unidades y preservarlas, en suma, ligar, vincular. En cambio, el objetivo de [la pulsión de muerte] es el de deshacer las conexiones y así destruir cosas".[4]

Concebido de manera psicofisiológica, el Yo es una red de conexiones ligadas por energía: mucho más virtual que lo que proponen las neurociencias, porque el correlato anatómico siempre será insuficiente para explicar la versatilidad de los fenómenos mentales. La pulsión de muerte designa el modo en que la organización dinámica del Yo se ve impelida

[3] Sigmund Freud, S. 1895. *Project for a Scientific Psychology,* Standard Edition, vol. I. pp. 283-397, Londres, Vintage/The Hogarth Press, 2001.

[4] Sigmund Freud, *An Outilne of Psychoanalysis,* Standard Edition, vol. XXIII, pp. 141-207, Londres, Vintage/The Hogarth Press, 2001 [1938].

por la presión de las fuerzas instintivas (impulsos inconscientes) que se manifiestan como energía libre, irrepresentable.

Lacan expandió este último concepto para introducir los términos de lo "real" como aquello que no tiene vinculación y, por lo tanto, rebasa la dimensión de lo que figuramos o podemos representar, y lo "imaginario", donde con preeminencia sitúa al Yo. Pero no se trata de caer en apologías, sino de entender cómo, en la vida diaria, este desbordamiento del sujeto en pos de su ruina cobra significado en la repetición de conductas destructivas.

En la clínica lo observamos en esa tendencia a la inmovilidad terapéutica, a diferir toda intervención con objeto de mejorar, a recusar las indicaciones o simplemente al desdén por la salud. El médico vacila, con frecuencia se siente traicionado y arrebatado por su narcisismo y aquello que hemos denominado identificación proyectiva, recurre al sadismo o al rechazo. No es inusual encontrar que los pacientes hospitalizados que resisten las tentativas del equipo terapéutico sean heridos emocionalmente o sufran vejaciones, tanto como manipulaciones en exceso como represalia del personal sanitario. No se trata de actos deliberados, que en tal caso constituirían crueldad y una flagrante transgresión a la ética, sino de actuaciones desvinculadas de razón, sinsentidos, omisiones, etc.; como toda energía libre arrebatada por la pulsión de destrucción.

También es plausible, sin embargo, atestiguarlo en los padecimientos psicosomáticos, en los que ocurre una desorganización progresiva de la estructura corporal y el cuerpo imaginario (que es territorio de las manifestaciones conversivas) se ve desbordado por lo irrepresentable de la carne: con toda su morbosidad y su desinvestidura, al grado de difuminarse todo orden, toda coherencia anatómica. La piel entonces es un recubrimiento de la fragilidad, sujeta al embate de la agresividad o la culpa. Los órganos de defensa, integrados laxamente en el sistema inmune y sus reservorios tisulares, convocan la dispersión de la integridad, la disolución del Yo y, desde esa concepción metafórica, es permisible entender que el dolor y la inflamación, tanto como la transgresión celular y la ruptura de membranas, sean los prototipos de los padecimientos autoinmunes.

He visto durante años cómo la artritis personifica en diversos gradientes la impotencia y la melancolía, en esa ecuación donde la pérdida del objeto se traduce en una sombra que invalida, que anquilosa, que ejerce su venganza en el cuerpo, a falta de representación ligada al afecto. De la misma manera que la esclerosis múltiple, el vitiligo o las colitis ulcerativas arrancan fragmentos del sujeto, donde están vertidas la estructura sensorial, el calor corporal o la integración de lo que se devora o se excreta, respectivamente.

Sin afán reduccionista, esta expresión de lo mortífero se ve reflejada en incontables conductas sociales que procuran el daño individual o colectivo y que se resisten al cambio. Podemos afirmar que lo innato al ser humano, más que el ejercicio de la vitalidad y su esfuerzo creativo, es esa intensa carga por demoler lo más preciado, por anular lo más noble de su naturaleza y hacerlo añicos. A menos que otra voz, oportuna y ocasional, una instancia que sepa contener y espaciar, señale apenas entre líneas que Thánatos no tiene porqué cobrarse una víctima más.

Pap smear o el libelo de Papanikolau

A mitad del siglo XX, la detección del cáncer era invariablemente tardía. Los enfermos acudían a consulta presa de signos ominosos, cuando el desgaste, la inflamación o el asomo de una hemorragia interna los enfrentaba con la inminencia de la muerte. El espectro del cangrejo, atenazando órganos sin restricción, era el signo de los tiempos.

En un pequeño hospital rural de Ontario, en Canadá, una patóloga sugirió que la citología vaginal se aplicara a todas las mujeres de la provincia a fin de disminuir la incidencia del carcinoma cervicouterino, consciente de que algo tenía que hacerse para frenar esa primera causa de muerte por neoplasia. Adaptó para ello la técnica recién publicada por el doctor Georgios Papanikolaou que ratificó sus hallazgos experimentales en el Colegio Weil de la Universidad de Cornell en el verano de 1943.

Habían pasado quince años de su portentoso descubrimiento cuando, en 1928, notificó a sus colegas que el raspado y ulterior tinción de las células obtenidas de muestras vaginales permitía detectar atipias tempranas, antes de que la neoplasia invadiera el cérvix. Entonces no le creyeron, lo tildaron de engreído: un griego insular dando cátedra a las luminarias del imperio, ¡habrase visto!

Papanikolaou nació de forma providencial en la isla de Euboea, ésa con nombre de náyade, marcado por el destino para identificar y encarnar el flujo de las mujeres. Graduado en Atenas y adscrito como médico militar, renunció al ejército para perseguir su sueño en la Universidad de Munich, donde se doctoró en anatomía patológica. Sus hallazgos citológicos se nutren de la observación hecha por el médico inglés W.H. Walsche, quien en 1843 había demostrado que las descamaciones epiteliales pueden teñirse para discernir su grado de maduración. Resulta irónico que la técnica que se aplica actualmente en los lavados bronquioalveolares no lo recuerde.

El doctor Pap —como se le conoce en su escuela adoptiva— emprendió sus estudios de citología vaginal en 1920 con su esposa Mary, quien fue su sujeto experimental durante muchos años. Después hizo exudados a mujeres de la Clínica de Cornell, un dispensario en Nueva York. Para 1928, habiendo detectado no sólo los cambios hormonales, sino células neoplásicas en diferentes estadios, se animó a presentar sus resultados en la Tercera Conferencia del Mejoramiento Racial en Battle Creek, Michigan. No tuvo eco y regresó desanimado a continuar sus estudios endocrinológicos desechando con ello la prevención del cáncer cervicouterino para millones de mujeres.

Con la llegada de los doctores Hinsey y Traut al Departamento de Anatomía en 1939, Pap retomó su interés en la citología oncológica y con el segundo publicó por fin su aportación en 1941, "El valor diagnóstico del exudado vaginal en el carcinoma del útero".[1]

Como sucedió en Canadá, la técnica descrita se extendió a todo el mundo y es, sin duda, uno de los procedimientos que más vidas ha salvado desde que se implementó. Por fortuna, el gremio médico reconoció al doctor Papanikolau y —si bien bastante tarde— le otorgaron el Premio Lasker de Salud Pública en 1950 y la medalla de la American Cancer Society en 1952.

En homenaje implícito al trabajo de Papanikolaou, el *New England Journal of Medicine* publicó recientemente una revisión del monitoreo de mama para la prevención de cáncer, enfatizando la importancia de iniciarlo después de los 40 años y con la recomendación de buscar técnicas digitales que faciliten el diagnóstico de lesiones que escapan a simple vista.[2]

¡Cuánto hemos avanzado en el desarrollo de técnicas que permiten detectar a tiempo los tumores! La perseverancia de esos personajes humildes, que estuvieron detrás de tales descubrimientos, merece ser recordada cada vez que se salva otra vida.

Prevenir sin lamentar

Al margen de posiciones ideológicas, la práctica del aborto es frecuente en nuestro país y, pese a las mejores intenciones sanitarias, todavía ocurre en la clandestinidad con enormes riesgos para la madre.

---

[1] G.N. Papanicolaou, y H.F. Traut, "The Diagnostic Value of Vaginal Smears in Carcinoma of the Uterus", *Am J Obs Gynecol* (1941) 42: 193-197.

[2] http://www.nejm.org/doi/pdf/10.1056/NEJMcp1101540

Un porcentaje elevado de los abortos se realiza en el primer trimestre de gestación, por embarazos no deseados o imprevistos en mujeres jóvenes (muchas de ellas adolescentes) que dejan una cicatriz emocional indeleble. El apoyo del núcleo familiar mitiga la lesión inconsciente, pero no la cura y, en gran medida, la pérdida fetal impone una cuota para cualquier vínculo futuro, donde se atraviesa la maternidad herida.

En ese sentido, la educación sexual oportuna es el único recurso con que contamos para evitar tal sufrimiento en silencio.

En países más desarrollados que México o con una cultura religiosa en la que la culpa no es cardinal, el aborto se practica bajo la supervisión del Estado. En Inglaterra se calculan 200 mil interrupciones al año comparadas con más de 1.2 millones en nuestro vecino del norte. La gran mayoría sujetas a aspiración o *curettage* y en condiciones higiénicas adecuadas.

Con el advenimiento de la "píldora del día siguiente" o los prostanoides para inducir la contractilidad uterina, el aborto médico ha cobrado relevancia, máxime que puede mantenerse oculto de parejas y padres. Pero los riesgos aumentan: una de cada veinte mujeres que se amparan en un procedimiento médico requiere un legrado quirúrgico antes de dos meses por la presencia de restos placentarios. Es decir, sufre un aborto incompleto, con graves consecuencias para su salud física y mental.

Ante tales disyuntivas y como brebaje de actualidad, la prestigiada revista *New England Journal of Medicine* aporta una viñeta de una estudiante de 22 años que quiere abortar. ¿Cuáles son sus opciones y sus riesgos? ¿Qué asesoría previa y posterior al evento debe recibir?

Es una lectura muy recomendable, porque cualquier día y en la más inesperada circunstancia, tendremos que hacer frente a una mujer que elige abortar.[3]

---

[3] http://www.nejm.org/doi/pdf/10.1056/NEJMcp1103639

Los otros musulmanes
Nuevas reflexiones en torno al Holocausto[1]

A la memoria de Agustín, quien siempre luchó en defensa de los más frágiles.

A modo de introducción

De cualquier manera que termine esta guerra, la guerra contra vosotros la hemos ganado, ninguno de vosotros quedará para contarlo; pero aun si alguno lograra escapar, el mundo no lo creería... Aunque alguna prueba llegase a subsistir y aunque alguno de vosotros llegase a sobrevivir, la gente dirá que los hechos son demasiado monstruosos para ser creídos.[2]

El propósito de este trabajo es contribuir a la elucidación psicosocial de lo que ocurrió con los concentracionarios de los *Lager* alemanes. Este asunto, pese a la extensa bibliografía, ha sido tratado de manera incompleta y empleando de manera impropia conceptos metapsicológicos. Pero el impulso que animó la escritura fue el de sumarnos a quienes claman para impedir que se olvide la atrocidad nazi y, al colaborar en el mantenimiento de la memoria de tan descomunal horror, impedir que alguna vez se repita en cualquier rincón del mundo.

I

El intento de exterminio de los judíos, aunado al asesinato de gitanos, disidentes políticos, prisioneros de guerra y, en un delirante intento de emular a Esparta, a los homosexuales y minusválidos que podrían enturbiar la "pureza de la raza aria", constituyen un genocidio sin precedente en la historia de la humanidad. Así lo señala Hannah Arendt:

---

[1] Trabajo original del doctor Agustín Palacios López, en colaboración con los doctores Jorge Palacios Boix y Alberto Palacios Boix.

[2] Advertencia de los SS a los prisioneros, citado por Simon Wiesenthal en Primo Levi, *Los hundidos y los salvados,* Barcelona, Muchnik, 2001.

> El punto está en que Hitler no era como un Genghis Khan y no era peor que otros grandes criminales de la historia sino diferente de ellos. Lo que carece de precedente no es el asesinato en sí mismo ni el número de víctimas ni siquiera "el número de personas que se unieron para perpetrarlo". Lo es la aberración ideológica que las causó, la mecanización de su ejecución y el cuidadoso y calculado establecimiento de un mundo de muertos en que nada tiene sentido.[3]

Es preciso asentar que aquello que los nazis perpetraron no se mitiga trayendo a colación cifras y datos de otras atrocidades que se han cometido a lo largo de la historia de la especie humana. Conforme pasan los años y los hechos quedan sepultados en el alud de la informática, hay quienes apelan a distorsiones arropadas en verdades acomodaticias. Se niega que el Holocausto haya ocurrido y llega a decirse que es una más de las mentiras de los judíos, siempre tan ávidos de notoriedad, de indemnización y de lástima. Por encontrarse advertido de ello, Primo Levi, uno de sus más lúcidos sobrevivientes, escribió:

> Además, hasta el momento en que escribo y no obstante el horror de Hiroshima y de Nagasaki, la vergüenza de los Gulag, la improductiva y sangrienta campaña de Vietnam, el genocidio de Camboya, los desaparecidos en Argentina y las muchas guerras atroces y estúpidas a las que hemos asistido, el sistema de campos de concentración nazi continúa siendo único, en cuanto a magnitud y calidad. Nadie absuelve a los conquistadores españoles de las matanzas perpetradas en América durante todo el siglo XVI, [...] pero actuaban por su cuenta, sin instrucciones autorizadas de su gobierno, y distribuyeron sus crímenes, en realidad muy poco planificados, a lo largo de un arco de más de cien años, y colaboraron con ellos las epidemias que involuntariamente llevaron consigo.[4]

Los datos del exterminio en los *Lager* nazis proceden del testimonio escrito o relatado de los pocos sobrevivientes que han transmitido sus experiencias. Pero debe saberse que tales sobrevivientes lo son porque fueron apresados y confinados al final de la guerra, cuando la escasez de mano de obra hacía impráctica su muerte, o bien porque pertenecían a los "privilegiados" que, por resultar útiles al sistema, fueron tratados mejor y tuvieron mayor posibilidad de subsistir Además, el concentracionario que vivió el rigor del *Lager* nunca obtuvo información suficiente para

[3] Hannah Arendt, *Los orígenes del totalitarismo,* Madrid, Alianza, 1987, p. 651.
[4] Primo Levi, *op. cit.*

formarse una clara idea de lo que sucedía a su alrededor. "Rodeado por la muerte, el deportado frecuentemente no estaba en condiciones de evaluar la magnitud de la matanza que se desarrollaba frente a él.[5]

Se ha dicho que la memoria del concentracionario es fragmentaria, con retazos entresacados del sufrimiento cotidiano, las huellas quedan obliteradas por el dolor de revivirlas y porque, sin duda, la mente se desorganizó cuando se registraba la magnitud del evento traumático que nunca cesaba. "El mejor modo de defenderse de la invasión de recuerdos que pesan es impedir su entrada, tender una barrera sanitaria a lo largo de la frontera. Es más fácil impedir la entrada de un recuerdo que librarse de él después de haber sido registrado".[6]

El testimonio más oscuro y, seguramente, el más fidedigno, es el de los musulmanes, así llamados por adoptar al sentarse una postura similar a la que suelen tomar los miembros del Islam cuando rezan. Estos escuálidos individuos, que parecían haber perdido las funciones superiores del Yo, vagaban en silencio por el *Lager* y con lentitud agónica cumplían las órdenes de sus opresores. Obedecían de una manera casi automática y daban la impresión de hallarse ubicados en la frontera de lo humano: fueron quienes sucumbieron al infame plan nazi de zoologizar a los prisioneros. Por eso, los relatores los llamaron los no-humanos y, con una afortunada expresión de profundas implicaciones psicológicas, "los que han visto a la Gorgona". Esos fueron *der Muselmann* (los musulmanes) en quienes puede aplicarse con mayor propiedad la aporía de no ser propietarios de su propio cuerpo: éste le pertenece al amo, al SS. Permítanme situarlos en contexto.

El futuro concentracionario era apresado por los nazis o sus esbirros en los países ocupados o en los márgenes de los territorios sometidos al inicio de la Segunda Guerra Mundial. Desprovisto de su dignidad, era sujeto a un interrogatorio sobre temas que desconocía y, con frecuencia, era maltratado o atormentado. De allí se le trasladaba al vagón de ferrocarril que lo llevaría a su destino final. Era deportado y, desde ese momento, quedaba segada la vida como tal para ese infeliz.

> El mundo del *Lager* anula cuanto hasta entonces constituía su mundo: hogar, país, profesión, objetos personales, familia, amistades, hábitos, lengua materna... aniquilación, por lo tanto, de la identidad personal, pero también

[5] *Ibid.*, p. 6.
[6] *Ibid.*, p. 28.

> impugnación de la pertenencia a la especie: el trato humillante e indigno del que es objeto el concentracionario materializa la negación práctica de su humanidad.[7]

El *Lager* funda un sistema cuyo rendimiento consiste en arrebatarle al sujeto su identidad. El resultado final es un residuo: el cuerpo sobre el que ejercerá de forma absoluta su dominio. Si en el pensamiento clásico se consideraba el pensamiento como el sujeto sin cuerpo, el concentracionario (en su expresión más acabada, el musulmán), podría concebirse como un cuerpo sin sujeto.

A la llegada al *Lager* el prisionero era aún más desposeído de su dignidad y de lo que le quedaba de identidad. Se le desnudaba y se le rapaba (si era varón, porque el cabello de las mujeres ahogadas en las cámaras de gas se reservaba para procesos industriales, como el relleno de colchones). Se le desinfectaba y se le sustraían los objetos personales que llevara consigo, incluyendo las fotografías de sus seres queridos. Una vez cumplida esa tarea de dejarlo sin remanentes del pasado, se le marcaba como ganado, se le imprimía un tatuaje indeleble en el antebrazo izquierdo, una cifra precedida de una letra que diferenciaba a los distintos grupos: judíos, gitanos, etc. Los alemanes, tan meticulosos en sus proyectos, se aseguraban de separar las familias y, de ser posible, a los que procedían del mismo lugar. Con tal método intentaban desarticular todo intento de organización social que pudiera ser la semilla de una resistencia al empeño de animalizar a quienes no consideraban *Mench*, es decir, seres humanos.

Después de proporcionarles unos burdos trajes a rayas, que sólo por excepción eran de su talla, y de unos zuecos que dificultaban la marcha, eran destinados a alguna barraca de manera caprichosa. El tiempo cronológico perdía su habitual vigencia y era suplido por el tiempo biológico. Al día siguiente empezaba la rutina de trabajo, entre gritos y golpes proporcionados por los llamados *Kapos*, jefes de grupo de trabajo o capataces, antiguos prisioneros frecuentemente condenados por causa criminal y reclutados previamente por su fortaleza física; éstos tenían que dirigir las tareas y las marchas ordenadas hacia los comedores, las letrinas, las revisiones periódicas o los baños con una violencia que era observada por los guardias. De no hacerlo, los *Kapos* pasaban a engrosar las filas de los prisioneros comunes.

[7] Peris Blanes, Jaume. *La imposible voz. Memoria y representación de los campos de concentración en Chile: la posición del testigo.* Editorial Cuarto Propio, Santiago de Chile, 2005.

Aquí es necesario hacer un paréntesis para describir el sistema jerárquico de los campos de trabajo y los de exterminio. En su cúspide se hallaban los SS con sus propios mandos. Por debajo de ellos se encontraban los que se denominaron concentracionarios "privilegiados": las mujeres destinadas a ser servidoras sexuales de los guardias, los que transportaban las aguas negras, las excretas, y los que, por sus antecedentes profesionales, eran asignados a tareas especializadas. Seguían los *Kapos*, los *Sonderkommandos,* las llamadas escuadras especiales, que merecen mención aparte. El resto era el grueso de los concentracionarios, la mano de obra esclava, fácilmente reemplazable y fatalmente destinada al exterminio.

Tales escuadras especiales son testimonio de la diabólica capacidad organizativa de los nazis: eran los encargados de conducir a los prisioneros designados a las cámaras de gas, a extraer de allí los cadáveres, examinar sus orificios corporales para asegurarse de que no escondían objetos de valor. Eran quienes arrancaban los dientes de oro y cortaban el cabello a los cuerpos sin vida del sexo femenino. Luego tenían la obligación de llevarlos a los hornos crematorios y de vaciar las cenizas. Todas esas macabras tareas eran cumplidas bajo la mirada supervisora de los SS. No fue nada excepcional que algunos de los integrantes de tales comandos tuviesen que cumplir su oficio en el cuerpo sin vida de su esposa, de algún familiar consanguíneo o de alguna amistad de la vida previa a la prisión.

Las escuadras especiales estaban formadas, en su mayoría, por judíos. Esto no puede asombrarnos ya que la finalidad primordial de los *Lager* era destruir precisamente a los judíos. A partir de 1943, la población de Auschwitz estaba constituida en 95% de reclusos judíos. Uno se queda atónito ante ese refinamiento de perfidia y de odio: tenían que ser los judíos quienes metiesen a los hornos a sus congéneres; tenía que demostrarse que los judíos, esa "subraza", esos seres infrahumanos, se prestaban a cualquier humillación, hasta la de destruirse a sí mismos.

El trabajo brutal, la incomodidad terrible de los camastros, las golpizas recibidas con el menor de los pretextos, los parásitos corporales y, más que nada, la escasez de las raciones, pronto empezaban a mostrar su efecto en el prisionero. Las carnes se pegaban a los huesos y no tardaba mucho en aparecer la indiferencia ante los que estaban cerca, fueran cadáveres o no, porque lo que prevalecía era el instinto de sobrevivir, como única herencia filogenética. Los valores morales convencionales, propiedad del hombre civilizado, se olvidaban.

II

Somos sujetos de necesidad, nuestra finitud es la de un cuerpo atravesado por la carencia o la falta. Este régimen antropológico, derivado de nuestro estatuto corpóreo, forma parte de las evidencias primordiales de la especie, aunque el orden civilizador tienda a relegarlo a un segundo plano. En el *Lager,* como en cualquier centro de confinamiento o de tortura, el cuerpo pasa a ocupar, por el contrario, el primer plano; se adueña de todo el espacio de la experiencia: la desnudez y la precariedad se tornan registro físico de la realidad somática; harapos, suciedad, inclemencia y enfermedad; lo primario, lo insoslayable, sobre todo, el hambre, nunca satisfecha por las miserables raciones. De hecho, ese inventario de la necesidad tiene en la experiencia del hambre su centro, vivido como vacío del cuerpo (jamás lleno, nunca satisfecho) o nihilismo somático; acaso la imagen más emblemática del cuerpo sea la de una boca que saliva y mastica, una ausencia...

Otro aspecto importante de la privación sufrida era la incomunicación. Para la juventud adoctrinada por los nazis, es decir, para casi todos los que formaban las filas de los SS, la cultura superior era la alemana y quien no hablaba su idioma era inferior. Por ello no hacían el menor esfuerzo por comunicar sus órdenes de manera comprensible. Es más, se desarrolló una especie de variante dialectal que se convirtió en el idioma propio de los *Lager*. Ese lenguaje que Kemperer, filólogo judío alemán, bautizó como *La Lingua Tertü Imperü*. En ese idioma, como puede suponerse, habían impreso su huella las otras lenguas que allí se escuchaban. Los que hablaban alemán o yidish podían comprenderlo, pero los demás ni lo comprendían ni llegaban a contar con el tiempo suficiente para aprenderlo porque la rotación de presos solía ser rápida. Como se trataba de una versión siniestra de la Torre de Babel, el resultado era que pocos lo entendían. Entre los mismos concentracionarios, la comunicación estaba restringida por la apatía, el cansancio, la carencia de temas atractivos, la prohibición de hablar que los guardias imponían a quienes realizaban las monótonas labores, el deterioro psicológico general y la convivencia con personas cuya lengua materna resultaba ajena. Los musulmanes rara vez proferían palabra alguna. Huelga añadir que la incomunicación suele reflejarse en un deterioro de la capacidad mental.

La muerte allí dejaba de tener el tono amenazante que solemos experimentar "los vivos". Si bien el instinto de conservación seguía ejerciendo tercamente su influencia y los concentracionarios luchaban por seguir viviendo; rodearse cotidianamente de la agonía y la muerte, más que terror se deslizaba en indiferencia. La muerte era:

> tan rutinaria que el espectáculo del moribundo (sumisamente entregado a su destino) o la presencia del cadáver apenas despiertan la atención de una mirada. Ignorando los fundamentos y leyes de esa sociedad, lo primero que se mostraba era un mundo furiosamente dispuesto contra los vivos, sereno e indiferente ante la muerte. Ya ni siquiera cabe afirmar que la muerte sea la antítesis de la vida, pues parece haberla penetrado en una macabra simbiosis, que difumina la frontera entre el vivo y el cadáver.[8]

El individuo así degradado, perdida su identidad, incomunicado, sufriente crónico de hambre y de las inclemencias del clima, deviene en un espectro de reacciones, en especial el de invalidez del deseo, que lo convierten en materia maleable sujeta al capricho de sus captores.

> El SS es, en primer lugar, una mirada escudriñadora y depredadora, que hace del campo su campo visual [....]. En el mundo no-concentracionario, la mirada humana, en virtud de su poder objetivante, ya es una modalidad del dominio: mirado, me convierto en objeto para el otro, mirándolo, él es objeto para mí. Ese nexo de dominación alcanza el paroxismo en la mirada del SS, pues la reciprocidad está absolutamente excluida (el fiel sabe que la divinidad lo escruta, pero ésta se sustrae, por su trascendencia, a la mirada humana; una mirada invisible, ese es el estatuto del dios), y la disimetría irreversible entre el que mira y el mirado es infinita. Objetivación sin residuos en la que arraiga la ontología de lo inhumano.[8]
>
> El SS es, en segundo término, una voz, la voz del amo. Su palabra ostenta el carácter de una exigencia u orden terminante, sin apenas función semántica: el único objetivo es —como ocurre con el animal amaestrado— desencadenar, unívoca e inmediatamente, una respuesta.

Ya señalamos que *Der Muselmann* es la expresión con la cual se denominaron en el *Lager* a quienes habían abandonado toda esperanza y que, muy significativamente, habían sido abandonados por sus camaradas. Parecían no contar ya con una advertencia de su situación ni de su entorno. Eran, como insinuamos antes, una especie de cuerpo sin sujeto, unos muertos-vivos incapaces de distinguir entre el bien y el mal.

---

[8] Peris Blanes, Jaume. *La imposible voz. Memoria y representación de los campos de concentración en Chile: la posición del testigo.* Editorial Cuarto Propio, Santiago de Chile, 2005.

¿Cómo se generó este infeliz personaje? Gracias a la destitución de su estatuto de persona; al miedo, el cansancio y, sobre todo, la desnutrición. Cuando ésta es avanzada, cuando se ha perdido más de la tercera parte del peso corporal, empieza a cambiar la expresión del rostro; la mirada se vuelve opaca y la faz adquiere una expresión de indiferencia y de tristeza. Los ojos aparentan estar cubiertos por un velo y las órbitas se hunden. La piel se descama, se decolora y se reseca; la temperatura corporal desciende. El que sufre de ese estado respira con menor frecuencia que la normal, camina y habla con lentitud, si es que tiene fuerzas para proferir palabras. La hipoalbuminemia suscita edemas y deformidad corporal, la depleción de oligoelementos merma los tejidos y lo más dramático es que el individuo se torna indiferente a cuanto ocurre a su alrededor y se margina de toda relación. Sobra decir que en tales condiciones, la víctima se vuelve muy susceptible a las enfermedades, en especial la disentería y los procesos respiratorios, a la par con una inmunidad desmembrada, que causó la muerte de muchos de ellos.

> El musulmán no le daba pena a ninguno, ni podía esperar contar con la simpatía de nadie. Los compañeros de prisión, que temían continuamente por su vida, ni siquiera le dedicaban una mirada. Para los detenidos que colaboraban, los musulmanes eran fuente de rabia y preocupación, para las SS sólo inútil inmundicia. Unos y otros no pensaban más que en eliminarlos, cada uno a su manera.[9]

Visto desde otra perspectiva, y parafraseando a Primo Levi, el musulmán es la consecuencia de un experimento en que la humanidad misma se pone en duda. Es la figura extrema de una categoría en la que no sólo pierden todo sentido conceptos como la dignidad y el respeto, sino incluso todo límite ético.

III

Un intento por explicar tales circunstancias extremas es apelar más allá del principio del placer: si bien los organismos, y en especial los seres humanos, subsistimos acopiando recursos creativos y alejándonos de los estímulos nocivos, el repudio de un entorno amenazante en extremo no puede calificarse de psicótico, como se ha pretendido adjetivar el com-

[9] Ryn y Klodzinsky, citado por Giorgio Agamben, *Lo que queda de Auschwitz. El archivo y el testigo. Homo sacer III*, Valencia, Pre-Textos, 2002, pp. 42-44.

portamiento de los concentracionarios. Es una reacción límite de adaptación emocional que reclama el concurso de defensas psíquicas que sólo empleamos excepcionalmente en condiciones normales. Casi sería dable imaginar que el sujeto anímico se contrae para preservar su integridad funcional ante la severidad de la situación que enfrenta. Tal es el efecto desmoralizante, que el aparato psíquico se desorganiza. ¿Sucede así en manos de secuestradores o terroristas?

Lo anterior está vinculado con la memoria de los hechos, uno de los aspectos que más interés ha despertado en quienes han entrevistado a sobrevivientes. La situación traumática que vivieron no es, en modo alguno, equiparable a lo que sufre en condiciones habituales un ser humano. Tampoco se compara con el estrés postraumático que se observa en los combatientes en épocas de guerra o en los desastres naturales. El trauma es acumulativo y puede causar cambios permanentes en el aparato psíquico. La amenaza de aniquilamiento narcisista no sólo se debió a la carencia crónica de reforzamiento externo sino también a las alteraciones del Superyo producto del ataque masivo a la autoestima del preso en el *Lager.* La autoimagen devaluada, promovida por los perseguidores, afectó notablemente a los concentracionarios y tendió a convertirse en una insidiosa constante de merma en la autoestima. Resulta irónico que tal comportamiento se debiera a una especie de identificación con el agresor. Es verdad que las terribles circunstancias fuerzan al sujeto a recurrir a formas de funcionamiento muy arcaicas. Si el bebé es el objeto del deseo de la madre y para devenir sujeto debe renunciar a tan primaria gratificación narcisista, en la sujeción extrema del concentracionario parecería que se invirtió el proceso, pero de manera perversa. Al perder su estatuto de sujeto, el preso se convierte en el objeto del deseo maligno del SS.

La tendencia de la situación extrema de afectar la estructura psíquica de forma permanente es resultado de la traumatización masiva y acumulativa. Por ello, las terribles circunstancias vividas en los campos de concentración no son susceptibles de contarse de forma coherente y lógica sino que surgen como el relato fragmentario de una pesadilla y, a menudo, carecen del dramatismo que se esperaría que los connotara. Lo que se ha observado recuerda más el estado en que la energía mental se retrotrae y se configura como pensamiento primario. Es decir, todo proceso de elaboración se oblitera.

El dolor psíquico intolerable puede definirse como la imposibilidad de representar y procesar afectos así como la dificultad y, en ocasiones, la imposibilidad de memorizar y mentalizar. Cuando el psiquismo tiene que contender con pérdidas de escala tan inmensa y catastrófica, la capacidad de simbolizar la pérdida deja de existir.

El sobreviviente es incapaz de elaborar su experiencia y, por ende, no la integra como proceso secundario. En su lugar se crea un "agujero negro" (que se transmite a los hijos). En el núcleo de tal vacío se halla la destrucción de una madre simbólica que es la responsable de la incapacidad de representar el trauma masivo.[10] A semejanza del duelo patológico, en el cual la libido se retrotrae, el gigantesco trauma permanece en el interior como si fuera un cuerpo extraño y, en consecuencia, no queda energía disponible para que el sobreviviente pueda vincularse empáticamente con las experiencias vitales de su progenie.

En el caso del cautivo que vive en carencia crónica e invasiva, a semejanza de lo que le ocurre a quien experimenta un dolor intenso (como un cólico nefrítico o una obstrucción intestinal), el órgano afectado queda sobreinvestido a expensas de otras funciones mentales: en el caso del concentracionario este efecto se mantiene, mientras quien tiene dolor —y sabe que puede buscar recursos para remediarlo— el suplicio es solamente temporal.

A pesar del esfuerzo del sobreviviente por integrarse a la vida normal, después de haber pasado por experiencias a tal punto extremas, el impulso de muerte se ha arraigado en la misma identidad. De ahí la angustiosa sensación, a modo de certeza, de que la vida en el campo de concentración, constantemente acompañada por la muerte, fuera más verdadera que el "sueño" de la vida después del campo.

Un tema digno de escrutinio es el sentimiento de culpa al que se han referido casi todos cuantos han estudiado a sobrevivientes del Holocausto. Algunos, los miembros de los *Sonderkommandos* por ejemplo, tenían motivos más que suficientes para sentirlo; aunque, en verdad, estaban obligados a cumplir tal función a riesgo de su propia vida. Muchos se culpaban por no haberse rebelado (cosa casi imposible) o por no haber huido a tiempo. Pero debe saberse que abandonar la patria, el lugar donde se había nacido y donde se hallaban sepultados los ancestros no era opción fácil de considerar. Para hacerlo se necesitaba dinero y contactos en el lugar elegido, cosa que pocos tenían, además de que las visas eran escasas. Los judíos alemanes estaban muy integrados a su país, pero advirtieron un cambio radical en su cotidianidad con el ascenso del anti-

[10] N.C. Auerhahn y D. Lave, "The Primal Scene of Atrocity", *Psychoanal. Psychol.*, 15 (1998), pp. 360-377.

semitismo y la brutal agresión que presagió la *Kristallnacht*. Las deportaciones y desapariciones signaron el clima de exterminio que se avecinaba. Los judíos polacos, casi tres millones, fueron exterminados en su mayoría porque, si bien la larga experiencia con los pogromos debe haberles advertido del peligro, la rapidez de la ocupación militar los dejó confinados a sus fronteras. Los demás, los habitantes de otros países ocupados por los alemanes, como Francia y Holanda, fueron casi todos deportados a los *Lager,* muy lejos de sus hogares.

La culpa estaba adormecida porque el imperativo de sobrevivir prevalecía sobre cualquier consideración moral.

> Habíamos estado viviendo durante meses y años de aquella manera animal, no por propia voluntad, ni por indolencia ni por nuestra culpa; nuestros días habían estado llenos, de la mañana a la noche, por el hambre, el cansancio, el miedo y el frío, y el espacio de reflexión, de raciocinio y de sentimientos había sido anulado. Habíamos soportado la suciedad, la promiscuidad y la desposesión sufriendo mucho menos de lo que habríamos sufrido en una situación normal, porque nuestro parámetro moral había cambiado. Además, todos habíamos robado en las cocinas, en el campo, en la fábrica, en resumidas cuentas a "los otros", a la parte contraria, pero habíamos hurtado; algunos (pocos) habían llegado incluso a robarle el pan a su propio amigo. Nos habíamos olvidado no sólo de nuestro país y de nuestra cultura sino también de nuestra propia familia, del pasado, del futuro que habíamos esperado, porque, como los animales, estábamos reducidos al momento presente.[11]

Quizá la frase que lo resume todo y que exonera del sentimiento de culpa, fue la proferida por una médica que, en realidad, resultó muy generosa: "¿Cómo he podido sobrevivir en Auschwitz? Mi norma es que en primer lugar, en segundo y en tercero estoy yo. Y luego nadie más. Luego otra vez yo, y luego todos los demás".[12]

El sentimiento de culpabilidad y el de vergüenza suelen emplearse como sinónimos, pero no son lo mismo. Si hemos de ser rigoristas debemos reservar el primero para una experiencia intrapsíquica, tanto más intensa cuanto más punitivo sea el código moral contra las representaciones inconscientes que lo causan. Cuanto más evolucionado culturalmente sea el individuo, mayor propensión tendrá para sufrir sentimientos de culpa

[11] Primo Levi, *op. cit.*, pp. 71-72.

[12] *Ibid.*, p. 73.

porque habrá introyectado más rigurosamente las normas éticas que privan en su medio. El sentimiento de culpa corroe en la soledad.

La vergüenza, en cambio, se experimenta frente a los otros y, si bien en su génesis es tan intrapsíquica como la culpa, cumple una función interrelacional. Tiende a observarse más en personas que viven en comunidades menos desarrolladas, donde la dependencia de la familia extendida prevalece y donde la sobrevivencia está más ligada a la pertenencia a un ambiente social más inmediato. Uno se enrojece cuanto es sorprendido en una falta, cuando se siente desnudado frente a otros. La vergüenza, en contraposición a la culpa, se experimenta en compañía. Está vinculada al temor de perder la aprobación de los demás y, en consecuencia, siendo intrapsíquica, parecería serlo en menor medida que la solitaria culpa. La vergüenza demanda alejarse de los semejantes que puedan ser testigos de la falta como lo demostraron algunos sobrevivientes. Tal vez, para ser justos y dejar zanjado tal diferendo, debemos conceder que ambos sentimientos hicieron presa de los concentracionarios.

Sólo resta volver al musulmán e intentar darle explicación al temor que infunde y que forzó a que negaran su existencia sus captores y evitaran verlo sus camaradas de desgracia.

¿Por qué esta urgencia de hacerlo invisible cuando su presencia debe haber sido tan conspicua? Como sinónimo para designarlo se le llama "el que ha visto a la Gorgona". Pero, ¿qué significa esto? La Gorgona era una de tres hermanas mitológicas, con serpientes en lugar de cabello, que convierte en piedra, es decir, en no-vivo, a quien la mira. Ya hemos dicho lo obvio al referirnos al sentimiento de culpa: la madre es la fuente primigenia y protectora de la vida. Entonces la Gorgona debe ser la antimadre o, tal vez más apropiadamente, la madre maligna, la que mata. Es bien posible que, en la incapacidad de representarnos la propia muerte, lo que más se le asemeje sea la pérdida de la madre en su aspecto más primordial y más profundo, en su representación introyectada.

El musulmán, ese semimuerto, ha sido maldecido, su madre interna ha sido en parte delegada al SS; éste ocupa ahora el lugar todopoderoso que, por urgencias biológicas, le perteneció a la madre al debutar a la vida. La mirada de la madre va esculpiendo la imagen del bebé, dado lo inerme que se encuentra y su total dependencia de quien le provee el sustento. En el *Lager* la posición del sometido es, también, de una indefensión extrema. Por eso allí, como en el principio del desarrollo humano, la mirada del todopoderoso SS también tiene la capacidad de ir deformando la autoimagen del preso. Éste ya no es el objeto del deseo amoroso que otorga el placer más básico y esencial para la vida, sino el objeto de un deseo maligno, perverso, que exige la muerte. El musulmán testimonia el proceso de cumplimiento de ese deseo. Por eso se intenta ignorarlo, pues amenaza con invocar el polo maligno de la imagen ambivalente de la madre que todos llevamos dentro. Verlo supone el peligro de contagiarse de la maldición. Por eso resultaba tan urgente eliminarlo, en la realidad o en el campo perceptivo.

En el documento cinematográfico que recabaron los británicos para dar testimonio del Holocausto, de lo que los judíos llamaron la *Shoá* y que muchos hemos podido ver, aparece, en primer plano, el cúmulo de cadáveres casi desposeídos totalmente de masa muscular pero, otra vez, los pocos musulmanes sobrevivientes apenas son objeto de una toma fugaz. También a esos soldados, endurecidos quizá por la guerra, les fue imperativo verlos, con el ojo de la cámara, lo menos posible.

Por las razones éticas más fundamentales, que sirven de argamasa a la urdimbre social, no debemos permitir que tales imágenes se borren ni que llegue a olvidarse lo que sabemos del Holocausto. Los humanos tenemos el deber de mantener un permanente estado de alerta y cobrar conciencia del disgusto, casi ontológico, que produce advertir que, en determinadas condiciones, la mayor parte de nosotros somos capaces de tan inconmensurable atrocidad.

La estructuración del individuo

Esta mañana, al tomar a mi hijita en brazos y exponerla a su propia imagen en el espejo, descubro su sorpresa y una mueca fugaz que asoma identidad o apercibimiento. Dura acaso unos segundos, pero se mira fijamente y después desplaza la vista hacia mí, al objeto estable, la constancia.

En 1936, mientras la sombra del nazismo se cernía sobre Europa, el psicoanalista Jacques Lacan presentó la primera versión de su trabajo "El estadio del espejo",[1] donde sugiere que ante su imagen, el bebé se deslumbra con la falta de correspondencia que tiene de su ser fragmentario y desorganizado. El ente intacto en el espejo es diametralmente diferente al del cuerpo sin control que experimenta cada día, atrapado en sus necesidades biológicas.

Lacan hace referencia al cuerpo fragmentado (*corps morcelé*, literalmente "partido"), generador de angustia, que parece repararse con el recurso visual, sostenido por esa imagen intacta, integradora. Según esta perspectiva, el universo imaginario de cada sujeto tiene su origen en el reconocimiento equívoco (*méconnaissance*, "desconocimiento") de tal visión reveladora. Esta eventualidad —insiste Lacan— condena al Yo en formación a vivir presa de una mentira, un compromiso narcisista que lo remite a la precocidad, una enajenación de la que no puede salvarse.

Tres décadas más tarde, Donald Winnicott retomó el concepto para añadirle una dimensión más metafórica que mítica, aludiendo a la cara de la madre como "espejo" para el desarrollo individual.[2] La madre que responde a las señales emocionales o a los balbuceos del bebé con empatía y consonancia, lo hace sentir real y presente en el mundo de la otredad.

1 Jacques Lacan, "The Mirror Stage as Formative of the I Function", en *Écrits*, Bruce Fink (trad.), Nueva York, Norton, 2006 [1949], pp. 75-81.

2 Donald W. Winnicott, *Psychoanalytic Explorations,* Cambridge, Harvard University Press, 1989 [1961-1965], véanse varios textos en este volumen, en particular pp. 497-498.

El infante aprende de sí mismo mediante la interacción especular con su madre, afirmaba Winnicott.

Lo contrastante de estas dos interpretaciones psicogenéticas se puede resumir en que, para Lacan, la imagen en el espejo es un concepto metapsicológico (integrador frente a la desorganización que lo atisba), que no equivale a decir "la faz de la madre" o "el espejo físico". Se trata de atravesar el reflejo para darle vigencia en el registro inconsciente del sujeto y conformar la función simbólica. Winnicott, en cambio, alude a una presencia física, que contiene y replica las demandas de atención y cuidado, en una suerte de sincronía que va modelando al bebé y su mundo interno.

No deja de ser apelativa la noción de un ser fragmentario que se desconoce frente a su imagen, "reconociendo" a la vez que no concuerda con lo que siente o sufre. Pero habría que subrayar que esta inferencia tiene su fundamento filosófico en las teorías de alienación del sujeto y de la estructura del lenguaje que desde la filosofía moderna en Francia (Sartre, Lèvi-Strauss, Saussure), penetraron al psicoanálisis en su asimilación académica.[3]

A partir de la fenomenología alemana y del ascenso del existencialismo, el concepto de alienación denota la inadecuación subjetiva frente al entorno social, que llevado al terreno del estructuralismo puede contemplarse como "el universo del lenguaje o la alteridad". La mente (y, por ende, el inconsciente) como sujeto de percepción se relaciona con el objeto de su apercibimiento, es decir el mundo circundante, con una inevitable distancia, que lo enajena. Es factible encontrar la raíz conceptual de esta ambivalencia en Kierkegaard y Heidegger (aludiendo al concepto de *angst,* relativo a la existencia, la temporalidad y del ser-en-el-mundo).[4] Sartre inauguró aquella paráfrasis de lo "Otro" —con mayúscula— para referirse a la "cosa-en-sí" inalcanzable para la conciencia y generadora de angustia o deseo masoquista,[5] coincidiendo con el desmembramiento de Lacan. Lo cierto es que el registro del infante —observado con ojo clínico— semeja más un intercambio especular de afectos que mera angustia existencial.

Para la tradición filosófica, el asunto del afecto ha sido una problemática difícil de conceptualizar. Platón propuso en *La República* que existen

[3] Paul-Laurent Assoun, *Introducción a la epistemología freudiana,* México, Siglo XXI, 1981.

[4] Martin Heidegger, *Being and Time,* Nueva York, SUNY series in Contemporary Philosophy, State University of New York Press, 1996 [1927].

[5] Jean Paul Sartre, *L'être et le néant. Essai d'ontologie phénoménologique,* París, Gallimard, 2005 [1943], pp. 401-453.

tres componentes básicos de la mente humana: el raciocinio, lo deseante y los contenidos emotivos. Aristóteles agregó una connotación empírica, al señalar que las emociones —intrínsecas como son al ser humano— son una agencia de la vida moral. Con el devenir del empirismo,[6] Hume sentenció que la razón es esclava de las pasiones y colocó por fin las emociones en el eje del carácter y la voluntad. Baruch Spinoza añadió, para distanciar la psicología humana de la espiritualidad, que las emociones no están alojadas en una entidad separada y en conflicto con el alma, puesto que cuerpo y alma son aspectos de una misma realidad; pero las emociones, como trastornos del alma, establecen la diferencia entre lo mejor y lo peor de nuestras vidas, en tanto facultan el poder de lo irracional en nosotros. Por último, Kant sugirió que las emociones son fenómenos consustanciales al hombre, pero las agrupó con las inclinaciones que comprenden la voluntad de actuar por motivos distintos del deber.[7]

La causa por la que muchos filósofos consideran los afectos como un obstáculo para el fluir del pensamiento racional es la insistencia en que los sentimientos carecen de representación. Bajo esta perspectiva, las emociones son inefables y pueden interferir con la razón, que es representacional y dirigida a un objetivo. De ahí la necesidad de controlar las pasiones, como propugnaban los estoicos.

Quizá el precedente más original para atribuirle una representatividad a los afectos parte de la teoría del lenguaje mental desarrollada por William Ockam en el siglo XIV. Se fundamenta en que la representación mental combina las nociones de causa y significación. Un concepto o término mental se representa porque es motivado eficientemente por una cosa en el mundo. Significa tal cosa porque se establece una relación causal entre ambos. El concepto o la representación mental se crea por intuición cognitiva. De acuerdo con esta comprensión metafísica, sólo hay individuos en el mundo, de manera que cuando un individuo crea un concepto en la mente, trae consigo una concepción singular y específica del mismo. Tal concepto único funciona como la palabra del objeto que faculta nuestro lenguaje de pensamiento.

En esta misma vertiente filosófica, William James articuló el pensamiento con los impulsos corporales, y sentó las bases —aún endebles conceptualmente— de la metapsicología moderna. En su insigne capítulo "The stream of thought" (El arroyo de pensamiento), establece una

[6] David Hume, *A Treatise of Human Nature,* Nueva York, Oxford University Press, 1978.

[7] Immanuel Kant, *Critique of Pure Reason,* Londres, Penguin Classics, 2008.

visión enriquecida de la experiencia psíquica respecto de los empiristas que lo precedieron. Sostiene que las relaciones, tendencias y vaguedades de nuestra vida de relación se experimentan de forma directa, como una sucesión de ideas (de ahí el "arroyo" citado). Sus cauces se unen y nuestra conciencia se tiñe de las aguas que fluyen de nuestras impresiones corporales. Aquí puede anticiparse una noción aún inconsistente de las pulsiones freudianas. El interés —y su pariente cercano, la atención— es un componente sustancial de nuestra vida afectiva. Las cosas del mundo se definen por un grupo de cualidades que nos atañen estética o prácticamente, a las que otorgamos nombres sustantivos, y la realidad es simplemente la relación con nuestra vida emocional: "Cualquier cosa que excita o estimula nuestro interés es real". Ante la tensión que suscita el determinismo científico y nuestra creencia en una cierta autonomía, James argumenta que la ciencia debe ser refrendada no sólo en sus propósitos, sino que el orden causal de los fenómenos que observamos en la psicología humana está inscrito en un orden más amplio, accesible a la inferencia y no sólo a la comprobación experimental. *Voilà, l' inconscient!*

James sentó las bases para comprender nuestra vida instintiva, distinta de la de otros animales, pero con arrebatos biológicos bastante similares. Las emociones están atadas inexorablemente a nuestras respuestas somáticas, insiste. "¿Qué sería del pesar sin sus lágrimas, sus sollozos, el sofocamiento del corazón, la sensación de opresión en el pecho? No una emoción, porque los sentimientos humanos deslindados del cuerpo son entidades nulas."[8]

En el origen somos un cúmulo amorfo de necesidades. En la terminología psicoanalítica, el punto de partida es una experiencia de displacer, en tanto cambios térmicos, dolor, hambre, etc. Empleando la metáfora física apropiada a su época, Freud propuso que tal experiencia se acumula en tensión, de la que no se puede huir, y al infante le queda como único recurso "proyectarla" en el sentido de adscribirla a un factor externo o vehiculizarla como angustia. Lo primero pondría en riesgo su seguridad y su cuidado, así que la reacción que adopta ante la situación displacentera será determinante para sus relaciones intersubjetivas. El bebé llora y apela al otro, que atenúa su malestar con lo que Freud llamó "acciones específicas".[9] Tal intervención consiste en una mezcla de palabras y es-

---

[8] William James, *The Principles of Psychology,* Cambridge, Harvard University Press, 1981 [1890], pp. 921-1180.

[9] Sigmund Freud, *Project for a Scientific Psychology,* Standard Edition, vol. I, Londres, Vintage/The

tímulos físicos (saciarlo, arroparlo, acariciarlo, limpiarlo) que le indican que el otro ha entendido la demanda y responde a ella. En ese sentido, la pulsión —como una emisión limítrofe entre lo psíquico y lo somático— adquiere una dimensión intersubjetiva desde el principio de nuestra vida extrauterina. El infante literalmente recibe las imágenes, percepciones y palabras desde su experiencia interna hacia el otro. La madre reflejará, con sus acciones, tonos de voz y movimientos, la necesidad de su bebé y aprenderá con él a modularla. El llanto es la expresión y representación de la tensión acumulada, que debe ser satisfecha perentoriamente, a menos que se sufra la separación, esa experiencia traumática que tanto daño causa en la primera infancia (un ejemplo clínico muy elocuente está en el trabajo de la madre muerta de André Green).[10]

Tal experiencia de sufrimiento predominantemente corporal, pero también psíquico, adquiere un matiz afectivo, es decir, de ansiedad. La separación inevitable da lugar a una reacción depresiva que puede rastrearse en la sintomatología del adulto como ese naufragio emocional que se asocia a la pérdida de identidad ("*ya no sé ni quién soy*", suelen decir los pacientes). La identidad —la facies, la expresión— procede originalmente del semejante, quien refleja los estímulos y sirve para paliarlos, de modo que si desaparece, y no hay constancia de que regrese, la imagen introyectada de ese otro reparador se desintegra.

Desde aquí podemos avizorar la incepción de una cierta identidad, algo que florece como propio, una estructura psíquica que mediante el psicoanálisis denominamos Yo y que denota precisamente la experiencia subjetiva de adquirir una individualidad especular y, a la vez, una circunscripción corporal e identificatoria de los impulsos. Este Yo incipiente confronta al mundo externo y resueltamente incorpora partes de ese entorno. De modo que la experiencia alternante de placer y displacer resulta en una suerte de diferenciación primaria. Ese vaivén que suponen los procesos de aceptación y rechazo (lo nutricio y lo reconfortante *vs* lo que irrita o causa dolor) se configura gradualmente como la función intelectual de juicio, según la cual regimos nuestra vida de relación.

La adquisición del lenguaje es consustancial a la dialéctica de estas experiencias psicosomáticas, en el mismo tenor se van decantando los atributos axiológicos del universo social. Podemos situar en tal intercambio

---

Hogarth Press, 2001 [1895], pp. 317-330.

[10] Gregorio Kohon, *The Dead Mother. The Work of André Green,* The New Library of Psychoanalysis, vol. 36, Filadelfia, Brunner-Routledge, 1999, pp. 46-58 y 149-162.

los componentes de culpa, castigo, reproche, justicia, verdad, voracidad u obsequiosidad, así como tantos otros que se van forjando en el desarrollo individual y que configuran el Yo como entidad autónoma *(ma non troppo!)*.

De modo que la angustia marca la cualidad de la experiencia vital desde un principio. Angustia que además titula y le da preeminencia a la realidad psíquica por encima de la realidad material.

Más aún, los mundos interno y externo se desarrollan simultáneamente, en ese proceso de espejeo recíproco que describimos más arriba. En todo caso, es la madre (o su suplente) quien presenta al infante con una imagen de lo que "es" —tanto él como el mundo— que a través de ella lo impronta. Mediante el intercambio especular, los impulsos (parciales como son, derivados de órganos perceptivamente inconexos) se ven recubiertos por una imagen, la superficialidad del cuerpo en su reflejo. Es así como el bebé in-corpora (del latín, *corpus*) la apariencia de totalidad. La tensión interna se ve con-figurada por este recurso totalizador que la madre muestra como representación metafórica del espejo. Con ello, el cimiento de toda identidad se reduce en buena medida a la imagen que el otro recrea para ese infante, quien la toma como fundamento de su Yo.

Cabe aclarar que la identidad individual, el Yo como tal, no está presente desde que se induce la separación de la madre y se integra de forma concurrente una supuesta totalidad en el registro imaginario. Las primeras capas de la identidad provienen de lo externo. En cuanto hacemos uso descriptivo del lenguaje, nos referimos en tercera persona, y el uso del "Yo" sólo aparece cuando se instituye la negación. Los niños pequeños suelen decir, con sus primeros balbuceos: ¡Tomás enojado, Tomás quiere teta! Expresiones turnadas al tercero en discordia con la alteridad, y aún no representadas por lo propio. La fase de negativismo que da pie a la inscripción yoica constituye el primer brote de individuación, cuando aquello que el otro solía proveer ya no es suficiente en su forma o contenido. Tal posición sólo puede alcanzarse como resultado de repetidas afirmaciones en el afecto que dejan un mensaje de seguridad y constancia.

Por último, la estructuración del individuo tiene que entenderse desde el lenguaje, paradigma de la vida de relación y factor indispensable en la construcción del sujeto como tal. Si aceptamos que el bebé se identifica con la imagen presentada por ese otro —usualmente la madre— que la connota, tendremos que admitir que tal imagen nunca es neutra, sino que va acompañada del deseo, el legado y las expectativas de quien la promueve. El triángulo afectivo se completa durante el desarrollo con el lenguaje, que sirve de tercer punto de apoyo donde se filtran los ideales convocados por la madre. A esto se le puede adjudicar una función simbólica, representada por el padre y su linaje, pero inevitablemente tamizados por el deseo materno que articula para su bebé la estructura simbólica. Se ofrece así una disyuntiva al individuo en ciernes: aceptar esta triangulación con todas sus condiciones (renuncia del amor de la madre en pos de la identificación con el padre y su bagaje) o bien, quedarse atrapado en el deseo de la madre, como rehén a expensas de su poder absoluto y en apariencia incondicional, abdicando así a las cosas del mundo. Como puede adivinar el lector, los problemas de género, los conflictos neuróticos y los trastornos de carácter tienen su base en esta ecuación.

El lenguaje, y mejor aún, la representación imaginaria, abre la posibilidad al individuo de regular sus afectos. Conferir significado, metaforizar y designar lo que sentimos es característico del recurso imaginativo del sujeto; construcciones que crean síntomas, que proveen de sentido a lo que el cuerpo dicta. En contraste, la ciencia y la religión, como sistemas simbólicos (nutridos de lo imaginario para hacerse descifrables) se distancian de las significaciones concretas, con lo que subrayan el alejamiento enigmático del significado. Un ejemplo de esta disociación son las matemáticas.

El lenguaje permite gobernar los afectos, comunicarlos y referirse a la identidad, que de suyo es verbal, en tanto que cada individuo se define por su historia y su realidad narrativa. El vínculo que se construye entre el mundo que nos rodea, el lenguaje y la identidad adviene como la potencialidad de una "toma de conciencia", que presupone la habilidad reflexiva, la memoria operativa y la capacidad de contención de los deseos y los impulsos como una función estructurante dentro del orden social.[11] De ahí la metáfora hidráulica de que el Yo es una barrera de contención y una especie de navegador o señalador interno, por virtud de la represión.

En el mundo de los adultos, las emociones adquieren una connotación ética delineada por la introyección del orden moral que dictan sucesivamente los padres como representantes sociales. Una consecuencia de este cribado es que las emociones se justifican por percepciones y creencias, y se asumen como apropiadas si los juicios axiológicos que las soportan son correctos. Así, el arte y la ciencia, al educar nuestras emociones, adquieren un papel delineador de nuestra actitud moral, como señala

[11] Sigmund Freud, *Beyond the Pleasure Principle,* Standard Edition, vol. XVIII, Londres, Vintage/The Hogarth Press, 2001 [1920], pp. 7-64.

Martha Nussbaum.[12]

Hasta aquí, hemos analizado la estructuración del individuo en tanto ser dependiente, entidad indiferenciada, objeto de impulsos somáticos, así como sustentante de una identidad configurada desde el afuera y articulada por el deseo y el lenguaje. Por supuesto, se puede disentir de este postulado teórico, pero todo aquello que —bajo cualquier perspectiva etológica o de antropología filosófica— pretenda definir al sujeto, tendrá que dar cuenta de cómo la materialidad biológica (electrones, moléculas, células, órganos y sistemas en fin) facultan a cada ser humano para referirse a sí mismo en función de la realidad cambiante que lo enmarca.

POSDATA: mi hija me mira de nuevo, desconcertada pero apacible, y somos dos en nuestro reflejo, que penetramos de emoción este encuentro vital, inextinguible.

[12] Martha Nussbaum, *Upheavals of Thought,* Cambridge, Cambridge University Press, 2011.

Surmenage

A LA CONQUISTA DEL DIVÁN
La tendencia a asimilar el psicoanálisis como una religión e imputarle un carácter doctrinario no sólo ha sido prerrogativa de algunos grupos de "psicoterapia silvestre" sino de sus detractores. Se trata de restarle valor al contenido científico, no obstante que haya sido consistente con los avances de su época, y adjudicarle un valor de inferencia —y hasta de creencia— a quienes lo practican, como si se tratara de denunciar a una secta secreta que promueve adeptos por el mundo.

Para quienquiera que se haya acercado conceptualmente a la obra freudiana, queda claro que no se trata de una ciencia experimental. En su origen no se hicieron pruebas aleatorias, ni se reclutaron sujetos para formar cohortes, ni se probaron técnicas alternativas bajo una mirada neutra, simulando un efecto placebo o condiciones de doble blindaje.

A finales del siglo XIX, Freud se formó como neurólogo en Viena, que junto con Berlín y Londres eran en ese momento los centros de punta en el conocimiento de la medicina. Durante su formación, Freud había investigado con anguilas para establecer sus características morfológicas (Trieste, 1876), con los efectos fisiopatológicos de la cocaína (en oposición al uso de la morfina) y con diversos aspectos de la neurofisiología (1878-1880), antes de aventurarse a hurgar en el inconsciente. Sus primeras publicaciones dan cuenta de esa inmersión en los aspectos básicos de la medicina: "Acerca del origen de la médula espinal en los ammocetes", "Observaciones sobre la configuración y estructura fina de los órganos lobulados de las anguilas descritos como testículos" y "Notas acerca de un método para la preparación anatómica del sistema nervioso".

Su estancia en París (1885-1886) con Jean Marie Charcot le permitió reconocer dos elementos de interés clínico, a saber: la cura de la histeria —padecimiento tan acendrado en su época como en la nuestra— no podía hacerse con hipnosis o sugestión, que resultaba tan apelativa al histrionismo francés y, además, ninguna prueba neurológica vigente en su tiempo podría dar cuenta de un fenómeno tan enraizado en el alma. Regresó a Viena convencido de que debía ofrecer algo nuevo a sus pacientes, que desbrozara los conflictos que sobresalían en su narrativa y que los precipitaban en la depresión o la ansiedad.

Más allá de lo mítico que puede rodear el nacimiento del psicoanálisis, por ejemplo el vínculo ambivalente con Wilhelm Fliess o la reflexión crítica que hizo de sus sueños y sus recuerdos infantiles, la aportación de Freud al conocimiento del mundo interno es extraordinaria. Si por extraordinario entendemos un torrente conceptual que no se construyó a base de experimentos, progresión y repetición, sino por observación clínica documentada y refrendada en la práctica.

Sus primeros trabajos clínicos son fruto de la observación meticulosa de sus pacientes bajo hipnosis y la ruptura con ciertas nociones de la época relativas a la histeria y las afasias como fenómenos exclusivamente neuropatológicos. Algunos de los esquemas, reproducidos en el primer tomo de sus obras completas, muestran cómo trataba de hilvanar los conceptos neurofisiológicos con la fenomenología psíquica, tan elusiva al reconocimiento anatómico y clínico.

En un esfuerzo que remeda las hipótesis de los neuropsicoanalistas contemporáneos,[1] Freud hizo un último intento por amalgamar la neurofisiología con los procesos psíquicos en 1895. Durante ese otoño, tras una visita a Wilhelm Fliess en Berlín, Freud elaboró febrilmente el "Proyecto de una psicología científica", del que quedó insatisfecho hasta el final de su vida. Lo almacenó en un cajón con la advertencia epistolar de que "No puedo entender el estado mental con el que incubé la 'Psicología', no puedo imaginar cómo llegué a imponértelo. [...] a mí me parece que fue algún tipo de locura".[2]

El "Proyecto", como se le ha denominado desde su exhumación en 1950, es una sucesión de reflexiones mecanicistas acerca de los fenómenos psicosomáticos; en particular, para estimar los cocientes de afecto, dolor y angustia en términos cuánticos, y la función de la memoria, el juicio

[1] Véase, por ejemplo, Mark Solms y Oliver Turnbull, *The Brain and the Inner World. An Introduction to the Neuroscience of Subjective Experience,* Nueva York, Other Press, 2002.

[2] Carta a Fliess del 29 de noviembre de 1895. *The Complete Letters of Sigmund Freud to Wilhelm Fliess (1887-1904),* editadas por Jeffrey Moussaieff Masson, Cambridge, Harvard University Press, 1985.

y otros avatares psíquicos en el comportamiento. Su lectura permite vislumbrar las dificultades que atravesaba Freud para salir airoso de la neurología y ahondar en la comprensión de los entresijos inconscientes. Es admirable que en medio de tales aprietos le diera un papel organizador al Yo, y asimismo describiera las deliberaciones de la identidad y los mecanismos de defensa que ni siquiera los escépticos disputan.

No es —cabe insistir— un trabajo científico con los estándares actuales. Es una elucubración conceptual y, como tal, Freud la sacó de su legado para dedicarse a una conceptualización más refinada del desarrollo psicosexual y la psicopatología, imposibles de cuantificar.

De la colaboración con su colega Josef Breuer (el mismo del reflejo de Hering-Breuer, sobre la regulación de la temperatura) surgieron los primeros indicios de que las "neurosis actuales" (neurastenia, neurosis de ansiedad e hipocondría) deben distinguirse de las "neurosis de defensa" (histeria, fobias y obsesiones) mediante su desenvolvimiento en síntomas por las inflexiones somáticas que establecen.

Reconocemos aquí un intento de clasificación nosológica acorde con las construcciones de su tiempo. Freud, no obstante, se mostraba insatisfecho con limitar el tratamiento de tales enfermos a una cura hipnótica o catártica. La ruptura con Breuer se produjo en medio de tales cavilaciones, porque era necesario deslindar la respuesta afectiva que mostraban los pacientes del compromiso terapéutico que él privilegiaba en su trabajo.

Se puede polemizar que el nacimiento del "análisis psicológico" elaborado por Freud tiene dos vertientes que se adosan: el descubrimiento del valor de la transferencia en toda cura y el reconocimiento de que los conflictos que fomentan la angustia subyacen en una instancia accesible sólo por los sueños y por ciertos lapsos verbales en el discurso del enfermo.

En relación con la transferencia, vale citar al propio Freud:

> El paciente no se satisface con ver al analista a la luz de la realidad solamente como quien le ayuda y le aconseja, que además es remunerado por las molestias que se toma; del modo que tendría de estar satisfecho con su papel de guía en el ascenso de una montaña escarpada. Al contrario, el paciente lo ve como la figura mítica, la reencarnación de un personaje importante de su pasado y, en consecuencia, *le transfiere* sus sentimientos y reacciones que sin duda le convocaba aquel prototipo. Esta transferencia demuestra pronto ser un factor de importancia insospechada: por un lado, un instrumento de valor irreemplazable y, por el otro, una fuente de serios

> peligros. Así, la transferencia es ambivalente. Comprende tanto actitudes positivas (afectuosas) como negativas (hostiles) hacia el analista, que como regla es colocado en el lugar de alguno de los padres.[3]

Si bien esta definición está redactada en las postrimerías de su vida, como un compendio de la teoría y la técnica que configuró, Freud reconoce aquí una motivación afectiva en todo encuentro humano que supone un propósito curativo. El escenario descrito es incontrovertible, todo sanador lo experimenta (o lo explota) y más vale que esté atento a sus derroteros.

El segundo hallazgo es más elaborado, porque data de las contribuciones psicológicas del siglo XIX, que auguraban una instancia no volitiva como responsable de nuestras acciones y deseos.[4] Desde luego, Freud no descubrió el inconsciente, pero sí puso a la vanguardia *lo inconsciente* como un aspecto esencial de nuestras vidas de relación y de nuestras neurosis. A ese respecto, señaló que el apercibimiento de los procesos que escapan a la conciencia sólo pueden inferirse en una segunda instancia, con la elaboración psicoterapéutica *(Nachträglich* o *aprés-coup* tan embebidos en el léxico psicoanalítico). De ahí la idea de constituirse en guía del proceso de reflexión y desvelamiento, lo que no tiene nada de arcano, porque otorga mérito al empleo de la anamnesis..

El otro engranaje de la teoría que avanzó Freud, y con mucho el más controvertido, es el de la sexualidad humana. Lo que resulta ridículo es que sus denunciantes lo reduzcan al coito (o sus preámbulos), como si la vida sexual se limitara a la penetración y al orgasmo. Precisamente, Freud señaló —y por ello impuso tanta relevancia al complejo nuclear de las neurosis, la encrucijada edípica— que la sexualidad nace con el individuo y que toda forma de relación humana cifrada por el deseo tiene una connotación sexual. Tal concepción permite abarcar la seducción, la corporeidad, el asiento de órganos cargados de estímulos (las tan denostadas "zonas erógenas"), la identidad de género y la diferenciación. También explica por qué nos orquestamos bajo la égida de una triangulación, donde la madre es quien imprime el deseo y lo modula, mientras que el padre intercede con el lenguaje y la ley. Para quienes habrían esperado una demostración antropológica inequívoca, esta conflagración familiar ocu-

[3] Sigmund Freud, *An Outline of Psycho-Analysis,* Standadrd Edition, vol. XXIII, Londres, Vintage/ The Hogarth Press, 2001 [1938].

[4] Véase el texto de Henri F. Ellenberger, *The Discovery of Unconscious. The History and Evolution of Dynamic Psychiatry,* Nueva York, Basic Books, 1981.

rre en todas las sociedades humanas y permea todas las formas de relación sustitutiva que podamos emprender, homosexuales o heterosexuales.

Como todo paradigma, la obra freudiana ha suscitado una reconsideración teórica y técnica desde que se diseminó en otras latitudes. Freud fue consecuente con sus cimientos, ante todo para mantener unido el *corpus* y sin contaminaciones excesivas, mientras sus discípulos lo transmitían de manera tutelar, pero también se permitió críticas y la introducción de nuevas ideas, tan revolucionarias como para rebatir ineluctablemente el principio de placer.

Además de las habituales diatribas que aparecen en diversos círculos en torno a aspectos entresacados de contexto, hace unos meses el filósofo Michel Onfray publicó un libro con el sugerente título de *El crepúsculo de un ídolo,* que sacudió la *Nomenklatura* intelectual en Francia. La psicoanalista Élisabeth Roudinesco, siempre dispuesta a saltar a la palestra, se enfrascó en una discusión mediática con Onfray de la que no salió muy bien librada. Bien dicen que el psicoanálisis se dirime en los divanes, acaso en contadas aulas.

Michel Onfray se distingue por ser un gran provocador, inteligente, prolífico y contestatario; formador de una universidad popular en su provincia natal donde imparte filosofía por "la libre" hace más de diez años. Su libro está articulado según un esquema hermenéutico y sostenido por diversas tesis que se arroja a resolver, tales como que el psicoanálisis "reniega de la filosofía, pero constituye en sí una filosofía", "no parte de la ciencia sino de una autobiografía filosófica", "se deriva del pensamiento mágico" y "carece de metodología científica", además de ser conservador.

Los rudimentos biográficos que utiliza Onfray para desestimar las inferencias psicopatológicas que Freud interpuso a partir de su análisis personal están en buena medida tomadas de Peter Gay[5] y pretenden reivindicar el conservadurismo a ultranza que requería un andamiaje sexual para justificarse en lo privado. Esta sección del libro, subtitulada *Généalogie*, se lee como el *script* de una telenovela, con sus amasijos y enredos pasionales. Los nombres de sus hijos le permiten sospechar una filiación distante de su judaísmo y en franca contradicción con su espíritu humanista. ¿Es válido hacer tal inferencia o también se cae en una exégesis de lo cotidiano?

---

[5] Peter Gay, *Freud: A Life for Our Time,* Nueva York, W.W. Norton, 1988.

La supuesta curación de los síntomas conversivos de Anna O (Bertha Pappenheim) sirven a Onfray[6] para denostar la eficacia del tratamiento. Su tono calumnioso se ensombrece: "Tras la hipótesis de un nombre de una oscura hija de una aún más oscura institutriz de la que la historia no sabe nada, Anna vio la luz bajo el sol negro de una construcción cínica, engañosa y fabuladora". Sorprende la interpretación escandalosa que hace de una hipótesis clínica, es decir, de la transferencia erótica y de la intrincada —por novedosa— argumentación que los dos médicos (Breuer y Freud) se dieron para proteger la confidencialidad del caso. Ante los hechos históricos, no se les puede tachar de ingenuos, pero tampoco de confabuladores o encubridores.

Cuando afirma que "Freud escribió su vida bajo el signo de Edipo" o que "la historia mítica de Edipo funciona como esquema existencial para Freud", Onfray[7] nos hace creer que el psicoanálisis ha impuesto a la humanidad una versión maniquea de las relaciones paterno-filiales como si se tratara de una religión universal de la que somos cautivos. Basta leer con cuidado las observaciones de sus casos clínicos (en especial el del pequeño Hans o el Hombre de los Lobos) para entender que Freud propuso un modelo operativo para la interpretación de la vida afectiva, errático como todo lo humano, pero suficientemente validado en el desarrollo psicosexual para aplicarlo en numerosos conflictos neuróticos o de género. Eso no significa que queramos conquistar Tebas o arrancarnos los ojos para exculpar nuestros deseos incestuosos (otra metáfora, monsieur Onfray!). El capítulo VII, "*Une vie œdipienne*", concluye con la afirmación —lapidaria aun para un filósofo liberal— de que "Cuando todos sufren de tal patología, nadie sufre de patología alguna…",[8] Onfray peca de insólito y acaba siendo ramplón.

La sección que denomina "*Thaumaturgie*"[9] es la más audaz pero también la más rígida, porque pretende demostrar que no existe terapia posible sin comprobación científica… y se dice ecléctico. Para el ateo consagrado que es, pretende con su escepticismo señalar un páramo intelectual pero sólo consigue ofrecer un espejismo: la cura del psicoanálisis se fundamenta en una relación terapéutica, plagada de amor y odio, de ensueños y fabulaciones, de desencuentros y fantasmas. Teniendo como telón

[6] Michel Onfray, *Le crépuscule d'une idole. L'affabulation freudienne,* París, Éditions Grasset et Frasquelle, 2010, p. 187.
[7] *Ibid.*, pp. 191-198.
[8] *Idem.*
[9] *Ibid.*, pp. 363-471.

de fondo la escucha de sus meandros asociativos, el paciente reedita los nudos de sus relaciones en conflicto y, gradualmente, va resignificando su peso específico dentro de la propia historia narrada. El otro, invisible —casi imperceptible— adviene en su contraparte afectiva, rozándolo apenas, mientras la marea de la transferencia hace su trabajo revelador. Por supuesto, la llamada "cura hablada" no es nueva, ni Freud se la sacó de la manga, pero la puso en el contexto del desarrollo psicosexual de sus pacientes y le dio un espacio terapéutico, con encuadre, reglas de abstinencia y objetivos específicos, que se han refinado y refrendado (tanto como criticado y saboteado) desde que murió.

Ninguna teoría del conocimiento puede instituirse como negación de la tradición filosófica y el psicoanálisis, como instrumento curativo, dimana de las aportaciones científicas de la psicología del siglo XIX que no han podido rebatirse por más hallazgos moleculares y de resonancia magnética funcional que se acumulen. No hay circunvolución cerebral que sirva de sustrato al deseo, así como ningún desequilibrio de neurotransmisores permite explicar la identificación sexual o la conversión histérica.

Pero también es cierto que el psicoanálisis se ha visto influido por el pensamiento mágico. ¿Cómo negarlo? Si somos carne de nuestros impulsos y fantasías, si nos conocemos a partir de sueños y proyectamos nuestros juicios en los otros, o nos dejamos arrastrar por voces internas o mandatos divinos. ¿Dónde está todo eso que nos distingue de otros animales y nos confiere identidad frente a los semejantes? Se puede rechazar una instancia que rige el orden ético y avasalla al Yo, pero entonces, ¿qué hay del ser axiológico que somos todos?, ¿quién lo impone y quién lo sostiene frente a los retos de la vida?

Asimismo, es dable cuestionar una estructura oculta en la inconsciencia que rige nuestras personalidades y nos hace actuar sin deliberación. El mismo Freud se encontró en apuros para describirla. Si el espíritu no existe o, para fines prácticos, es inefable, ¿cómo pugnar por el bien y el mal?, ¿cómo discriminar entre hedonismo y lujuria?, ¿aspirar a un orden superior?, ¿inventar dioses y mitologías?

A partir de Freud admitimos que no hay alma, porque se trata de una entidad moralizadora, en tanto que la tópica mental se atiene a los deseos primigenios y se imprime en la infancia a fuerza de identificaciones. En la vitalidad y vigencia de tales pulsiones, notablemente sexuales, se dirime la libertad posible del sujeto, mientras que —prisioneros del lenguaje— aspiramos a un cierto orden simbólico. Las corrientes terapéuticas contemporáneas, lideradas por el positivismo psicofarmacológico y engarzadas en cuestionarios y manuales (Diagnostic and Statistic Manual of Mental Disorders, DSM, cuya 5ª edición está por ver la luz), claman que el psicoanálisis es una impostura en tanto no es producto de un inventario de anomalías.

La polémica suscitada por Michel Onfray es caprichosa y, sin duda, válida. Al fin y al cabo, nadie hace más por una teoría que quien la convoca.

El delicado quehacer del médico

Para concluir esta obra, pido al lector que me acompañe a reflexionar en torno a la fragilidad de los médicos. La mayoría de nosotros llega ante la mirada escudriñadora de sus enfermos sin haber dedicado un poco de tiempo a pensarse desde sus conflictos y debilidades. Creemos, como acólitos, que el roce cotidiano con nuestros preceptores y sacerdotes nos investirá de una capacidad inusitada para discernir y remediar el sufrimiento humano. Es decir, adolecemos de la enfermedad de la arrogancia. Nuestros pacientes son y serán siempre los auténticos maestros. De ellos dependen nuestra integridad y el valor que reviste nuestra ciencia, a veces tan endeble, por denostar la magia que nos hace humanos.

Una sombra decimonónica

Una vez revelado el secreto incestuoso, Lady Windermere se abanica con gracia y recelo, nadie sale ileso: la histeria y la afectación reemprenden el vuelo.

La comedia de Oscar Wilde, estrenada en febrero de 1892, es una crítica mordaz a los valores victorianos; en particular, al pedestal del matrimonio y las costumbres arrogantes de la burguesía. El abanico sobre el recibidor descubre la colusión del pecado: todos se giran de espaldas, todos saben y, a la vez, todos se mienten.

En medicina, no pocas veces la evidencia científica queda como prenda sobre la mesa a espaldas de quienes hemos jurado adhesión a los principios de benevolencia y no maleficencia. Nos aferramos a las costumbres, con una obstinación narcisista, creyendo que detentamos la verdad más allá de la fragilidad psicosomática. Es decir, permanecemos inmutables frente a nuestra ignorancia, engañando al paciente y dejándolo solo en su padecimiento. Desoímos a los enfermos, amparados en el cúmulo de instrumentos y valores numéricos, y dejamos de estudiar con la misma pasión con que lo hacíamos para remontar las noches de guardia o aprobar nuestros exámenes de residencia.

Me sorprendo diariamente con la diversidad de opiniones que se acuñan en torno a un problema médico, tanto como el paciente que me visita para desenmarañar su diagnóstico. Una hernia de disco cervical que se convirtió en migraña y, después, en pinzamiento de un nervio distante que ya no permite caminar. Una infección genital que quita el sueño y se adultera en síntomas antes de cada menstruación. Ese lastre en el pecho que se solapa con electros, ecos, gamas y radiogramas antes que dedicar una escucha analógica y genuinamente reflexiva a los enfermos.

Parece que hemos olvidado, junto al anquilosamiento de nuestras destrezas semiológicas, la capacidad para metaforizar. Esto es tanto más preocupante en una época en que la profusión de conocimientos es abrumadora, y cuando los seres humanos hemos roto las barreras geográficas, étnicas, de comunicación y de género para desafiar todo límite, como modernos Ícaros en pos del sol.

Con este preámbulo, sugiero una lista de consideraciones para uso habitual en la consulta médica: *a)* el encuentro del paciente con su médico es un espacio de privilegio para la reflexión mutua; *b)* el enfermo está en una posición doblemente frágil: afligido por el enigma de su sintomatología y expuesto al escrutinio del otro; *c)* las creencias del paciente son sus verdades sobre el cuerpo y el alma: merecen todo el respeto y toda la atención; *d)* el doctor puede saberse receptáculo de las fantasías inconscientes y el deseo de su paciente, pero eso no le otorga ningún derecho sobre el destino de su enfermo, salvo el de restaurarle transitoriamente la salud; *e)* según esta última premisa, el poder del médico es y debe reconocerse como limitado; *f)* en toda relación terapéutica subyace una confianza básica, que reedita lo más vulnerable de nuestra emotividad; *g)* inevitablemente, los espectros, las veleidades y las limitaciones del doctor entran en juego ante su paciente; *h)* no hay mejor crítico de la conducta y la capacidad de un médico que la voz compartida de su paciente; *i)* el vínculo médico-enfermo es un acuerdo negociado y que presupone el interés clínico del segundo, y que, cuando se pretende que rebase esta limitación inherente a su naturaleza, cae en la tempestad de las necesidades e imposturas de todo lo humano.

Cien años después de estrenada la obra de Wilde, dos médicos estadounidenses describieron el síndrome de Lady Windermere. Se trata de una infección pulmonar por micobacterias atípicas que se aloja en el lóbulo medio y que se origina por la indisposición de expectorar. Así, las flemas no expulsadas se acumulan en ciertos segmentos pulmonares, causando abscesos, fiebre y astenia grave. Lo que en otro tiempo se denominó extenuación *(consumption),* en este síndrome,[1] descrito en 1992, se ve precedido de melindrería *(fastidiousness),* términos ambos muy populares en la narrativa romántica. La moraleja de este legado decimonónico parece ser que "lo que se calla, envenena".

POSDATA: la pulcritud y la tuberculosis (su etiología) son también herencia, acaso disímbola, del siglo XIX.

RETOMAR EL CADUCEO

La práctica de la medicina en el mundo contemporáneo es un desafío. Pese a la reiteración de nuestros ideales o la adherencia a la vocación incólume, el viaje está lleno de escollos.

La sociedad exige resultados y los médicos, sobre todo en las instituciones públicas, trabajamos bajo presión, atenidos a la disponibilidad de recursos técnicos y muchas veces con serias limitaciones materiales para brindar la mejor atención a nuestros enfermos.

Los incentivos económicos y sociales, otrora ligados al poder carismático del médico (y sancionados a su vez por un gremio emérito), se han visto rebasados en su comedimiento. De un lado está la información pública, necesaria en tanto que regula nuestro ejercicio e influencia social, pero también contamina el quehacer médico con una variedad de opciones pseudoterapéuticas que han complicado la práctica. Por otra parte, la profesión médica enfrenta cierto desprestigio, derivado de los excesos de la industria farmacéutica y el lamentable abuso de confianza de algunos colegas.

Diversas publicaciones recientes[2] han abordado la preocupación de incentivar el profesionalismo en medicina desde sus especialidades. Además, los colegios médicos en muchos países han retomado los principios bioéticos y normativos para regular la práctica médica con estándares más

---

[1] http://www.chestjournal.org/content/101/6/1605.full.pdf

[2] J.L. Ramírez Arias, R. Ocampo Lujano y F. Rodríguez Weber, "Profesionalismo en medicina", *Acta Médica Grupo Ángeles* (2008), 6: 133-137. J.A. Barondess, "Medicine and Professionalism", *Arch Intern Med* (2003), 163: 145-149. A. Howe, "Twelve Tips for Developing Professional Attitudes in Training", *Med Teach* (2003), 23: 485-487. J.L. Ramírez-Arias, J.L. Ríos-Reina, *Professionalism in Radiology. Part of High Quality Radiology Practice.* C.H. Sox, "Professionalism in the New Millenium: A Physician Chapter", *Annals Intern Med* (2002), 136: 243-246.

estrictos.[3] Tales esfuerzos, encomiables de suyo, con frecuencia no toman en cuenta a las nuevas generaciones de médicos en formación, cimentadores del futuro de la medicina en nuestros países, quizá por considerar que el juramento hipocrático debería bastar para garantizar una investidura profesional a prueba de desviaciones.[4] La experiencia, desafortunadamente, ha demostrado que no es siempre así. Los numerosos incentivos económicos, políticos y de prestigio que se vinculan con el poder social del médico suelen incidir en la integridad profesional con mayor quebranto del que alguna vez anticipamos.

En México, la gran mayoría de los médicos ejercemos de manera libre o bajo el amparo de instituciones que no regulan directamente nuestro quehacer cotidiano. Un fenómeno prevaleciente que contrasta con la enseñanza tutelar propia de la formación de posgrado. Se sobreentiende, por ello, que una vez graduados, trabajamos en el mejor interés de nuestros pacientes, y que ponderamos con justeza la compensación pecuniaria por nuestros servicios.

Tal libertad profesional está sujeta, como es obvio, al criterio individual de cada médico o grupo de especialistas y, salvo en condiciones laborales específicas, que entrañan la sujeción directa a una estructura piramidal (unidades de terapia intensiva, departamentos de imagenología, laboratorios, direcciones y subdirecciones médicas, etc.), escapan a la regulación del gremio y de la sociedad.

La calidad y la confiabilidad de la atención sanitaria dependen, en la práctica, del código de valores a los que se atiene el médico tratante, más cercanos a su ideología que a los criterios adquiridos durante su formación. Desde luego, los comités de ética y morbimortalidad han venido a constituir, en la actualidad, ese cuerpo de preceptores que vigila y ocasionalmente sanciona la responsabilidad profesional de los médicos afiliados a ciertas instituciones, pero la autonomía, tan deseable como es, tiene su vertiente frágil.

La ambición y la inconstancia son atribuciones propias del comportamiento humano. De no reparar periódicamente en los principios axiológicos que monitorean las limitaciones éticas individuales, la práctica

---

[3] American Medical Association, *Code of Medical Ethics,* http://www.ama-assn.org/ama/pub/physician-resources/medical-ethics/code-medical-ethics.shtml y S.M. Wright, D.B. Hellmann, R.C. Ziegelstein, "52 Precepts that Medical Trainees and Physicians Should Consider Regularly", *Am J Med* (2005), 118: 435-438.

[4] D.T. Stern, M. Papadakis, "The Development of a Physician Becoming a Professional", *New Engl J Med* (2006), 355: 1794-1799.

médica corre el riesgo de avenir en un veleidoso ejercicio de funciones clínicas ante las que el paciente no tiene elementos de defensa ni de juicio *a priori*.

En los últimos años se han creado cuerpos colegiados de especialistas que exigen una ratificación periódica de las destrezas y conocimientos por medio de exámenes o de certificaciones.[5] Con ello, se ha logrado que un porcentaje considerable de los especialistas en México reevaluemos nuestra aptitud para ejercer la especialidad y continuar atendiendo enfermos. Pero ninguna de estas certificaciones incide en el profesionalismo, entendido como la aspiración reiterada hacia la excelencia en la práctica de la medicina. Para tal meta, se requieren otros incentivos. Es decir, percibir un entorno de capacitación y exigencia, aunado a la preeminencia de obligaciones morales que rigen todas las actividades académicas y clínicas en el quehacer diario. Una especie de sociedad socrática que se nutre y se vigila recíprocamente en beneficio de un bien común para sus semejantes. Por supuesto, los cursos de actualización médica, la revisión y la implantación de lineamientos bajo consenso para el diagnóstico y el tratamiento, así como la detección oportuna de iatrogenia y el comedimiento ante cualquier exceso cumplen un papel regulador fundamental en este esfuerzo.

El doctor Sir William Osler nutrió a la cultura médica anglosajona con los principios de humanismo y ética que se han enarbolado en los códigos del ejercicio de la medicina a ambos lados del Atlántico y del Pacífico.[6] Su legado sigue siendo un ejemplo cotidiano para todos los residentes y consultantes de las mejores instituciones de salud en todo el mundo. Tomemos, a modo de reflexión, algunas de sus ideas, tan pertinentes para la tarea que nos ocupa. A lo largo de 45 años de intenso trabajo y entrega al cuidado de sus pacientes, que abarcaron tres países y cuatro instituciones de gran prestigio, Osler enseñó el arte de involucrarse científica y emocionalmente con los enfermos con el firme propósito de dotarlos del más refinado tratamiento integral para sus padecimientos. Fue el segundo profesor nombrado en la naciente Escuela de Medicina de Johns Hopkins, en Baltimore, antes de cumplir 40 años y revolucionó el currículum académico en Canadá y Estados Unidos con sus certeras contribuciones. A él debemos la adaptación de los métodos europeos de

---

[5] *Programa de vinculación con los colegios de profesionistas,* Dirección General de Profesiones de la Secretaría de Educación Pública, 1998.

[6] M. Bliss, *William Osler: A Life in Medicine,* Boston, Oxford University Press, 2007.

cuidados hospitalarios, amalgamados con el humanismo del contacto directo del enfermo y la enseñanza en torno a su cama. Bajo su tutela, todos los médicos en formación clínica estaban obligados a rotar por el laboratorio de microbiología, una práctica que se exige aún para aprobar la residencia de muchos hospitales en el Primer Mundo.

Su obra fundamental, *Los principios y la práctica de la medicina* (1892), ha sido el pilar de la mayor parte de los textos de medicina en las universidades de Occidente. Con reservas, su herencia puede sintetizarse en estas líneas famosas:

> La práctica de la medicina es un arte, no un comercio; es un llamado, no un negocio. Un llamado en que el corazón debe ejercitarse tanto como la mente. Con frecuencia, la mejor parte de nuestro trabajo no tiene que ver con pociones o polvos, sino con la influencia operante del fuerte sobre el débil, del individuo honesto sobre el malvado, del sabio sobre el ignorante.

Los valores humanos y la adherencia a principios bioéticos son esenciales para alcanzar un nivel de excelencia y asumir la responsabilidad compartida de autentificar estos preceptos en la práctica hacia los maestros y otros médicos en general.[7]

Todo enfermo merece no sólo la mejor calidad en su atención, sino un entorno humano, compasivo y dispuesto a escuchar sus tormentos, tanto como atender con dedicación cada una de sus necesidades.

Cuando el médico se enferma

La reflexión que acude respecto de la fragilidad de los profesionales de salud (médicos, enfermeras o trabajadores sanitarios) merece renovarse con los años de experiencia. Un golpe narcisista durante la formación, por desorganizador que resulte, no tiene las mismas consecuencias que la enfermedad que surge al abrigo de la vejez, cuando la merma psicosomática se pone de relieve y los conocimientos e incentivos profesionales se han anquilosado.

No pretendo darle una dimensión diferente al padecimiento que sufre un médico comparado con el dolor que atestigua en sus pacientes, pero remite a la indefensión, enmarcada en esa inevitable secuencia que

[7] O. Rivero Serrano y R. Paredes, *Ética en el ejercicio de la medicina,* México, Médica Panamericana, 2006.

deriva del conocimiento de la fisiopatogenia, del curso de la enfermedad y, al fin, de lo inevitable de la muerte. Además de mis propios avatares, he podido acompañar a varios colegas en su proceso diagnóstico o terapéutico, y enfrentar con ellos, las más de las veces con palabras exiguas, la humillación y el despeñe psíquico que acarrea toda enfermedad.

Los médicos vivimos inmersos —por inconsciencia, vale decir— en el candor de que nunca seremos abatidos por una enfermedad, aunque padezcamos muchos síntomas a lo largo de nuestra vida profesional y, aún más, pese a identificarnos desde diversos ángulos con el sufrimiento de nuestros enfermos. Pero tal ingenuidad no es real, es un blindaje. Absorbemos la arrogancia del mundo imaginario que nos hace semidioses, al amparo de todas las noches de desvelo o estudio; del carisma que despertamos con la investidura, del acceso a la sociedad secreta, del juramento. Pero jamás remontamos el vuelo demasiado lejos, porque el brillo del dolor humano nos sigue y nos detiene, de vuelta a nuestra indefensión y nuestra finitud.

La preocupación que aducimos por el bienestar ajeno emana de dos impulsos enteramente inconscientes: uno reparador, que contrarresta la destructividad latente, y uno filial, en identificación con nuestros padres y maestros. Lo que se juega es el reconocimiento, un lugar prominente en el mundo, o el amor presuntamente irrestricto del otro... un ideal. Se trata de otorgar aquello que nos falta en el depositario que percibimos como menesteroso y que, bajo tal espejismo, nos hace generosos e imprescindibles. Por supuesto que hay también un deseo genuino de reparar, de comprometerse en la vocación de sanador; pero no perdamos de vista que el acto médico entraña la compensación narcisista y, como tal, es tan frágil como su recipiente.

Cuando el médico se enferma, algo de este orden imaginario se rompe ineluctablemente. El símbolo asumido de la brecha entre el sujeto doliente y el objeto se quebranta. Las defensas neuróticas contra el sufrimiento y la muerte se desploman, porque un intruso ha penetrado y expuesto la falsedad de la premisa. Mientras más ominoso es el diagnóstico, más profunda la herida y más compleja su elaboración.

Se adueña del espacio psíquico una peculiar melancolía, una sombra que se abate sobre el Yo, que remeda la pérdida original, cuando todo lo posible se hizo fantasía y se decretó el desamparo. Para muchos es un obstáculo, que muestra sin ambages la vulnerabilidad que había detrás de toda apariencia incólume. Para otros es un reto, que se emprende desde la negación y la pulsión de vida. Pero un cáncer, una enfermedad metabólica, un infarto o el deterioro reumático, imponen en el médico un sentido trágico, otrora reprimido, que devuelve la humildad y la verdad de su existencia.

"Los médicos son malos pacientes", solemos reiterar. Acaso porque renunciar al supuesto saber es como precipitarse entre los mortales, los que sufren en su ignorancia, ajenos a las vertientes de la biología y la magia. Tampoco es muy cierto. La profusión de conocimientos que se extraen de internet permite explorar con bastante detalle los recovecos de la patología humana, y ha dotado a nuestros pacientes de un valor añadido en su capacidad para decidir acerca de sus malestares y para incidir médicamente en sus destinos.

Capítulo aparte son las adicciones o los trastornos de personalidad, fuentes de actuación en la escena clínica, que requieren asesoría y manejo especializado; sobre todo para evitar iatrogenia o perjuicios absurdos en el cuidado de los enfermos. Los profesionales de la salud, a veces con torpeza y otras más por pusilanimidad, hacemos oídos sordos a los colegas que se desorganizan y pierden el compromiso ético, sin advertir que tal desafecto nos hace cómplices del daño que infligen.

Quizá debemos replantear los eventos patológicos que afectan al médico, a la enfermera o a los técnicos sanitarios bajo la narrativa del padecimiento. Sufrir un trastorno orgánico o psíquico nos coloca, como Prometeos encadenados, frente al buitre que exige un pago imposible a nuestra afrenta, porque hurtar el fuego de los dioses nos devela casi todos los secretos, salvo el de la inmortalidad.

Acerca del bien morir

En un simposio reciente, organizado por la Asociación de Médicos del Instituto Nacional de Nutrición Salvador Zubirán, tuvimos ocasión de intercambiar puntos de vista relativos a los enfermos terminales y el tratamiento del moribundo *(end-of-life care).*

Conocimos de boca de un estudioso del tema, el doctor Arnoldo Kraus, que la eutanasia y el suicidio asistido son legales en tres países denominados Benelux (Bélgica, Holanda y Luxemburgo) y que se están discutiendo intensamente en Canadá y otros países del Primer Mundo, que enfrentan con educación y laicismo el complejo tema de ayudar a bien morir.

En nuestro vecino del norte, el debate data de los años setenta con el caso de Karen Ann Quinlan y la honesta contribución del doctor Timothy Quill, además de los arrebatos de Jack Kevorkian que coparon las páginas de internet. Por ahora, sólo Washington y Oregon tienen una legislación estatal que autoriza la asistencia a los pacientes que desean morir y, sorprendentemente, no se ha producido un incremento desordenado de las peticiones de eutanasia ni las iglesias han contrariado la acción de médicos y enfermeras.

El día de las elecciones presidenciales (martes 6 de noviembre de 2012), los ciudadanos de Massachusetts votaron por aceptar una legislación similar, que contrasta con los ejemplos anteriores porque se trata de un estado con mayoría católica. Quizá eso siente un precedente en nuestros países, tan reticentes a hablar de la muerte —la nuestra, no la festiva— como para destinar recursos a fin de atenderla.

Es notorio cómo estamos llenos de eufemismos para evitar hablar de la terminalidad y la inminencia de la muerte. De manera análoga, usamos el concepto de "curación" con cierta laxitud frente al cáncer, alardeando de los triunfos que han aportado los inhibidores de tirosin-cinasas que, si bien han cambiado el panorama pronóstico de algunas neoplasias malignas, no nos autorizan para generalizar promesas.

Un texto emanado del Departamento de Oncología de la Universidad Johns Hopkins (que alude a una encuesta realizada en pacientes con cáncer avanzado) señala con tino que solemos desviar la mirada y la conversación del escabroso tema de la muerte en pacientes terminales.[8] De soslayo menciona la razón esencial: la dificultad para renunciar a nuestra impostura de sanadores. En fin, narcisismo untado de bata blanca y estetoscopio al cuello.

Admitir con humildad que nos gana la muerte no implica que dejemos de lado a quien agoniza y que, en aras de cuidar nuestro estilo o poder carismático, olvidemos que la honestidad (no la crueldad) es deseable hasta el último minuto de nuestra existencia. Gracias a las artes narrativas que aprendimos practicando el método clínico, podemos acercarnos a los enfermos moribundos para escucharlos y apreciar sus deliberaciones, para no mentir y, en última instancia, para esgrimir la verdad hasta donde alcancen nuestros conocimientos y nuestro compromiso hipocrático.

[8] http://www.nejm.org/doi/pdf/10.1056/NEJMe1211160

Bibliografía complementaria

ANTELME, R., *La especie humana,* Madrid, Arena Libros, 2001.

ANZIEU, D., *El yo-piel,* Madrid, Biblioteca Nueva, 1998.

ASSOUN, PAUL-LAURENT, *Freud y las ciencias sociales,* Barcelona, Ediciones El Serbal, 2003 [1993].

BETTELHEIM, B., "Individual and Mass Behavior in Extreme Situations", *J. Abnormal & Social Psychol.,* (1998) 38, pp. 417-452.

BIALOT, J., *C'est en hauver que les jours rallogent,* París, Seuil, 2000.

BION, W., "Attacks on Linking", en *Second Thoughts*, Londres, Heinemann, 1967 [1959].

BLUHM, H.O., "How Did They Survive?", *Amer. J. Psychother.,* (1948) 2, pp. 3-32.

BRUSSET, B., *El desarrollo libidinal,* Buenos Aires, Amorrortu, 1992.

CAPUTO, John D., *The Mystical Element in Heidegger's Thought,* Nueva York, Fordham University Press, 1986.

DAWKINS, Richard, *The God Delusion,* Nueva York, Houghton Mifflin, 2006.

DENNETT, Daniel C., *Breaking the Spell: Religion as a Natural Phenomenon,* Nueva York, Penguin Books, 2007.

FREUD, Sigmund, *Pre-psycho-analytic Publications and Unpublished Drafts,* Standard Edition, vol. I, Londres, Vintage/The Hogarth Press, 2001 [1886-1899].

_______, *Formulations on the Two Principles of Mental Functioning,* Standard Edition, vol. XII, Londres, Vintage/The Hogarth Press, 2001 [1911], pp. 218-226.

_______, *Totem and Taboo,* Standard Edition, vol. XIII, Londres, Vintage/The Hogarth Press, 2001 [1913].

_______, *On Narcissism: An Introduction,* Standard Edition, vol. XIV, Londres, Vintage/The Hogarth Press, 1964 [1914].

_______, *On the History of the Psycho-analytic Movement, Papers on Metapsychology and other Works,* Standard Edition, vol. XIV, Londres, Vintage/The Hogarth Press, 2001 [1914-1916].

_______, *The Unconscious,* Standard Edition, vol. XIV, pp. 157-216. Londres, Vintage/The Hogarth Press, 2001 [1915].

_______, *Mourning and Melancholia,* Standard Edition, vol. XIV, Londres, Vintage/The Hogarth Press, 1964 [1917].

_______, *The Ego and the Id and Other Works,* Standard Edition, vol. XIX, Londres, Vintage/The Hogarth Press, 2001 [1923-1925].

_______, *An Oultine of Psycho-analysis,* Standard Edition, vol. XXIII, Londres, Vintage/The Hogarth Press, London 2001 [1938].

GROTSTEIN, James S., *A Beam of Intense Darkness,* Londres, Karnac Books, 2007.

GRUBRICH-SIMITIS, I., "Extreme Traumatization as Acumulative Trauma", *Psychoanal. Study Child.,* (1981) 36, pp. 415-450.

HEIDEGGER, Martin, "La frase de Nietzsche 'Dios ha muerto'", en *Caminos del Bosque*, Madrid, Alianza Editorial, 2003 [1943].

JAMESON, Fredric, *The Political Unconscious. Narrative as a Socially Symbolic Art,* Nueva York, Cornell University Press, 1981.

JUCOVY, M.E., "Psychoanalytic Contributions to Holocaust Studies", *Int. J. Psycho-Anal.,* (1992) 73, pp. 267-282.

JURANVILLE, Anne, *La mujer y la melancolía,* Buenos Aires, Nueva Visión, 1994.

KLITZMAN, Robert, *When Doctors Become Patients,* Cambridge, oxford University Press, 2002.

LACAN, Jacques "De un dios que engaña y de uno que no engaña", en *El Seminario 3. Las psicosis*, Buenos Aires, Paidós, 2007 [1955], pp. 89-106.

_______, "Del sin-sentido y de la estructura de Dios", en *El Seminario 3. Las psicosis*, Buenos Aires, Editorial Paidós, 2007 [1955], pp. 169-186.

LAPLANCHE, Jean y LECLAIRE, Serge, *The Unconscious: A Psychoanalytic Study,* New Haven, Yale French Studies, 1972.

LEBE, D.M., "Holocaust: Affect and Memory", *Int. J. Psycho-Anal.,* (2000) 81, pp. 145-148.

LECLAIRE, Serge, *Psicoanalizar*, Buenos Aires, Siglo XXI, 1980.

_______, *Le pays de l'autre,* París, Éditions du Seuil, 1991.

_______, "El inconsciente y el cuerpo", en *Escritos para el psicoanálisis I. Moradas de otra parte (1954-1993),* Buenos Aires, Amorrortu, 2000.

LEVI, Primo, *If This Is a Man. Remembering Auschwitz,* Nueva York, Summit Books, 1986.

MEYERS, M.F. y G.O. GABBARD, *The Physician as a Patient. A Clinical Handbook for Mental Health Professionals,* Washington, D.C., American Psychiatric Publishing, 2008.

MILES, Jack, *God. A Biography,* Nueva York, Vintage Books, 1995.

MILLS, Charles, *The Racial Contract,* Nueva York, Cornell University Press, 1999.

MILLS, Jon (ed.), *Rereading Freud. Psychoanalysis Through Philosophy,* Albany, State University of New York Press, 2004.

NEU, Jerome, *The Cambridge Companion to Freud*, Cambridge, Cambridge University Press, 1991, pp. 267-308.

NIEDERLAND, H., "The Problem of the Survivor", en H. Krystal (ed.), *Massive Psychic Trauma,* Nueva York, International Universities Press, 1968.

PAGELS, Elaine, *The Origin of Satan,* Nueva York, Random House, 1995.

PALACIOS BOIX, Alberto, "Freud y su *dictum:* el legado a las ciencias médicas y a la educación", *Cuadernos de Psicoanálisis*, vol. XXX, 1-2, 1997, pp. 135-144.

_______, "El sanador herido", *Revista de la Asociación de Medicina Interna de México,* 1999.

POLLOCK, Griselda (ed.), *Psychoanalysis and the Image,* Malden, Blackwell Publishing, 2006.

PONCE DE LEÓN, Omar G., *El médico enfermo. Análisis sociológico del conflicto de roles,* Madrid, Centro de Investigaciones Sociológicas, 1997.

PRADO DE OLIVEIRA, Luiz Eduardo, *Freud y Schreber. Las fuentes escritas del delirio, entre psicosis y cultura,* Buenos Aires, Editorial Nueva Visión, 1997.

REYES MATE (ed.), *La filosofía después del holocausto,* Barcelona, Riopiedras, 2000.

SANDLER, Joseph, Alex Holder *et al., Freud's Models of the Mind: An Introduction,* Londres, H. Karnac Books, 1997.

SEMPRUN, Jorge, *La escritura o la vida,* Barcelona, Tusquets, 2002.

SHUR, Richard, *Countertransference Enactment,* Nueva York, Jason Aronson, 1994.

SPIRO, H.A. y H.N. Mendel, "When Doctors Get Sick", *Annals of Internal Medicine,* 1998, vol. 128 (2), pp. 152-154.

SULLOWAY, Frank J., *Freud. Biologist of the Mind,* Nueva York, Basic Books, 1979.

SZPILKA, Jaime, *Creer en el inconsciente,* Buenos Aires, Editorial Síntesis, 2003.

Índice onomástico

A
Afrodita 78
Agamben, Giorgio 226
Agamenón 70
Agripina 91
Agustín 219
Ahmed, Rafi 36
A. LaCombe, Michael 131
Aladjem, Henrietta 110, 112
Alarcón, Donato 13
Albers-Schönberg, Heinrich 58
Aly, Götz 135
Alzheimer 105, 106
American Heart Association 43
Ann Quinlan, Karen 255
Apolo 19
Appignanesi, Lisa 101
Aquiles 70
Arendt, Hannah 219, 220
Arensky 122
Arensky, Anton 122
Ares 78
Aristóteles 156, 234
Artaud, Antonin 177
Arzy, S. 171
Atenea 56
Auerhahn, N.C. 228
Ávila, Beto 191

B
Bailly 32
Barondess, J.A. 250
Battista Tiepolo, Giovanni 70
Baudelaire 204, 205
Beamon, Bob 188
Beard, George 158
Beckman 187
Beethoven 120, 123, 126
Beethoven, Ludwig van 120
Behler, Ernst 140
Benelux 255
Beutler, B. 123
Blanke, O. 171
B. Nuland, Sherwin 131
Boldrey 170
Bonheur, Gabrielle 19
Bonifacio 73, 75
Bonnefoy, Yves 204
Borges, Jorge Luis 142
Brachmann 124
Brahms 126
Breuer 242, 245
Breuer, Josef 242
Brown, A.M. 98
Burns, Robert 162
Bush 155
Bush, George 154

Bute, Jennifer 107

C
Campbell, Joseph 56
Canetti 139, 141
Canetti, Elias 139
Carlos 91
Carlos, John 188
Carlos X 31
Cavafis 121
Cazenave 110
Celan, Paul 180
Cervantes 112
Chanel 19, 20
Chanel, Coco 19
Chaplin 187
Charcot, Jean Marie 240
Chargaff 179
Chargaff, E. 179
Chemama, Roland 75
Chopin 122
Cioran, Emile M. 70
Clara 125, 126
Cleveland Owens, James 187
Colón, Cristóbal 37
Colston, Joe 13
Connery, Sean 185
Coppelius 128
Coppola 128
Corday, Charlotte 31
Costner, Kevin 186
Creutzfeldt-Jakob 56
Crick 180
Crick, F.H.C. 179
Crick, Francis 179

D
Daguerre 204, 205, 211
Daguerre, Louis 205, 208, 210
Darío III 78
David 188
de Aquino, Tomás 173
de Belleville, Caroline 124
de Jerez, Rodrigo 37
Deleuze, Gilles 176
de Medicis, Catalina 37
Derain, André 116
Donaldo Colosio, Luis 186
Down 89
Dylan, Bob 176

E
Eco 71
Edipo 125, 163, 164, 165, 245
Edwards 89
Ellenberger, Henri F. 243
Ellis, Havelock 71
Epping, Jake 186
Eros 213

F
Farrow, Mia 90
Fausto 121
Felipe 12
Felipe II 37
Ferdinand Hérold, Louis 165
Fink, Bruce 232
Fleming, Alexander 144
Fliess, Wilhelm 164, 241
Fobos 78
Freedman, Lawrence 155
Freud 9, 71, 72, 78, 79, 94, 125, 128, 129, 133, 134, 135, 137, 141, 143, 144, 148, 149, 164, 165, 181, 183, 204, 207, 208, 209, 212, 213, 235, 240, 241, 242, 243, 244, 245, 246
Freud, Anna 137

Freud, Sigmund 71, 75, 77, 78, 125, 128, 133, 134, 136, 137, 138, 143, 148, 158, 163, 181, 182, 184, 235, 238, 243
Fukuda, K. 159

G
Garbo, Greta 37
Gates, Bill 63
Gay, Peter 244
Georg Hamann, Johann 127
Gibson, Josh 192
Goebbels 187
Goethe 121, 126, 127
Goldacre, Ben 10
Golgi 169
Gorgona 56, 230
Gracia 15, 16
Graf, Herbert 78, 79
Green, André 236
Guillain-Barré 178

H
Habermas, Jürgen 138
Hammer, Dick 38
Hanks, Tom 100
Hans 78, 245
Harvey Oswald, Lee 185
Heckel 187
Heidegger 233
Heidegger, Martin 233
Hellmann, D.B. 251
Hemingway 180
Hendley, Don 189
Hendrix 178
Hering-Breuer 242
Hernández C., Ana Elena 19
Hernández, Félix 190
Hernández, Francisco 37
Hérold 167
Hickie, I. 159
Himmler 187
Hinsey 217
Hipócrates 108, 145
Hitler 155, 187, 220
Hoefnagel, Jacob 156
Hooke, Robert 156
Hopkins, Johns 252
Hornsby, Rogers 192
Hume, David 173, 234
Humm 147
Hummel 126
Huston, John 50

I
Ícaros 249

J
Jacques Daguerre, Louis 204
Jacques-Louis, David 32
James, William 169, 234, 235
Jaume, Don 43
JFK 186
Johnson 190
Johnson, Lou 190
Jolie, Angelina 21
Joyce 123
Julius 124

K
Kant, Immanuel 234
Kaposi 100
Kell, C.A. 170
Kelly, H.A. 21
Kemperer 224
Kennedy 185, 186
Kern-berg, Otto 71
Kershenobich, David 13

Kevorkian, Jack 255
Khan, Genghis 220
Kierkegaard 233
King, Stephen 186
K. Inouye, Sharon 104
Kirchner 187
Kissingen, Bad 126
Kleinman, Arthur 159
Klein, Melanie 207
Klodzinsky 226
Koch, Robert 167
Koebner 84
Kohon, Gregorio 236
Koufax, Sandford 189
Kraus, Arnoldo 255
Kriesgstein, K. von 170
Kristeva, Julia 75
Krug 190

L

Labardini 183
Lacan 141, 212, 214, 232, 233
Lacan, Jacques 140, 149, 165, 232
Lafayette 32
Laine, Christine 131
Laio 163
Lanzer 148
Lanzer, Ernst 148
Lave, D. 228
Leavy, Jane 190
Leclaire 205, 206, 207, 208, 209
Leclaire, Serge 82, 204, 205
Lee Jones, Tommy 155, 186
Leeuwenhoek, Anton van 156
Lefebvre 190
Leipzig 124
Levene, Phoebus 180
Levi, Primo 220, 226
Lèvi-Strauss 233
Lewy 55, 105
Lincoln, Abraham 193
Lindquist, Susan 55
Lipman, David 192
Lipovetsky, Gilles 112
Liszt 122
Lopez, Jennifer 21
Luis XVI 31

M

Macario 50
Magno, Alejandro 78
Mago Septién 191
Malpighi 169
Malpighi, Marcello 156
Marat 31, 32
Marat, Jean-Paul 31
Marichal, Juan 189
Marilyn 189
Mary 217
Matheny, A.P. 98
Mattil, Henry A. 33
McKenzie, Scott 178
McLaren, Don 38
McLean, David 38
Medawar, Peter 52
Medusa 56, 57, 59
Melania 43
Melman, Charles 140
Michel, Onfray 9, 9–272
Miescher, Friedrich 179
Mirabeau 32
Moebius 124
Mohr, C. 171
Monroe, Marilyn 180, 185
Moore, George E. 194
Moussaieff Masson, Jeffrey 164
Mozart 122
Mussolini 188

N
Narciso 24, 71
Nathaniel 128
Nelems, Bill 59
Nepomuk Hummel, Johann 126
Neptuno 56
Newton 31, 212
Nicot, Jean 37
Niépce, Nicéforo 205
Nietszche 122
Nietzsche, Friedrich 212
Nikolayevich Scriabin, Alexander 122
Nobel 116
Nœud 147, 148
Nolde 187
Norteamérica 12
Nuremberg 187
Nussbaum, Martha 239

O
O, Anna 245
Obregón, Álvaro 186
Ocampo Lujano, R. 250
Ockam, William 234
Oldman, Gary 186
Oldstone, Michael 161
Olimpia 128
Onfray, Michel 244, 245, 247
Osler, Sir William 252
Oswald 186
Owens, Jesse 187

P
Paget 120
Paige, Satchel 192
Palacios Boix, Jorge 219
Palacios López, Agustín 219
Panayi, Gabriel 13
Pap 217
Papadakis, M. 251
Papanicolaou, G.N. 217
Papanikolaou 216, 217
Papanikolaou, Georgios 216
Papanikolau 217
Papiro Ebers 25
Pappenheim, Bertha 245
Parco 54
Parco, Don 56
Paredes, R. 253
Parkinson 55, 56
Parkinson, James 54
Paul-Laurent Assoun 233
Pegaso 57
Penfield 170
Penfield, W. 170
Penfield, Wilder 170
Peng 199
Pérez de Plá, Esperanza 19
Pérez Tamayo, Ruy 12, 131
Peris Blanes, Jaume 222, 225
Perseo 56
Perseo, mito de 56
Platón 233
Polanski, Roman 90
Popeye 200
Popper, Karl 166
Primo Levi 219
Prometeo 122, 123
Puigvert, Don Jaume 41

Q
Quill, Timothy 255

R
Racaniello, Vincent 159
Rachmaninoff 123
Rachmaninoff, Sergei 122

Ramachandran, Vilayanur 171
Ramírez-Arias, J.L. 250
Rasmussen, T. 170
Recker, Davies 114
Rethi 25
Richarz, Franz 125
Rietschel, E.T. 123
Rietschel, M. 123
Ríos-Reina, J.L. 250
Rivero Serrano, O. 253
Rizzo, Francis 79
Rodaja, Tomás 112
Rodolfo II 156
Rodríguez Weber, F. 250
Rokitansky, Karl von 120
Rolando 35
Rosalie 124
Rosemary 90, 92
Rosendo 212
Rösler, A. 170
Roudinesco, Élisabeth 244
Roudinesco, Elizabeth 9
Russell 194
Russell, Bertrand 194
Ryn 226

S

Sacks, Oliver 171
Safonov, Vasily 122
Salvador, Zubirán 11
Samsa, Gregor 93
Samuel 60, 61
Sarandon, Susan 155
Sartre 233
Sartre, Jean Paul 233
Sasha 122
Saussure 233
Schelling 140
Schiele, Egon 126
Schiller 127
Schloezer, Tatyana 122
Schopenhauer 122
Schreber 138, 139, 140, 141
Schuchat, Anne 48
Schumman 124, 125
Schumman, Robert 123
Schur, Peter 112
Scott doctor 23
Scriabin 122, 123
Segovia, Alarcón 111
Shchetinina, Lyubov 122
Sibelius 121
Sibelius, Jean 121
Sísifo 66, 130
Smith, Tommie 188
Sófocles 163
Solms, Mark 241
Spinoza, Baruch 234
Spitz, René 85
Srivastava, Ranjana 131
Stalin 180
Steinbeck, John 162
Stenhammar 121
Stern, D.T. 251
Stone, Oliver 186
Straus, S.E. 159
Superman 180
Sutherland, Donald 186
Swinburne, Richard 174

T

T. A. Hoffmann, Ernst 128
Taneyev, Sergei 122
Tanner 92
Taurinas, Lomas 186
Thánatos 215
Theron, Charlize 155
Thut, G. 171

Tomás 237
Traut, H.F. 217
Traven, Bruno 50
Trieste 240
Trotsky, León 186
Turnbull, Oliver 241
Turner 89

U
Ulises 66

V
Videla 188
Viejo Mundo 12
Vietcong 178
Vilhelm Stenhammar, Karl 121
Viniegra, Leonardo 12
Virchow, Rudolf 58

W
Wagner, Johann 120
Wallach Blondheim, Phillip 178
Walsche, W.H. 216
Ware, N.C. 159
Watson 180
Watson, James 179
Watson, J.D. 179
Westmoreland 178
Wieck, Clara 124
Wiesenthal, Simon 219
Wilde 249
Wilde, Oscar 248
Wilhelm Joseph Schelling, Friederich 140
Wilkins, Maurice 179
Wilson, R.S. 98
Windermere, Lady 248, 249
Winnicott 233
Winnicott, Donald W. 232
Wright, S.M. 251

Y
Yale-Brown 148
Yocasta 163
Young-Breuhl, Elizabeth 137

Z
Ziegelstein, R.C. 251
Zverev, Nikolai 122
Zwickau 124

Las voces del cuerpo. Reflexiones en torno a la fragilidad y el dolor humano se terminó de imprimir en la Ciudad de México en noviembre de 2020 en los talleres de Impresora Peña Santa S.A. de C.V., Sur 27 núm. 457, Col. Leyes de Reforma, 09310, Ciudad de México.
En su composición se utilizaron tipos Bembo Regular y Bembo Regular Italic.